U0214680

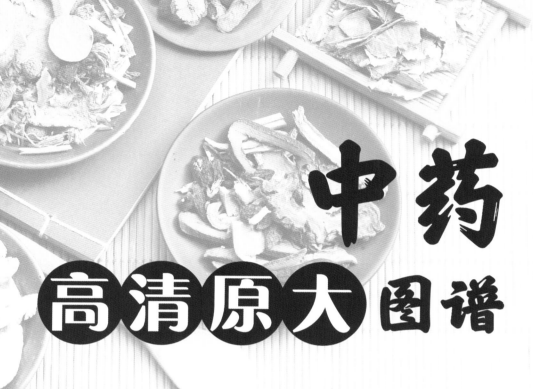

中药
高清原大图谱

王胜勇　　莫结丽　　林锦锋 —— 主编

 海峡出版发行集团
THE STRAITS PUBLISHING & DISTRIBUTING GROUP | 福建科学技术出版社
FUJIAN SCIENCE & TECHNOLOGY PUBLISHING HOUSE

图书在版编目（CIP）数据

中药高清原大图谱 / 王胜勇，莫结丽，林锦锋主编.
—福州：福建科学技术出版社，2020.1
ISBN 978-7-5335-5998-4

I. ①中… II. ①王… ②莫… ③林… III. ①中药材
－图谱 IV. ①R282-64

中国版本图书馆CIP数据核字（2019）第195195号

书　　名	中药高清原大图谱	
主　　编	王胜勇　莫洁丽　林锦锋	
出版发行	福建科学技术出版社	
社　　址	福州市东水路76号（邮编350001）	
网　　址	www.fjstp.com	
经　　销	福建新华发行（集团）有限责任公司	
印　　刷	福州德安彩色印刷有限公司	
开　　本	700毫米×1000毫米　1 / 16	
印　　张	46.25	
图　　文	740码	
版　　次	2020年1月第1版	
印　　次	2020年1月第1次印刷	
书　　号	ISBN　978-7-5335-5998-4	
定　　价	145.00元	

书中如有印装质量问题，可直接向本社调换

编委会名单

主　　编：王胜勇　　　莫结丽　　　林锦锋

副主编：尹晓宏　　　闫玉红　　　叶永浓

编　　委：张玉艳　　　张火儒　　　黄　海　　　周　韵

　　　　　刘振华　　　陈素云　　　郑建华　　　杨柳青

　　　　　邹小丽　　　胡彦君　　　曹　晖　　　王慎刚

　　　　　周荣娇　　　杨妙儿　　　林广炼　　　陈燕霞

摄　　影：王胜勇　　　王慎刚　　　林锦锋　　　陈虎彪

　　　　　王廉聿　　　钱正明

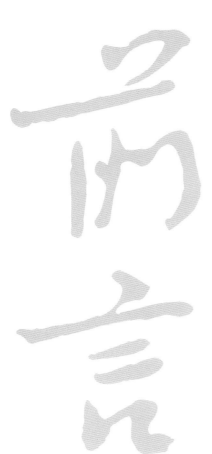

传统医药，特别是中医药，是现代医药科学研究的宝藏。中药历来传承有序，历代传世本草反映了当时中药的使用情况。如何做好中医药的传承是当前中医药学者要面对的重要课题。

二十余年来，编者在中药教育、检验、研究、生产、使用机构不断地学习与体验，熟悉中药的专业教育与科普需求，故今策划编写此书。本书收载临床常用的中药 368 种，力求反映临床实际药用饮片使用情况，展示其实际大小（原大）的图片，说明其是什么、有什么用、要注意什么等，让读者手执此书，如入中药房，原大中药饮片跃然纸上，使用说明简明扼要。本书在编写过程中参考了现代的研究成果，在此谨向各位研究学者表示感谢。

本书出版获得广东省科技计划项目"道地药材数据库及网络教育平台建设"（2014A040401074）的资助。本书编写过程中还得到王敬恩、王峥涛、张勉、赵中振、陈虎彪、吴艳华、陈浩桉等老师专业上的指导；得到赵国英、高德华、冯倩茹、伍世恒、陈艳红、黄巧咏、郭结晓、梁秋平、黄远圳、陈土兰、罗明超等药师工作上的支持，在此一并感谢！

　　由于编者水平有限，不足之处在所难免，请各位读者不吝赐正。

编者

2019 年 6 月

全书按功效分为 20 类，各品种以图为主，文字说明按药材名称、汉语拼音、拉丁名、来源产地、采收加工、经验鉴别，及其饮片的性味归经、功效主治、配伍应用、药理作用、用法用量、使用注意等分别撰写。不同药用部位或不同来源品种作为附药呈现，简单说明。具体编写说明如下。

1. 图片：均为临床常用中药饮片，均以实际大小（原大）呈现。某些饮片（如种子作药用的饮片）同时采用放大图来辅助呈现。

2. 药材名称、汉语拼音、拉丁名：以《中华人民共和国药典·一部》(2015年版) 为主要参考依据。

3. 来源产地：介绍该药材原植（动）物的科名、植（动）物名、拉丁学名、药用部位、主产地。矿物药则注明其类、族、矿石名，主要成分及主产地。

4. 采收加工：介绍该药材采收季节、

产地加工方法或切制方法。

5. 经验鉴别：介绍该药材品质优劣的传统经验判定方法。如有传统经验鉴别术语的则在此项列出，并解释说明。

6. 性味归经：介绍该饮片的四气五味、归经和毒性等。

7. 功效主治：介绍该饮片的功效和主治疾患。

8. 配伍应用：介绍1~3个与该饮片相关的疗效明确的配伍药对。

9. 药理作用：介绍该饮片的现代药理研究成果。

10. 用法用量：介绍该饮片的应用方法，包括内服、外用、先煎、后下、特殊用法、临床参考用量等。

11. 使用注意：介绍该饮片的应用禁忌，包括人群禁忌、证候禁忌、配伍禁忌、饮食禁忌等。

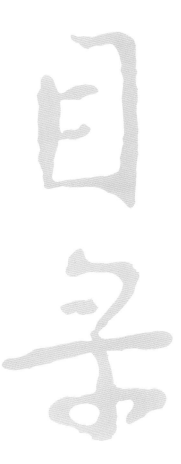

第一章　解表药

第二章 清热药

中药

高清原大图谱

中药

高清原大图谱

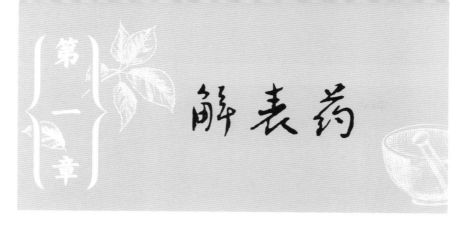

第一章 解表药

第一节
辛温解表药

Mahuang

Ephedrae Herba

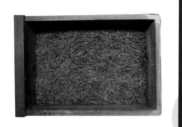

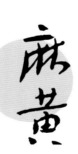

麻黄

【来源产地】麻黄科植物草麻黄 *Ephedra sinica* Stapf、中麻黄 *E. intermedia*
Schrenk et C. A. Mey. 或木贼麻黄 *E. equisetina* Bge. 的
干燥草质茎。主产于内蒙古、山西、河北、辽宁、吉林。
【采收加工】秋季采割绿色的草质茎，晒干。
【经验鉴别】以色淡绿、内心色红棕、味苦涩者为佳。"玫瑰心"：

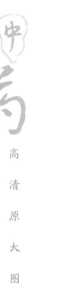

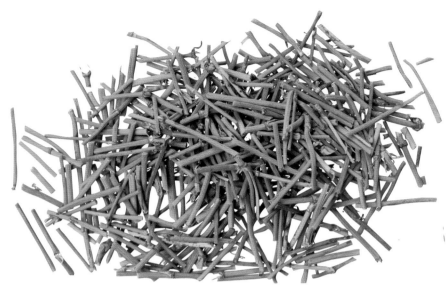

麻黄

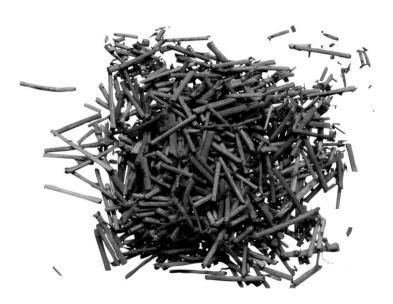

蜜麻黄

指麻黄的断面近红色髓部，为麻黄类生物碱主要分布部位。

【性味归经】辛、微苦，温。归肺、膀胱经。

【功效主治】发汗解表，宣肺平喘，利水消肿。主治：①风寒表实无汗证。②肺气不宣的咳喘证。③水肿兼有表证者。

【配伍应用】①麻黄配桂枝：适用于外感风寒表实无汗证。②麻黄配干姜：适用于外感风寒、内停水饮的喘咳证。③麻黄配白术：适用于风寒袭表、肺失宣降、水道不通所致的风水证。

【药理作用】本品有促进发汗、解热、镇痛、抗炎、抗菌、抗病毒、抗过敏、镇咳、祛痰、平喘、利尿、强心、升高血压及兴奋中枢等作用。

【用法用量】内服：煎汤，1.5~10g；或入丸散。外用：适量，研末吹鼻，或研末敷。解表宜生用，平喘宜蜜炙用或生用。小儿、年老体弱者宜用蜜麻黄。

【使用注意】本品发汗力较强，故表虚自汗、阴虚盗汗及肾虚咳喘者忌服。

中药
高清原大图谱

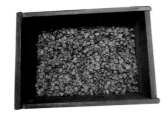

Guizhi
Cinnamomi Ramulus

桂枝

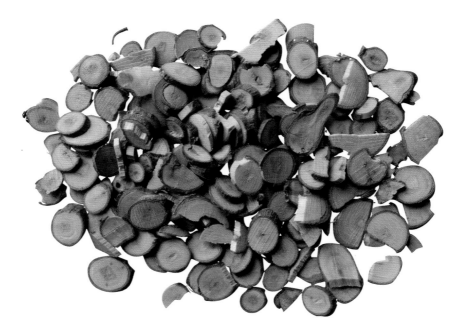

桂枝

【来源产地】樟科植物肉桂 *Cinnamomum cassia* Presl 的干燥嫩枝。主产于广东、广西。

【采收加工】春、夏二季采收，除去叶，晒干，或切片晒干。

【经验鉴别】以质嫩、色红棕、香气浓者为佳。

【性味归经】辛、甘，温。归心、肺、膀胱经。

【功效主治】发汗解肌，温通经脉，助阳化气。主治：①风寒表虚有汗、风寒表实无汗。②风寒湿痹、经寒血滞之月经不调、痛经、经闭、癥瘕。③胸痹作痛、阳虚心悸。④虚寒腹痛。⑤阳虚水肿、痰饮证。

【配伍应用】①桂枝配白芍：适用于外感风寒表虚所致的发热、恶寒、汗出、头痛、脉浮缓等，营卫不和所致的汗出、发热等，以及脾胃虚寒所致的脘腹挛急疼痛。②桂枝配炙甘草：适用于心阳不足所致的心悸气短、自汗脉迟等。③桂枝配茯苓：适用于阳虚不运、水湿内停所致的痰饮、水肿；也可用治心阳不足所致的心悸、气短、失眠等。

【药理作用】本品有促进发汗、解热、扩张皮肤血管、抗菌、抗病毒、镇静、抗惊厥、抗炎、抗过敏、增加冠状动脉（冠脉）血流量、强心、利尿、健胃、促进胃肠蠕动及抗肿瘤等作用。

【用法用量】内服：煎汤，3~10g；或入丸散。外用：适量，研末调敷，或煎汤熏洗。

【使用注意】本品辛温助热，易伤阴动血，故温热病、阴虚阳盛及血热妄行等诸出血证忌服，孕妇及月经过多者慎服。

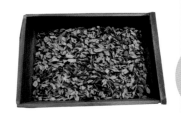

紫苏叶

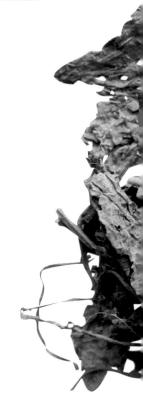

【来源产地】唇形科植物紫苏 *Perilla frutescens* (L.) Britt. 的干燥叶（或带嫩枝）。主产于江苏、浙江、河北、湖北、河南。

【采收加工】夏季枝叶茂盛时采收，除去杂质，晒干。

【经验鉴别】以叶片完整、色紫、香气浓者为佳。

【性味归经】辛，温。归肺、脾经。

【功效主治】发表散寒，行气宽中，安胎，解鱼蟹毒。主治：①风寒感冒、咳嗽胸闷。②脾胃气滞证。③气滞胎动证。④鱼蟹中毒引起的腹痛吐泻。

【配伍应用】①紫苏叶配广藿香：适用于外感风寒，内伤湿滞所致的恶寒发热、腹痛吐泻等。②紫苏叶配蝉蜕：适用于外感表证病轻者。③紫苏叶配苦杏仁：适用于风寒或凉燥犯肺所致的恶寒头痛、咳嗽痰稀、气促鼻塞等。

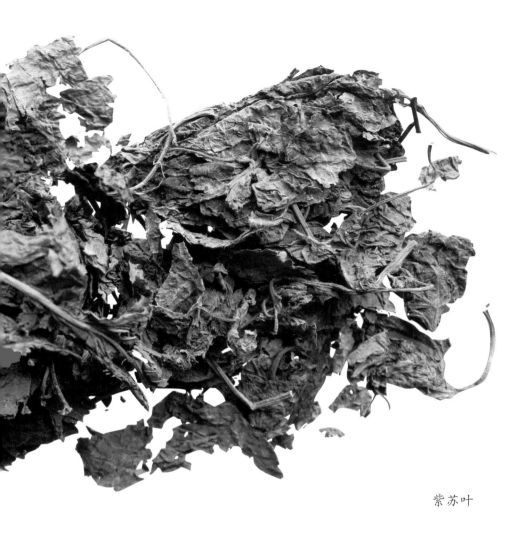

紫苏叶

【药理作用】 本品具有解热抗炎、抗病原微生物、调血脂、抗动脉
粥样硬化、保肝、抗氧化等作用。

【用法用量】 内服：煎汤，5~10g；治鱼蟹中毒，可单用至30~60g；
不宜久煎；或入丸散。外用：适量，捣敷、研末撒或
煎汤洗。也可用鲜品。紫苏叶长于发表散寒，紫苏梗
长于理气宽中、安胎。

【使用注意】 本品辛温耗气，故气虚和表虚者慎服。

附：紫苏梗

　　本品为紫苏的干燥茎。味辛，性温。理气宽中，止痛，安胎。主治：胸膈痞闷、胃脘疼痛、嗳气呕吐、胎动不安。内服：煎汤，5~10g。

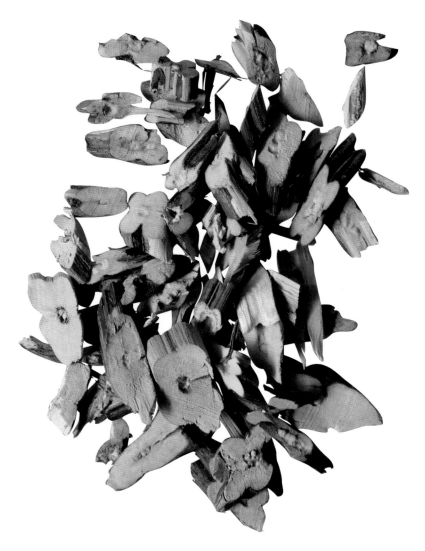

紫苏梗

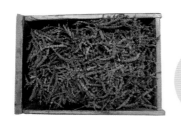

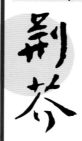

荆芥

【来源产地】唇形科植物荆芥 *Schizonepeta tenuifolia* Briq. 的干燥地上部分。主产于江苏、浙江、河南、河北、山东。

【采收加工】夏、秋二季花开到顶、穗绿时采割，除去杂质，晒干。

【经验鉴别】以色淡黄绿、穗长而密、香气浓者为佳。

【性味归经】辛，微温。归肺、肝经。

【功效主治】散风解表，透疹止痒，止血。主治：①风寒表证、风热表证。②麻疹透发不畅、风疹瘙痒。③疮疡初起有表证者。④吐血、便血、崩漏等证（荆芥炭）。

【配伍应用】①荆芥配防风：适用于四时感冒、恶寒发热、身痛无汗、风疹瘙痒。②荆芥配薄荷：适用于发汗解表。③荆芥配石膏：适用于外感风热所致的发热、头痛、目赤、咽痛。

【药理作用】本品有解热、发汗、抗炎、镇痛、抗病原微生物、抗过敏及平喘祛痰等作用。

【用法用量】内服：煎汤，3~10g，不宜久煎；或入丸散。外用：适量，煎水熏洗，捣烂外敷或研末调敷。荆芥穗发汗力强。发表透疹消疮宜生用；止血须炒炭用。

【使用注意】本品辛温发散，耗气伤阴，故体虚多汗、阴虚头痛者忌服。

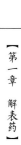

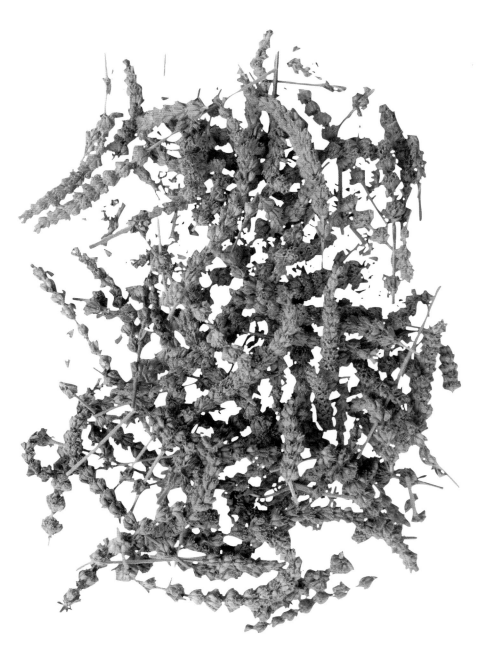

荆芥穗

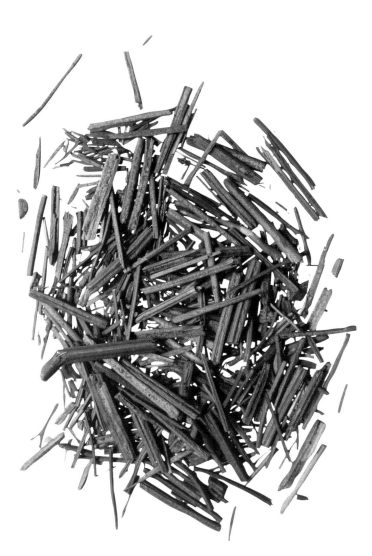

荆芥炭

Shengjiang

Zingiberis Rhizoma Recens

生姜

【来源产地】 姜科植物姜 *Zingiber officinale* Rosc. 的新鲜根茎。全国各地均产。

【采收加工】 秋、冬二季采挖，除去泥沙及须根。

【经验鉴别】 以质嫩者为佳。

【性味归经】 辛，微温。归肺、脾经。

【功效主治】 发汗解表，温中止呕，温肺止咳。主治：①风寒表证。②胃寒呕吐。③风寒客肺的咳嗽。④解鱼蟹、半夏及天南星毒。

【配伍应用】 ①生姜配大枣：适用于体虚外感风寒或脾胃内伤者。②生姜配竹茹：适用于胃气上逆之呕恶哕逆。③生姜汁配竹沥：适用于痰热咳喘、头痛、中风失语、肢体麻木等。

【药理作用】 本品有解热、镇痛、抗炎、免疫抑制、止吐、保护胃黏膜、镇静及抗惊厥、抑菌、抗氧化等作用。

【用法用量】 内服：煎汤，3~10g；或捣汁冲服；或入丸散。外用：适量，捣敷，擦患处，或炒热熨。

【使用注意】 本品辛温，故阴虚内热及热盛者忌服。

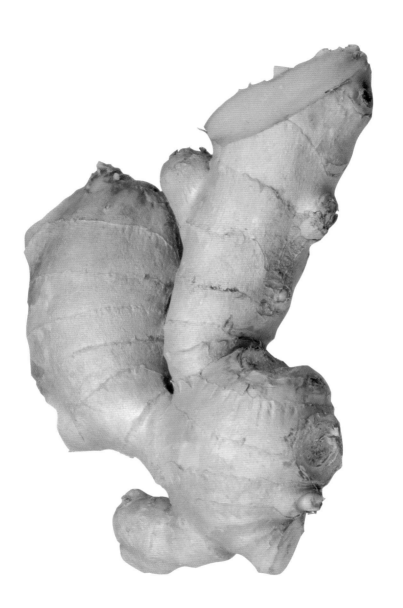

生姜

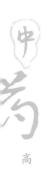

高清原大图谱

Fangfeng

Saposhnikoviae Radix

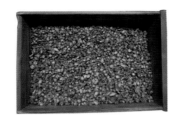

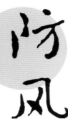

防风

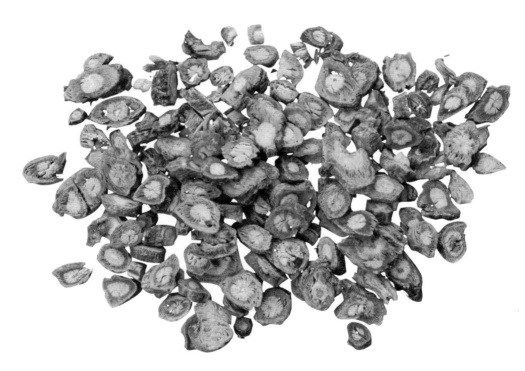

防风

【来源产地】 伞形科植物防风 *Saposhnikovia divaricata* (Turcz.) Schischk. 的干燥根。主产于东北及内蒙古东部，习称"关防风"。

【采收加工】 春、秋二季采挖未抽花茎植株的根，除去须根及泥沙，晒干。

【经验鉴别】 以切面皮部色浅棕、木部色浅黄、"菊花心"明显者为佳。①"扫帚头"：指防风根头顶部多有棕色或棕褐色毛状残存叶基，形如扫帚。②"蚯蚓头"：指防风等药材根头部具明显密集的环纹，又称"旗杆顶"。③"菊花心"：指药材横断面的纹理，形如开放的菊花，又称"菊花纹"。④"凤眼圈"：指防风药材横断面有一黄色圆心，其外层为浅黄白色，如传说中凤凰的眼睛。

【性味归经】 辛、甘，微温。归膀胱、肝、脾经。

【功效主治】 祛风解表，胜湿，止痛，解痉。主治：①风寒表证、风热表证、表证夹湿。②风寒湿痹、风湿疹痒。③破伤风、小儿惊风。

【配伍应用】 ①防风配秦艽：适用于热痹、风寒湿痹及外感风邪所致的口眼歪斜、半身不遂。②防风配防己：适用于风湿痹症、肢体关节疼痛。③防风配苍术：适用于风寒夹湿的表证及风寒湿痹。

【药理作用】 本品有解热、镇痛、抗炎、抗过敏、抗肿瘤、抗氧化、调节免疫及抗凝血等作用。

【用法用量】 内服：煎汤，3~10g；或入酒剂、丸散剂。外用：适量，煎汤熏洗。

【使用注意】 本品味辛微温，伤阴血而助火，故血虚发痉及阴虚火旺者慎服。

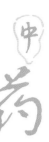

高清原大图谱

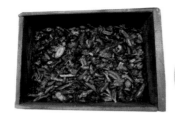

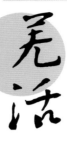

羌活

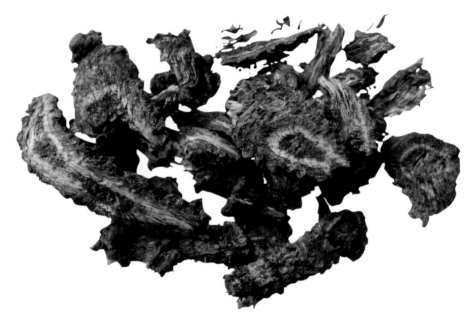

羌活

【来源产地】 伞形科植物羌活 *Notopterygium incisum* Ting ex H. T. Chang 或宽叶羌活 *N. franchetii* H. de Boiss. 的干燥根茎及根。主产于四川、云南、青海、甘肃。

【采收加工】 夏、秋二季采挖，除去须根及泥沙，晒干。

【经验鉴别】 以条粗、外皮棕褐色、断面油点多、香气浓郁者为佳。①"蚕羌"：指羌活中根茎节间缩短，呈紧密隆起的环状，形似蚕者。②"竹节羌"：指羌活中根茎环节间延长，形如竹节状者。③"大头羌"：指宽叶羌活中根茎粗大、不规则结节状、顶部具数个茎基、根较细者。④"朱砂点"：指药材平整横切面上可见散在的棕色或黄橙色油点，即油室。

【性味归经】 辛、苦，温。归膀胱、肾经。

【功效主治】 解表散寒，祛风胜湿，止痛。主治：①风寒表证、表证夹湿、风寒头痛。②风寒湿痹。

【配伍应用】 ①羌活配防风：适用于风寒感冒或风寒夹湿的感冒、头身疼痛明显者，以及风寒湿痹、肢节疼痛。②羌活配川芎：适用于外感风寒夹湿的感冒、头身疼痛明显者，以及风寒湿痹、肢节疼痛。③羌活配桂枝：适用于风寒袭表所致的恶寒发热、头痛身重等。

【药理作用】 本品有解热、抗炎、镇痛、抗过敏、抗心律失常、抗心肌缺血、抗凝血、抗病原微生物等作用。

【用法用量】 内服：煎汤，3~10g；或入丸散。

【使用注意】 本品气味浓烈，用量过多易致呕吐，故脾胃虚弱者不宜服；又辛温燥烈，伤阴耗血，故血虚痹痛、阴虚头痛者慎服。

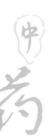

高清原大图谱

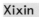

Xixin

Asari Radix et Rhizoma

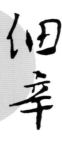

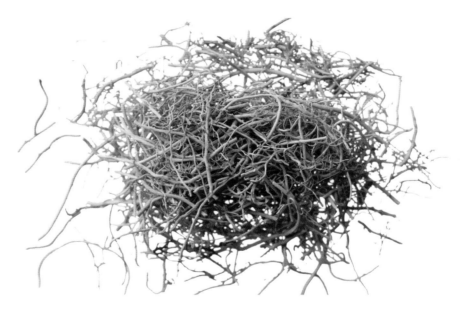

细辛

【第一章 解表药】

【来源产地】马兜铃科植物北细辛 *Asarum heterotropoides* Fr. Schmidt var. *mandshuricum* (Maxim.) Kitag.、汉城细辛 *A. sieboldii* Miq. var. *seoulense* Nakai 或华细辛 *A. sieboldii* Miq. 的干燥根及根茎。主产于东北地区。前二种习称"辽细辛"。

【采收加工】夏季果熟期或初秋采挖，除净地上部分和泥沙，阴干。

【经验鉴别】以根多、色灰黄、味辛辣麻舌者为佳。

【性味归经】辛，温。有小毒。归心、肺、肾经。

【功效主治】祛风散寒，通窍，止痛，温肺化饮。主治：①风寒表证（尤宜鼻塞、头痛、肢体疼痛较甚者）、阳虚外感。②鼻渊头痛。③头风头痛、牙痛、风寒湿痹痛。④寒饮咳喘。

【配伍应用】①细辛配川芎：适用于外感风寒之头身疼痛、风寒湿痹、肢节疼痛。②细辛配附子：适用于阳虚阴盛所致的胸痹心痛及阳虚痰饮咳喘。③细辛配茯苓：适用于痰饮停肺所致的咳喘、痰多清稀、色白量多。

【药理作用】本品有解热、镇痛、镇静、抗炎、抑菌、抗组胺、抗变态反应、松弛支气管平滑肌等作用。

【用法用量】内服：煎汤，1~3g；研末，0.5~1g。外用：适量，研末吹鼻、塞耳、敷脐，或调涂，亦可煎汤含漱。

【使用注意】本品辛香温散，故气虚多汗、阴虚阳亢头痛、阴虚或肺热咳嗽者忌服。有小毒，故用量不宜过大，尤其是研末服更须谨慎。反藜芦。

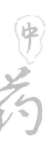

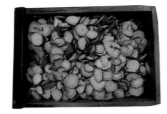

Baizhi

Angelicae Dahuricae Radix

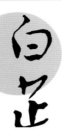

白芷

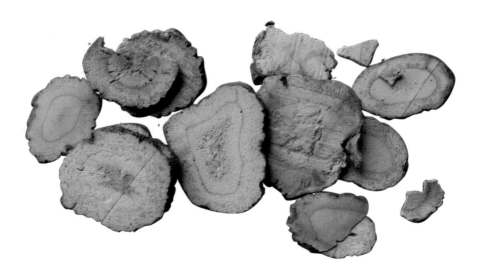

白芷

【来源产地】伞形科植物杭白芷 *Angelica dahurica* (Fisch. ex Hoffm.) Benth. et Hook. f. var. *formosana* (Boiss.) Shan et Yuan 或白芷 *A. dahurica* (Fisch. ex Hoffm.) Benth. et Hook. f. 的干燥根。主产于浙江、四川、河北、河南，分别习称"杭白芷""川白芷""祁白芷""禹白芷"。

【采收加工】夏、秋间叶黄时采挖，除去须根及泥沙，晒干或低温干燥。

【经验鉴别】以粉性足、棕色油点多、香气浓者为佳。

【性味归经】辛，温。归肺、胃经。

【功效主治】发散风寒，通窍止痛，燥湿止带，消肿排脓。主治：①外感风寒或表证夹湿兼见头痛鼻塞者。②阳明头痛、眉棱骨痛、鼻渊头痛、牙痛。③风寒湿痹，寒湿带下。④疮疡肿毒。

【配伍应用】①白芷配细辛：适用于外感风寒引起的恶寒发热、头痛鼻塞，以及鼻渊、头痛、眉棱骨痛、牙痛。②白芷配车前子：适用于湿热下注所致的带下黄稠、阴痒肿胀。③白芷配桔梗：适用于疮疡脓成而不易溃破外出者。

【药理作用】本品有解热、镇痛、抗炎、抑制病原微生物、抗氧化、抗肿瘤等作用。

【用法用量】内服：煎汤，3~10g；或入丸散。外用：适量，研末掺，或调敷。

【使用注意】本品辛香温燥，故阴虚血热者忌服。

【第一章 解表药】

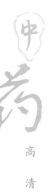

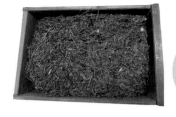

Xiangru

Moslae Herba

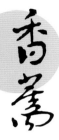

香薷

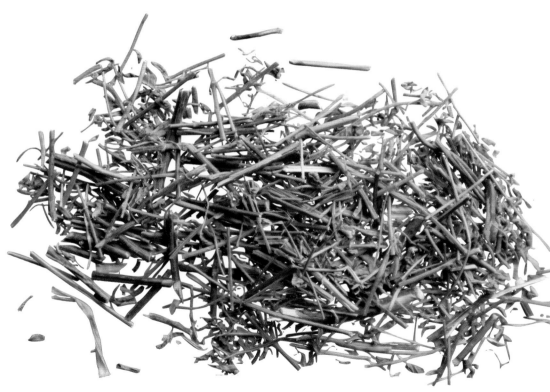

香薷

【来源产地】唇形科植物石香薷 *Mosla chinensis* Maxim. 或江香薷 *M. chinensis* 'Jiangxiangru' 的干燥地上部分。石香薷主产于广东、广西、福建、湖南，习称"青香薷"；江香薷主产于江西、浙江。

【采收加工】夏季茎叶茂盛、花盛时择晴天采割，除去杂质，阴干。

【经验鉴别】以枝嫩、穗多、叶青绿色、香气浓者为佳。

【性味归经】辛，微温。归肺、胃、脾经。

【功效主治】发汗解表，和中化湿，利水消肿。主治：①夏季乘凉饮冷、阳气被阴邪所遏之阴暑证。②水肿、小便不利。

【配伍应用】①香薷配白术：适用于水湿泛溢之通身水肿。②香薷配苦杏仁：适用于夏月外感寒湿所致的恶寒发热、无汗咳嗽等。③香薷配金银花、连翘：适用于暑月外感寒湿、郁而化热或外感暑热所致的发热恶寒、无汗头痛、心烦口渴、脉浮数。

【药理作用】本品有解毒、镇静、镇痛、抗炎、抗病原微生物、抗氧化等作用。

【用法用量】内服：煎汤，3~10g；或入丸散。外用：适量，捣敷，或煎汤含漱。发汗解暑宜水煎凉服，利水退肿须浓煎服或为丸服。

【使用注意】本品发汗力较强，故表虚有汗者忌服。

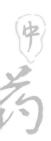

Gaoben

Ligustici Rhizoma et Radix

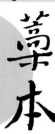

藁本

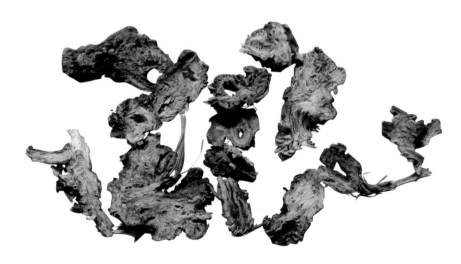

藁本

【来源产地】伞形科植物藁本 *Ligusticum sinense* Oliv. 或辽藁本 *L. jeholense* Nakai et Kitag. 的干燥根茎及根。主产于四川、湖北、湖南、江西。

【采收加工】秋季茎叶枯萎或次春出苗时采挖，除去泥沙，晒干或烘干。

【经验鉴别】以外表皮色棕褐、切面色黄、香气浓者为佳。

【性味归经】辛，温。归膀胱、肝经。

【功效主治】发表散寒，祛风胜湿，止痛。主治：①风寒表证、表证夹湿、颠顶头痛。②风寒湿痹。

【配伍应用】①藁本配羌活：适用于风寒感冒、风寒夹湿感冒，以及风寒湿痹、肢节疼痛。②藁本配川芎：适用于外感风寒、巅顶头痛及头风头痛。③藁本配苍术：适用于寒湿中阻、脾失健运、清阳不升、泄泻不止者。

【药理作用】本品有解热、镇痛、抗炎、提高耐缺氧能力、止泻及抗血栓等作用。

【用法用量】内服：煎汤，2~10g；或入丸散。外用：适量，煎水洗，或研末调涂。

【使用注意】本品辛温发散，故血虚头痛及热证忌服。

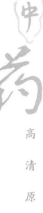

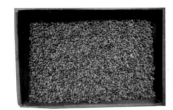

Cang'erzi

Xanthii Fructus

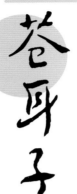

苍耳子

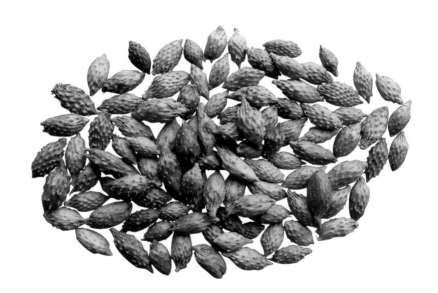

炒苍耳子

【来源产地】菊科植物苍耳 *Xanthium sibiricum* Patr. 的干燥成熟带总苞的果实。全国各地均产。

【采收加工】秋季果实成熟时采收，干燥，除去梗、叶等杂质。

【经验鉴别】以粒大、饱满、色黄绿者为佳。

【性味归经】辛、苦，温。有小毒。归肺经。

【功效主治】散风寒，通鼻窍，除湿止痛，止痒。主治：①鼻渊头痛、风寒头痛、表证夹湿。②风湿痹痛、风湿疹痒、疥癣。

【配伍应用】①苍耳子配麻黄：适用于风寒感冒、鼻塞流涕。②苍耳子配威灵仙：适用于风湿一身尽痛。③苍耳子配防风：适用于风湿所致的隐疹瘙痒。

【药理作用】本品有抗炎、镇痛、免疫抑制、抗过敏、抗病原微生物及抗氧化、降血糖等作用。

【用法用量】内服：煎汤，3~10g；或入丸散。外用：适量，捣敷，或煎汤洗。

【使用注意】本品辛温有毒，过量服用易致中毒，引起呕吐、腹痛、腹泻等。血虚头痛者不宜服。

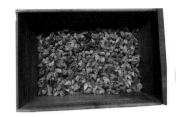

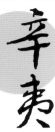

辛夷

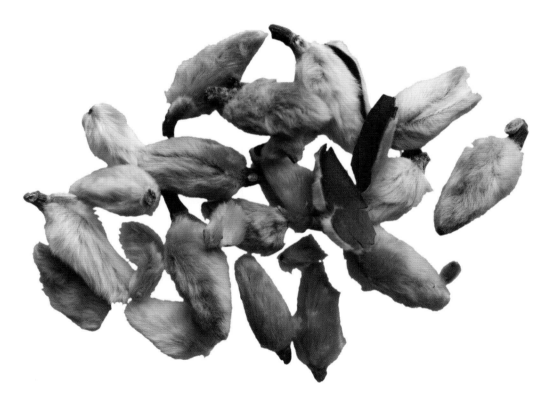

辛夷

【来源产地】木兰科植物望春花 *Magnolia biondii* Pamp.、玉兰 *M. denudata* Desr. 或武当玉兰 *M. sprengeri* Pamp. 的干燥花蕾。主产于河南、安徽、湖北。

【采收加工】冬末春初花未开放时采收，除去枝梗，阴干。

【经验鉴别】以花蕾未绽、完整、紧实、香气浓、无枝梗者为佳。"毛笔头"：指辛夷药材呈长卵形，外被长茸毛，形似毛笔头。

【性味归经】辛，温。归肺、胃经。

【功效主治】发散风寒，宣通鼻窍。主治：鼻渊头痛、风寒头痛鼻塞。

【配伍应用】①辛夷配苍耳子：适用于风寒感冒及鼻渊之头痛鼻塞流涕，并常与白芷细辛同用。②辛夷配天花粉：适用于鼻渊流脓涕不止者。

【药理作用】本品有抗过敏、抗炎及抑制血小板聚集等作用。

【用法用量】内服：煎汤，3~10g；或入丸散。外用：适量，捣敷，或煎汤熏洗。本品有毛，会刺激咽喉，内服宜用纱布包煎。

【使用注意】本品辛温香燥，故阴虚火旺者忌服。

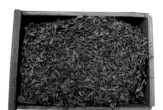

Bohe

Menthae Haplocalycis Herba

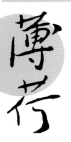

薄荷

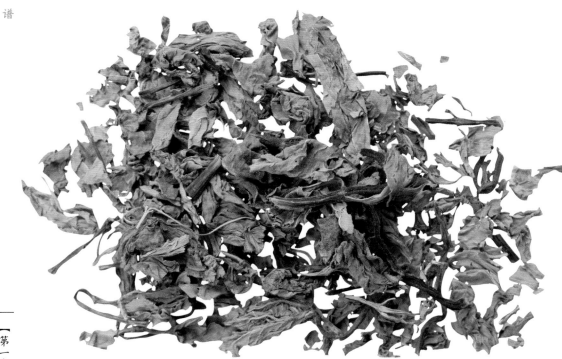

薄荷

【来源产地】唇形科植物薄荷 *Mentha haplocalyx* Briq. 的干燥地上部分。主产于江苏、江西、四川、河南、浙江、安徽。

【采收加工】夏、秋二季茎叶茂盛或花开至三轮时，选晴天，分次采割，晒干或阴干。

【经验鉴别】以叶多、色绿、气味浓者为佳。

【性味归经】辛，凉。归肺、肝经。

【功效主治】宣散风热，清利头目，利咽，透疹，疏肝。主治：①风热感冒，温病初起。②风热头痛、目赤、咽喉肿痛。③麻疹不透、风疹瘙痒。④肝气郁滞、胸闷胁胀。

【配伍应用】①薄荷配菊花：适用于外感风热或肝火上炎所致的头痛头晕、目赤肿痛等。②薄荷配牛蒡子：适用于风热表证或温病初起、发热咽痛等，以及麻疹初起、疹透不畅及风疹、瘾疹。③薄荷配金银花、连翘：适用于外感风热或温病初起所致的发热、微恶寒、头痛、口渴、咽痛等。

【药理作用】本品有发汗、解热、镇痛、镇静、抗病原体、解痉、利胆及排石等作用。

【用法用量】内服：煎汤，2~10g；或入丸散；不宜久煎，入汤剂当后下。外用：适量，鲜品捣敷或捣汁涂，也可煎汤洗或含漱。其叶长于发汗，梗偏于理气。

【使用注意】本品发汗耗气，故表虚自汗者不宜服。

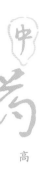

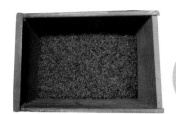

Niubangzi

Arctii Fructus

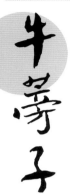

牛蒡子

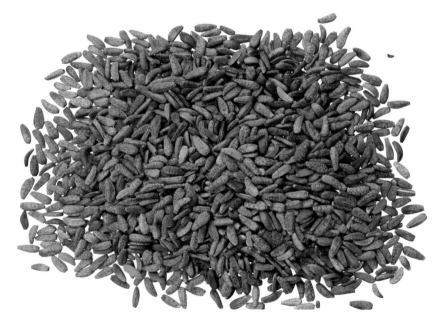

牛蒡子

【来源产地】　菊科植物牛蒡 *Arctium lappa* L. 的干燥成熟果实。主产于东北及浙江、四川、湖北。

【采收加工】　秋季果实成熟时采收果序，晒干，打下果实，除去杂质，再晒干。

【经验鉴别】　以粒大、饱满、有明显花纹、色灰褐者为佳。

【性味归经】　辛、苦，寒。归肺、胃经。

【功效主治】　疏散风热，宣肺利咽，解毒透疹，消肿疗疮。主治：①风热感冒、温病初起。②风热或肺热咳嗽、咳痰不畅、咽喉肿痛。③麻疹不透、风热疹痒。④热毒疮肿、痄腮。

【配伍应用】　①牛蒡子配桔梗：适用于外感风热、咽喉肿痛、咳嗽、痰出不爽。②牛蒡子配连翘：适用于风热感冒或温病初起、咽喉肿痛、口舌生疮、痈肿疮疡。③牛蒡子配白芷：适用于疮痈肿痛或脓成不溃，并常与金银花、连翘等同用以增强其排脓解毒功能。

【药理作用】　本品有抗病原微生物、调节免疫、降血糖及抗肿瘤等作用。

【用法用量】　内服：煎汤，3~10g；或入丸散。入煎剂宜打碎，炒用寒性略减。

【使用注意】　本品能滑肠，故脾虚便溏者忌服。

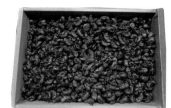

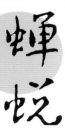

蝉蜕

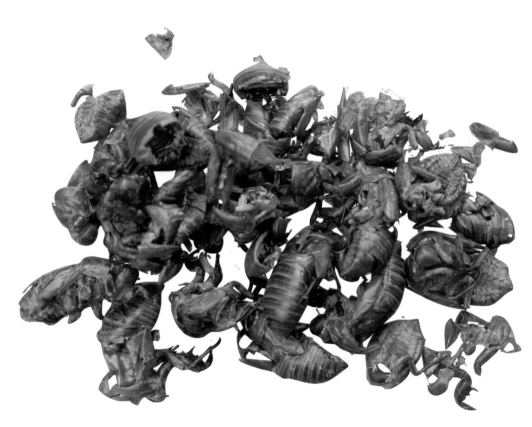

蝉蜕

【来源产地】蝉科昆虫黑蚱 *Cryptotympana pustulata* Fabricius 的若虫羽化时脱落的皮壳。主产于山东、河北、河南、江苏、浙江。

【采收加工】夏、秋二季收集，除去泥沙，晒干。

【经验鉴别】以体轻、色黄亮者为佳。

【性味归经】甘，寒。归肺、肝经。

【功效主治】疏散风热，透疹止痒，明目退翳，息风止痉。主治：①风热感冒、温病初起、音哑咽痛。②麻疹不透、风疹瘙痒。③风热或肝热目赤翳障。④小儿惊哭夜啼、破伤风。

【配伍应用】①蝉蜕配薄荷：适用于风热感冒或温病初起，麻疹初起透发不畅，风疹、皮肤瘙痒，以及风热上攻所致的咽喉肿痛。②蝉蜕配僵蚕：适用于外感风热及温热邪毒所致的发热、咽喉肿痛、目赤翳障等。③蝉蜕配石菖蒲：适用于风热夹痰、阻塞清窍所致之头晕、耳鸣、耳聋。

【药理作用】本品有解热、镇痛、镇静、抗惊厥、平喘、调节免疫及抗肿瘤等作用。

【用法用量】内服：煎汤，3~10g；或研末冲服；或作丸散服。止痉用量宜大。

【使用注意】孕妇慎服。

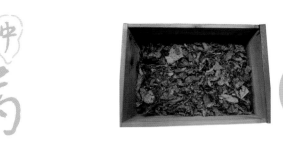

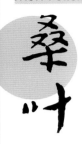

桑叶

【来源产地】桑科植物桑 *Morus alba* L. 的干燥叶。主产于安徽、浙江、江苏、四川、湖南。

【采收加工】初霜后采收，除去杂质，晒干。

【经验鉴别】以叶大、色黄绿者为佳。

【性味归经】苦、甘，寒。归肺、肝经。

【功效主治】疏散风热，清肺润燥，平肝明目，凉血止血。主治：①风热感冒或温病初起之咳嗽头痛。②肺热燥咳。③肝阳眩晕、目赤肿痛、视物昏花。④血热吐衄。

【配伍应用】①桑叶配菊花：适用于风热表证或温病初起，肝阳上亢之头痛眩晕，风热上攻或肝火上炎的目赤头痛。②桑叶配桑枝：适用于肝风或肝火郁滞于经络所致的头晕、头痛、肢体麻木等，以及外感风热所致的头痛、关节疼痛。③桑叶配黑芝麻：适用于肝肾不足所致的头晕目眩、视物昏花。

【药理作用】本品有抗炎、抗凝血、降血糖、降血压、抗氧化、抗应激反应及抗疲劳等作用。

【用法用量】内服：煎汤，5~10g；或入丸散。外用：适量，煎水洗眼或捣敷。润肺止咳宜蜜炙用。

【使用注意】本品性寒，故脾胃虚寒者慎服。

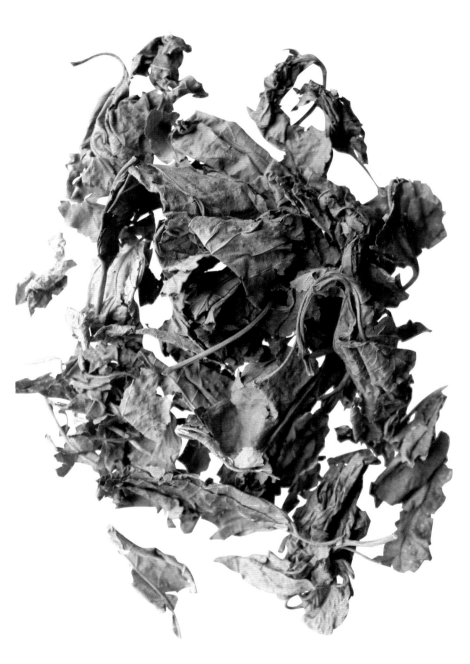

桑叶

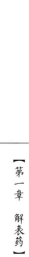

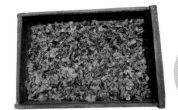

Juhua

Chrysanthemi Flos

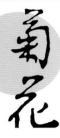

菊花

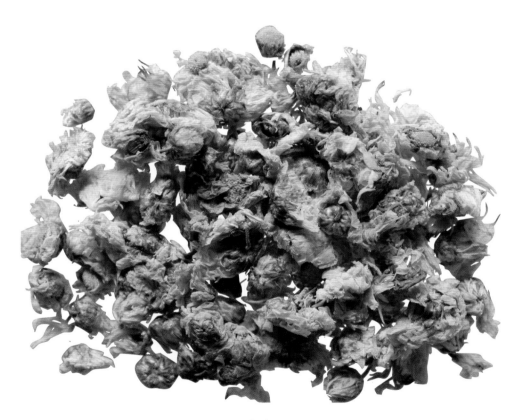

菊花

【来源产地】菊科植物菊 *Chrysanthemum morifolium* Ramat. 的干燥头状花序。主产于浙江、安徽、河南、陕西。

【采收加工】9~11 月花盛开时分批采收，阴干或焙干，或熏、蒸后晒干。药材按产地和加工方法不同，分为"贡菊""亳菊""滁菊""杭菊""怀菊"。

【经验鉴别】以花朵完整、颜色新鲜、香气浓郁者为佳。

【性味归经】辛、甘、苦，微寒。归肝、肺经。

【功效主治】疏散风热，平肝明目，清热解毒。主治：①风热感冒、温病初起。②风热或肝火上攻所致的目赤肿痛。③肝阴虚的眼目昏花。④风热头痛、肝阳头痛、眩晕。⑤热毒疮肿。

【配伍应用】①菊花配川芎、生石膏：适用于风热上攻或肝火上扰所致的头痛眩晕、目赤肿痛。②菊花配金银花：适用于风热感冒、温病初起、疔疮肿痛。③菊花配天麻：适用于肝阳上亢所致的头晕头痛及肝风内动所致的四肢抽搐。

【药理作用】本品有抗炎、免疫调节、抗菌、抗心肌缺血及抗氧化、抗病毒、保肝等作用。

【用法用量】内服：煎汤，10~15g；或入丸散；或泡茶饮。外用：适量，煎汤熏洗，或捣烂敷。疏散风热多用黄菊花，平肝明目多用白菊花。

【使用注意】本品寒凉，故脾胃虚寒者慎服。

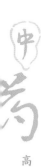

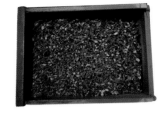

Chaihu

Bupleuri Radix

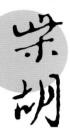

柴胡

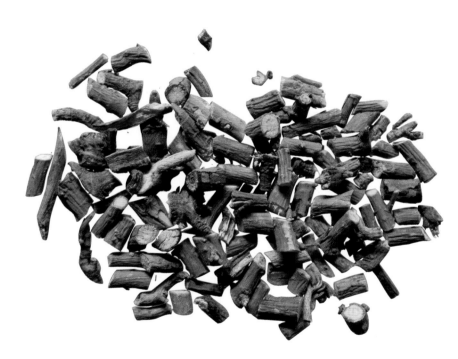

柴胡

【来源产地】伞形科植物柴胡 *Bupleurum chinense* DC. 或狭叶柴胡 *B. scorzonerifolium* Willd. 的干燥根。前者习称"北柴胡""硬柴胡"，后者习称"南柴胡""软柴胡"。北柴胡主产于河北、河南、山西、陕西、辽宁，南柴胡主产于湖北、江苏、四川。

【采收加工】春、秋二季采挖，除去茎叶及泥沙，干燥。切厚片。

【经验鉴别】以外表皮黑褐色、切面黄白色者为佳。

【性味归经】苦、辛，微寒。归肝、胆经。

【功效主治】解表退热，疏肝解郁，升举阳气。主治：①邪在少阳寒热往来、感冒高热。②肝郁气结、胁肋疼痛、月经不调、痛经。③气虚下陷之久泻脱肛、子宫脱垂、胃下垂等。

【配伍应用】①柴胡配黄芩：适用于少阳病寒热往来、胸胁苦满、口苦咽干等，以及肝郁化火而致的口苦、咽干、目眩、胸胁胀满疼痛。②柴胡配枳壳：适用于肝脾不和、气机不利所致的胸胁脘腹满闷胀痛、食欲不振、大便不畅等。③柴胡配桂枝：适用于外感发热、邪气在表，以及肝胃不和所致的胸胁脘腹胀满疼痛、大便不畅、食少恶心呕吐等。

【药理作用】本品有解热、抗炎、抗病毒、抗惊厥、调节消化系统及提高免疫功能等作用。

【用法用量】内服：煎汤，3~10g；或入丸散。解表退热宜生用，疏肝解郁宜醋炙用。

【使用注意】本品性能升发，真阴亏损、肝阳上升之证忌服。

升麻

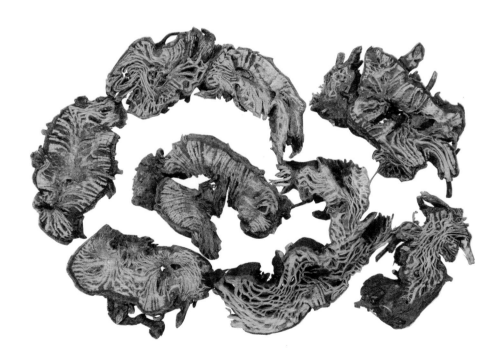

升麻

【来源产地】毛茛科植物大三叶升麻 *Cimicifuga heracleifolia* Kom.、兴安升麻 *C. dahurica* (Turcz.) Maxim. 或升麻 *C. foetida* L. 的干燥根茎。大三叶升麻主产于东北地区，习称"关升麻"；兴安升麻主产于辽宁、河北，习称"北升麻"；升麻主产于四川，习称"西升麻"。

【采收加工】秋季采挖，除去泥沙，晒至须根干时，燎去或除去须根，晒干。

【经验鉴别】以外表皮黑褐、切面黄绿色者为佳。①"火燎"：指升麻药材的加工过程中用火燎去须根，故升麻表面发黑色，可见到火烧过的须根痕。②"鬼脸"：升麻呈不规则结节块状，表面黑棕色，有数个圆洞的茎痕，外皮脱落处露出网状筋脉，形状特殊而丑陋，被喻为鬼脸，又称"窟窿牙根"。

【性味归经】辛、微甘，微寒。归肺、脾、胃、大肠经。

【功效主治】发表透疹，清热解毒，升举阳气。主治：①风热头痛、麻疹透发不畅。②热毒疮肿、丹毒、痄腮、咽喉肿痛、口舌生疮、温毒发斑。③气虚下陷之久泻脱肛、崩漏下血及胃下垂、子宫脱垂等。

【配伍应用】①升麻配柴胡：二药均有解表、升阳举陷之功，相须为用，增强疗效。②升麻配石膏：适用于胃火亢盛所致的头痛、牙痛、口舌生疮等。③升麻配牛蒡子：适用于外感风热所致的咽喉肿痛、麻疹初起、疹透不畅等。

【药理作用】本品有解热、抗炎、镇痛、抗过敏、降血脂、抗肿瘤及抑菌等作用。

【用法用量】内服：煎汤，用于升阳，3~6g，宜蜜炙；用于发表透疹、清热解毒，可用至15g，宜生用；或入丸散。外用：适量，生用研末调涂，煎汤含漱，或淋洗。

【使用注意】本品具升浮之性，凡阴虚阳浮、气逆不降及麻疹已透者，均当忌服。

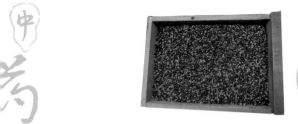

Manjingzi

Viticis Fructus

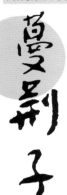

蔓荆子

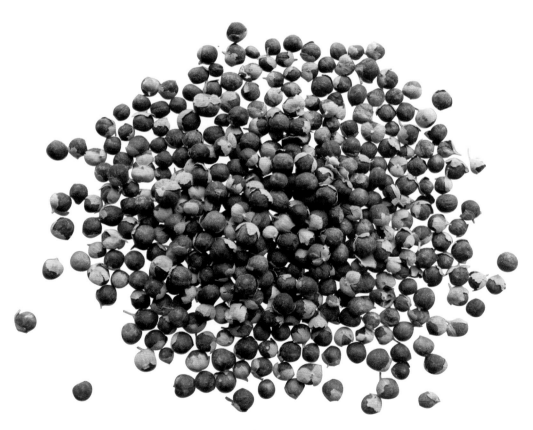

蔓荆子

【来源产地】马鞭草科植物单叶蔓荆 *Vitex trifolia* L. var. *simplicifolia* Cham. 或蔓荆 *V. trifolia* L. 的干燥成熟果实。主产于山东、浙江、福建、江西。

【采收加工】秋季果实成熟时采收，除去杂质，晒干。

【经验鉴别】以粒大、饱满、气味浓者为佳。

【性味归经】辛、苦，微寒。归膀胱、肝、胃经。

【功效主治】疏散风热，清利头目，祛风止痛。主治：①风热头痛头昏、牙痛。②风热目赤肿痛或目昏多泪。③风湿痹痛、肢体拘急。

【配伍应用】①蔓荆子配菊花：适用于风热上攻所致的头痛头晕。②蔓荆子配连翘：适用于风热上攻所致的风火头痛、暴发火眼。③蔓荆子配川芎：适用于外感风邪所致的头痛、牙痛、关节疼痛。

【药理作用】本品有解热、镇痛、抗炎、降压和平喘祛痰等作用。

【用法用量】内服：煎汤，6~12g，打碎；或浸酒、入丸散。外用：适量，煎汤熏洗。

【使用注意】本品辛苦微寒，血虚有火之头痛目眩及胃虚者慎服。

Dandouchi

Sojae Semen Praeparatum

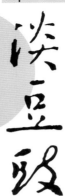

淡豆豉

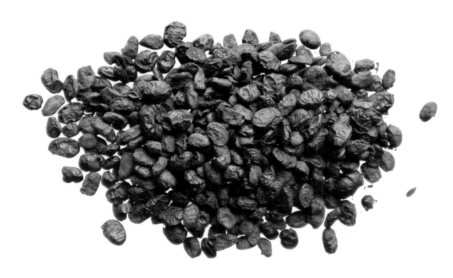

淡豆豉

【来源产地】豆科植物大豆 *Glycine max* (L.) Merr. 的成熟种子的发酵加工品。全国各地均产。

【加工制法】取桑叶、青蒿各 70~100g，加水煎煮，滤过。煎液拌入净大豆 1000g 中，待吸尽后，蒸透，取出。稍晾，再置容器内，用煎过的桑叶、青蒿渣覆盖，闷使发酵至黄衣上遍时，取出。除去药渣，洗净，置容器内再闷 15~20 天，至充分发酵、香气溢出时，取出，略蒸，干燥，即得。

【经验鉴别】以色黑、质柔、气香者为佳。

【性味归经】辛、甘、微苦，凉。归肺、胃经。

【功效主治】解表,除烦。主治：①风热表证。②热郁胸中之烦闷不眠。

【配伍应用】淡豆豉配金银花、连翘：适用于风热感冒或温病初起、发热、微恶风寒、头痛口渴、咽痛等。

【药理作用】本品有抗动脉硬化、降血糖、抗骨质疏松、调节血脂、抗肿瘤、免疫调节及消除自由基等作用。

【用法用量】内服：煎汤，10~15g；或入丸散。

【使用注意】胃气虚弱易恶心者慎服。

Fuping

Spirodelae Herba

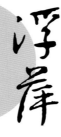

浮萍

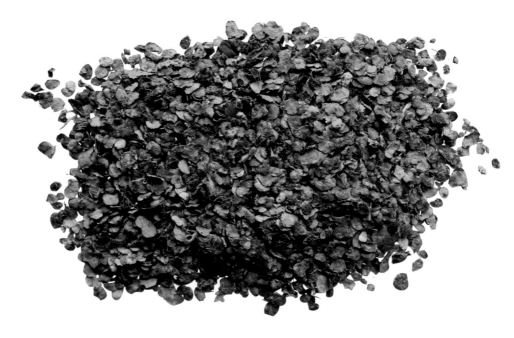

浮萍

【来源产地】浮萍科植物紫萍 *Spirodela polyrrhiza* (L.) Schleid. 的干燥全草。全国大部分地区均产。

【采收加工】6~9 月采收，洗净，除去杂质，晒干。

【经验鉴别】以色绿、背紫者为佳。

【性味归经】辛，寒。归肺、膀胱经。

【功效主治】发汗解表，透疹止痒，利水消肿。主治：①风热表证。②麻疹透发不畅、风疹瘙痒。③水肿、小便不利。

【配伍应用】①浮萍配薄荷、蝉蜕：适用于风热感冒、发热无汗、麻疹初起、透发不畅。②浮萍配荆芥、防风：适用于风疹瘙痒。③浮萍配麻黄：适用于风寒感冒、水肿兼有表证者。

【药理作用】本品有解热、利尿及强心等作用。

【用法用量】内服：煎汤，3~10g，鲜品 15~30g；或入丸散；或捣汁饮。

【使用注意】本品发汗力较强，故体虚多汗者慎服。

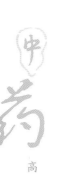

中药高清原大图谱

【第一章 解表药】

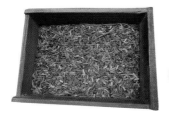

Muzei

Equiseti Hiemalis Herba

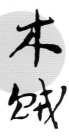

木贼

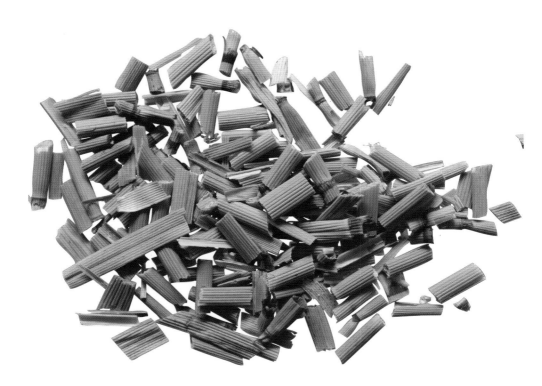

木贼

【来源产地】木贼科植物木贼 *Equisetum hyemale* L. 的干燥地上部分。主产于辽宁、吉林、黑龙江、陕西、湖北。

【采收加工】夏、秋二季采割，除去杂质，晒干或阴干。

【经验鉴别】以色绿、不脱节者为佳。

【性味归经】苦，微寒。归肺、肝经。

【功效主治】疏散风热，明目退翳，止血。主治：①风热目赤、翳障。②血热下血。

【配伍应用】①木贼配谷精草、蝉蜕：适用于风热上攻所致的目赤肿痛、多泪、目生翳障。②木贼配槐角、荆芥炭：适用于肠风下血。

【药理作用】本品有扩张血管、降低血压、降血脂、镇静、镇痛及抗凝血等作用。

【用法用量】内服：煎汤，3~10g；或入丸散。

【使用注意】本品疏散清泄，故气血亏虚者慎服。

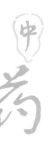
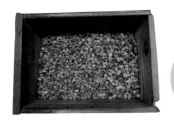

Gegen

Puerariae Lobatae Radix

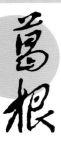

葛根

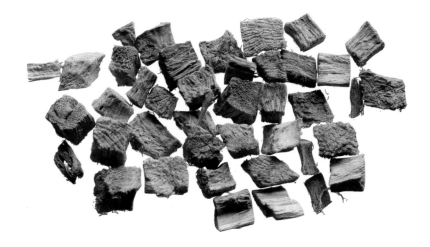

葛根

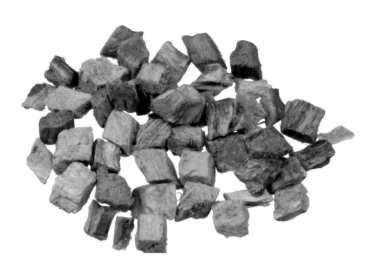

煨葛根

【来源产地】	豆科植物野葛 *Pueraria lobata* (Willd.) Ohwi 的干燥根。习称"野葛"。主产于湖南、河南、浙江、四川。
【采收加工】	秋、冬二季采挖，趁鲜切成厚片或小块，干燥。
【经验鉴别】	以质疏松、切面纤维性强者为佳。
【性味归经】	甘、辛，凉。归脾、胃经。
【功效主治】	解肌退热，透疹，生津，升阳止泻。主治：①外感表证、项背强痛。②麻疹初起透发不畅。③热病烦渴、消渴证。④湿热泻痢初起、脾虚泄泻。
【配伍应用】	①葛根配柴胡：适用于感冒发热及脾气下陷所致的泄泻。②葛根配桂枝：适用于外感风寒、恶寒发热、项背强急不利。有汗者加白芍，无汗者加麻黄。③葛根配麻黄：适用于外感风寒所致的恶寒发热、无汗、项背拘急疼痛。
【药理作用】	本品有解热、改善心肌缺血、抗动脉硬化、抗氧化、降血糖、抗肿瘤及保肝等作用。
【用法用量】	内服：煎汤，10~20g；或入丸散；或鲜品捣汁服。止泻宜煨用，退热生津、透疹宜生用，鲜葛根生津最佳。

附：葛花

　　本品为野葛的干燥花。性味甘，平。归脾、胃经。解酒醒脾，清热利湿。主治：酒毒伤中、不思饮食、呕逆吐酸。内服：煎汤，4.5~9g。

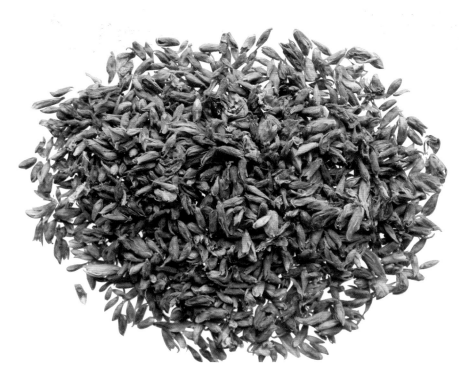

葛花

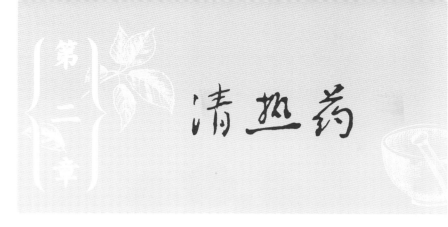

清热药

第一节
清热泻火药

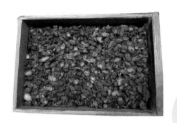

Zhizi

Gardeniae Fructus

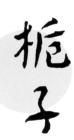

栀子

【来源产地】 茜草科植物栀子 *Gardenia jasminoides* Ellis 的干燥成熟果实。主产于江西、湖南、湖北、浙江、福建。

【采收加工】 9~11 月果实成熟呈红黄色时采收，除去果梗及杂质，蒸至上气或置沸水中略烫，取出，干燥。碾碎。

【经验鉴别】 以皮薄、饱满、色红黄者为佳。

【性味归经】 苦，寒。归心、肺、胃、三焦经。

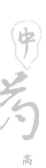

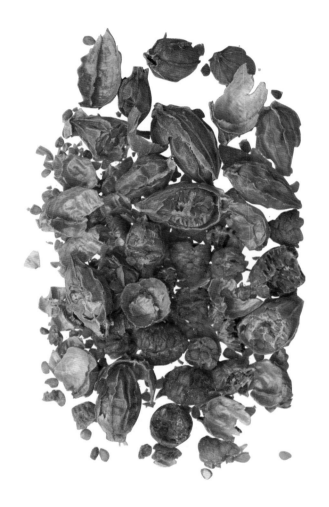

栀子

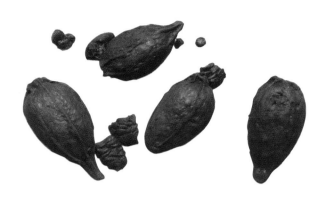

栀子炭

【功效主治】泻火除烦，清热利尿，凉血解毒，消肿止痛。主治：
①热病心烦、郁闷、躁扰不宁。②湿热黄疸、热淋、
血淋。③血热吐血、衄血、尿血。④热毒疮肿、跌打
肿痛。

【配伍应用】①栀子配淡豆豉：适用于外感热病，邪热内郁胸中，
心中懊侬，烦热不眠。②栀子配黄芩：适用于火毒充
斥三焦所致的高热烦躁、神昏谵语、湿热黄疸、血热
吐衄、火毒疮疡等。③栀子配茵陈：适用于湿热黄疸。

【药理作用】本品有抗病原微生物、解热、抗炎、镇痛、保肝利胆
和降血糖等作用。

【用法用量】内服：煎汤，3~10g；或入丸散。外用：适量，研末调敷，
或鲜品捣敷。生用走气分而泻火，炒黑入血分而止血，
姜汁炒又除烦止呕。栀子仁（种子）善清心除烦，栀
子皮（果皮）兼清表热。

【使用注意】本品苦寒滑肠，故脾虚便溏者忌服。

中药

高清原大图谱

石膏

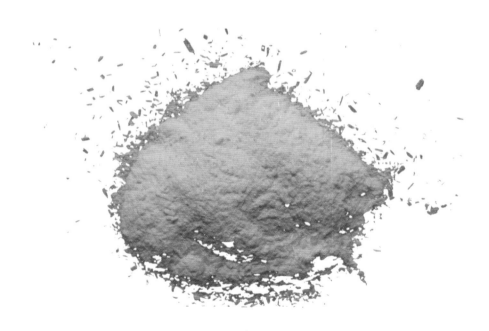

石膏

【来源产地】硫酸盐类矿物硬石膏族石膏，主含含水硫酸钙（$CaSO_4 \cdot 2H_2O$）。主产于湖北、安徽、山东。

【采收加工】全年可采，挖出后，去净泥土和杂石。用时打碎。

【经验鉴别】以色白、半透明、纵面如丝者为佳。

【性味归经】辛、甘，大寒。归肺、胃经。

【功效主治】生用：清热泻火，除烦止渴；煅用：收湿敛疮，生肌止血。主治：①温病气分高热。②肺热咳喘。③胃火上炎所致的头痛、牙龈肿痛、口舌生疮。④疮疡不敛、湿疹、水火烫伤、外伤出血。

【配伍应用】①石膏配知母：适用于温热病气分热盛而见壮热、烦渴、汗出、脉洪大等。②石膏配黄连：适用于心火炽盛所致的烦热神昏、口渴欲饮、心烦不寐，胃火炽盛之头痛、口舌生疮、牙龈肿痛等。③石膏配竹叶：适用于热病伤津之烦热口渴、心胃火盛之口舌生疮、热移小肠之小便黄赤。

【药理作用】生石膏有解热等作用，煅石膏有生肌作用。

【用法用量】内服：煎汤，15~60g，重症酌加；或入丸散。外用：适量，研末敷。内服用生品，入汤剂宜打碎先煎。外用须火煅研细末。

【使用注意】本品为矿物药而大寒伤胃，故脾胃虚寒及阴虚内热者忌服。

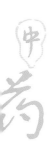

中药

高清原大图谱

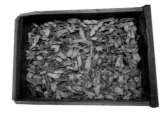

知母

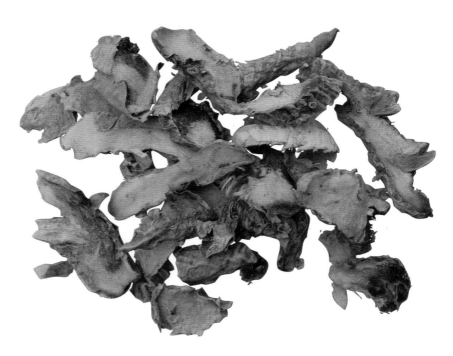

知母

【第二章 清热药】

【来源产地】 百合科植物知母 *Anemarrhena asphodeloides* Bge. 的干燥根茎。主产于河北、山西、陕西、内蒙古。

【采收加工】 春、秋二季采挖，除去须根及泥沙，晒干，习称"毛知母"；或除去外皮，晒干，习称"知母肉"。切厚片。

【经验鉴别】 以断面色黄白者为佳。"金包头"（毛知母）：指未去外皮的知母，顶端有残留的浅黄色叶痕及茎痕。

【性味归经】 苦、甘，寒。归肺、胃、肾经。

【功效主治】 清热泻火，滋阴润燥。主治：①热病壮热烦渴。②肺热咳嗽、燥热咳嗽、阴虚劳嗽。③阴虚火旺、潮热盗汗。④内热消渴、阴虚肠燥便秘。

【配伍应用】 ①知母配黄芩：适用于肺热壅遏所致的咳嗽、痰黄黏稠。②知母配黄连：适用于肺胃火热亢盛之咳嗽痰多、口臭牙痛及内热津伤之消渴证。③知母配黄柏：适用于阴虚火旺之骨蒸潮热、盗汗遗精。

【药理作用】 本品有解热、抗菌、抗炎、镇静、抗肿瘤、降血糖、抑制血小板聚集等作用。

【用法用量】 内服：煎汤，6~12g；或入丸散。清泻实火宜生用，滋阴降火宜盐水炒用。

【使用注意】 本品性寒质滑，故脾胃虚寒、大便溏泻者忌服。

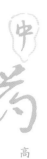
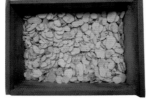

Tianhuafen

Trichosanthis Radix

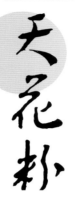

天花粉

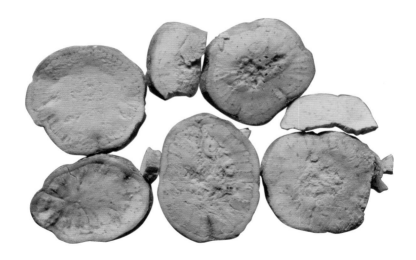

天花粉

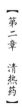

【来源产地】	葫芦科植物栝楼 *Trichosanthes kirilowii* Maxim. 或双边栝楼 *T. rosthornii* Harms 的干燥根。主产于山东、河南、安徽、四川、河北。
【采收加工】	秋、冬二季采挖，洗净，除去外皮，切段或纵剖成瓣，干燥。
【经验鉴别】	以色白、质坚实、粉性足、横断面筋脉点少者为佳。"筋脉"：指药材组织内的纤维束或维管束。药材折断后其纤维束或维管束呈参差不齐的丝状，犹如人体的筋脉，又称"筋"。其在整齐的药材切面上所表现出的点状痕迹称为"筋脉点"。较大的维管束痕也称"筋脉纹"。
【性味归经】	苦、微甘，寒。归肺、胃经。
【功效主治】	清热生津，清肺润燥，消肿排脓。主治：①热病伤津口渴、内热消渴。②肺热咳嗽、燥咳痰黏、咳痰带血。③痈肿疮疡、跌打肿痛。
【配伍应用】	①天花粉配瓜蒌皮：适用于肺热燥咳，胸闷气逆等。②天花粉配天冬：适用于燥热伤肺，干咳少痰，痰中带血等。③天花粉配金银花：适用于痈疡肿毒初起，红肿焮痛者。
【药理作用】	本品有抗病毒、抗肿瘤及引产等作用。
【用法用量】	内服：煎汤，10~15g；或入丸散。外用：适量，研末，水或醋调敷。疮肿未成脓可消，已成脓可溃，脓多促排，脓尽不用。
【使用注意】	本品性寒而润，故脾胃虚寒、大便滑泄者忌服。孕妇忌服。反乌头，不宜与川乌、草乌、附子及其炮制品同用。

中药

高清原大图谱

Xiakucao

Prunellae Spica

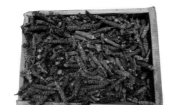

夏枯草

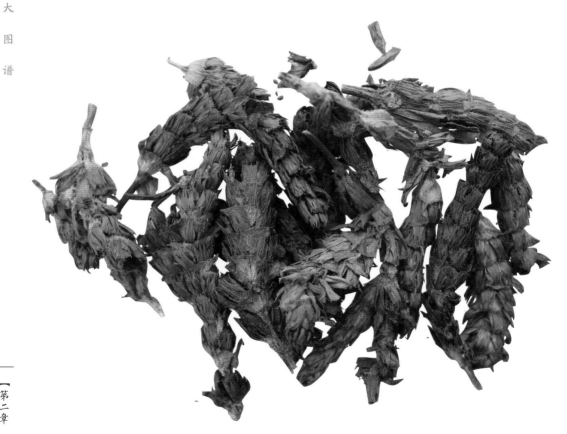

夏枯草

【来源产地】唇形科植物夏枯草 *Prunella vulgaris* L. 的干燥果穗。主产于江苏、安徽、河南。

【采收加工】夏季果穗呈棕红色时采收，除去杂质，晒干。

【经验鉴别】以穗长、色棕红、摇之作响者为佳。

【性味归经】苦、辛，寒。归肝、胆经。

【功效主治】清肝明目，散结消肿。主治：①肝阳或肝火上升之头目眩晕。②目赤肿痛、目珠夜痛。③痰火郁结之瘰疬、瘿瘤。

【配伍应用】①夏枯草配石决明：适用于肝阳上亢或肝火上炎之头晕目眩、目赤肿痛等。②夏枯草配浙贝母：适用于痰火郁结之瘰疬、瘿瘤、痰核。

【药理作用】本品有抗病原微生物、降血压、降血糖、抗肿瘤等作用。

【用法用量】内服：煎汤，10~15g，单用可酌加；或入丸散或熬膏。

【使用注意】本品性寒清泄，故脾胃虚寒者慎服。

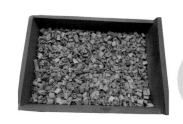

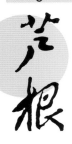

Lugen

Phragmitis Rhizoma

芦根

【来源产地】禾本科植物芦苇 *Phragmites communis* Trin. 的新鲜或干燥根茎。主产于安徽、江苏、浙江、湖北、河北。

【采收加工】全年均可采挖，除去芽、须根及膜状叶，鲜用或晒干。

【经验鉴别】以条粗壮、色黄白、有光泽、质嫩者为佳。

【性味归经】甘，寒。归肺、胃经。

【功效主治】清热生津，除烦止呕，利尿。主治：①热病烦渴、舌燥少津。②胃热呕哕。③肺热或外感风热咳嗽、肺痈吐脓。④小便短赤、热淋涩痛。

【配伍应用】①芦根配天花粉：适用于热病伤津之心烦口渴及消渴证。②芦根配薏苡仁：适用于肺痈咳吐浓痰者。③芦根配白茅根：适用于热病伤津、烦热口渴、肺热咳喘、胃热呕吐，以及小便短赤、热淋涩痛。

【药理作用】本品有保肝、抗草酸钙肾结石、升高肝糖原含量等作用。

【用法用量】内服：煎汤，10~30g，鲜品可酌加。鲜用或捣汁饮，清热生津力佳。

【使用注意】本品甘寒，故脾胃虚寒者慎服。

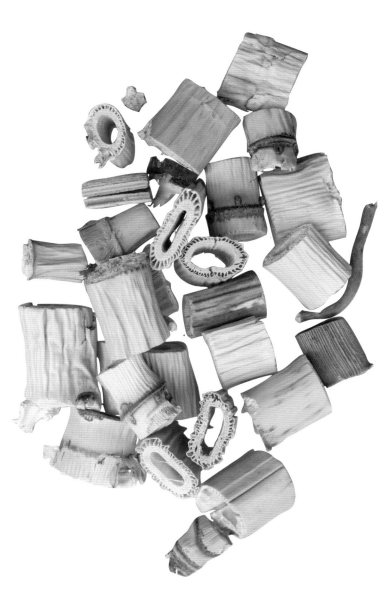

芦根

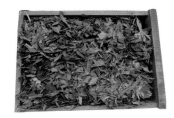

Danzhuye

Lophatheri Herba

淡竹叶

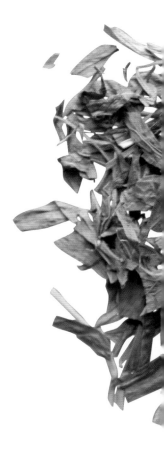

【来源产地】禾本科植物淡竹叶 *Lophatherum gracile* Brongn. 的干燥茎叶。主产于浙江、江苏、湖南、湖北。

【采收加工】夏季未抽花穗前采割，晒干。

【经验鉴别】以叶多、色青绿者为佳。

【性味归经】甘、淡、寒。归心、胃、小肠经。

【功效主治】清热除烦，利尿。主治：①热病烦渴。②心火上炎并移热于小肠之口疮、尿赤。③水肿、热淋、湿热黄疸。

【配伍应用】①淡竹叶配芦根：适用于热病伤津、心烦口渴。②淡竹叶配麦冬：适用于温热病邪扰心营、身热烦躁。③淡竹叶配白茅根：适用于热淋、血淋、小便不利。

【药理作用】本品有抗病原微生物作用。

【用法用量】内服：煎汤，6~15g；或入丸散。

【使用注意】本品性寒清利，故脾胃虚寒及阴虚火旺者不宜服。

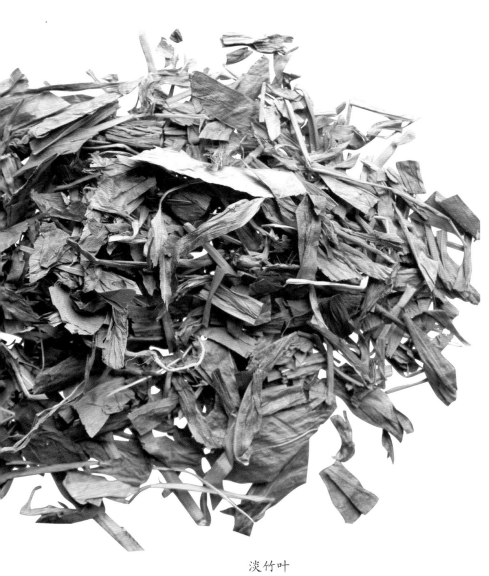

淡竹叶

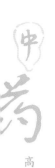

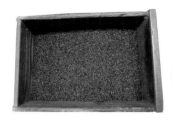

Juemingzi

Cassiae Semen

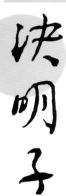

决明子

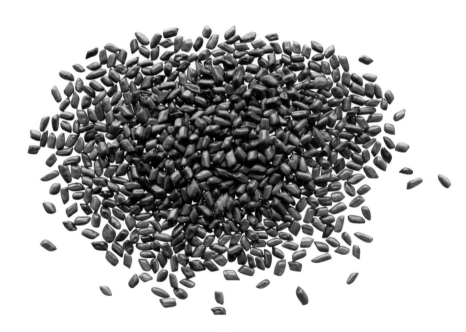

决明子

【来源产地】豆科植物决明 *Cassia obtusifolia* L. 或小决明 *C. tora* L. 的干燥成熟种子。主产于江苏、安徽、四川、广西。

【采收加工】秋季采收成熟果实，晒干，打下种子，除去杂质。

【经验鉴别】以籽粒饱满、色绿棕者为佳。

【性味归经】甘、苦，微寒。归肝、肾、大肠经。

【功效主治】清肝明目，润肠通便。主治：①肝热或肝经风热之目赤肿痛、羞明多泪、目暗不明。②热结肠燥便秘。

【配伍应用】决明子配石决明：适用于肝火上炎之目赤肿痛、羞明多泪、头胀头痛，肝阴亏虚、肝阳上亢之头晕目眩、视物昏暗、目睛干涩。

【药理作用】本品有泻下、抗菌、降血脂等作用。

【用法用量】内服：煎汤，10~15g，打碎；研末，每次 3~6g。降血脂可用至 30g。生用清肝明目、润肠通便力较强。炒用药力略减，临床也常用。

【使用注意】本品清润缓泻，故脾虚便溏者慎服。

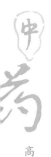

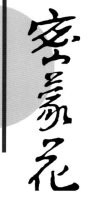

密蒙花

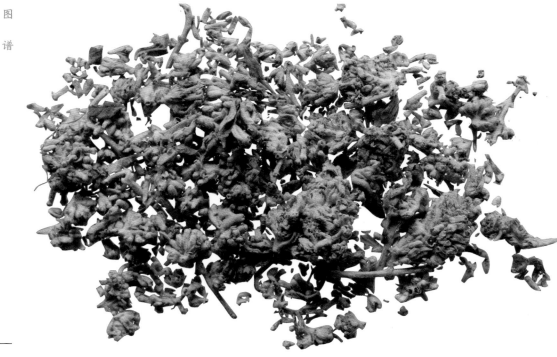

密蒙花

【来源产地】马钱科植物密蒙花 *Buddleja officinalis* Maxim. 的干燥花蕾和花序。主产于湖北、四川、陕西、河南。

【采收加工】春季花未开放时采收，除去杂质，干燥。

【经验鉴别】以色灰黄、花蕾密集、茸毛多者为佳。

【性味归经】甘，微寒。归肝、胆经。

【功效主治】清热养肝，明目退翳。主治：肝热目赤、羞明多泪、眼生翳膜、肝虚目暗、视物昏花。

【配伍应用】密蒙花配谷精草：适用于肝血不足、风热上壅之目生翳障、视物不清、迎风流泪。

【药理作用】本品有抗实验性干眼症作用。

【用法用量】内服：煎汤，6~10g；或入丸散。

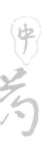
Qingxiangzi

Celosiae Semen

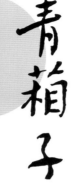

青葙子

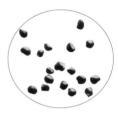

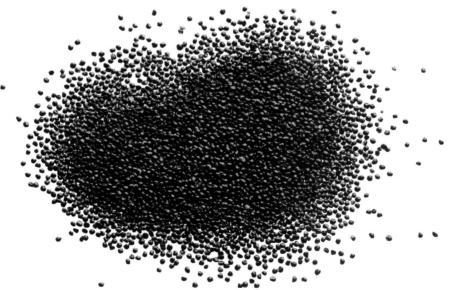

青葙子

【来源产地】苋科植物青葙 *Celosia argentea* L. 的干燥成熟种子。全国大部分地区均产。

【采收加工】秋季果实成熟时采割植株或摘取果穗，晒干，收集种子，除去杂质。

【经验鉴别】以色黑、光亮、饱满者为佳。

【性味归经】苦，微寒。归肝经。

【功效主治】清肝泻火，明目退翳。 主治：肝火上炎、目赤肿痛、目生翳膜。

【配伍应用】青葙子配决明子：适用于肝火上炎之目赤肿痛、眼生翳膜、视物昏花。

【药理作用】本品有保肝作用。

【用法用量】内服：煎汤，6~15g；或入丸散。

【使用注意】本品微寒，故脾胃虚寒者慎服；有扩瞳作用，青光眼者忌服。

清热燥湿药

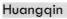

Huangqin

Scutellariae Radix

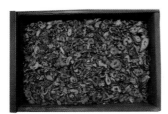

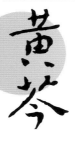

黄芩

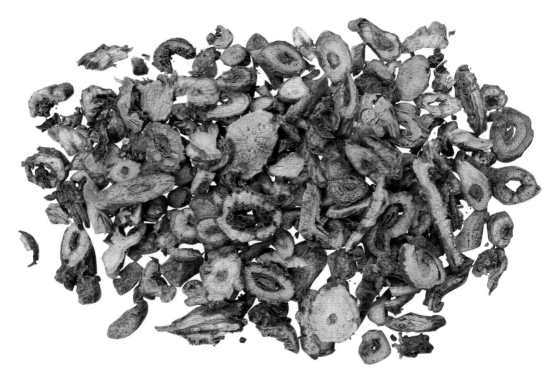

黄芩

【来源产地】唇形科植物黄芩 *Scutellaria baicalensis* Georgi 的干燥根。主产于山西、河北、内蒙古、辽宁。

【采收加工】春、秋二季采挖,除去须根及泥沙,晒后撞去粗皮,晒干。

【经验鉴别】以外表皮棕黄色、切面色黄者为佳。①"枯芩":指黄芩老根中间枯朽状或已成空洞者。②"子芩":指黄芩的新根（子根）,其内外鲜黄,质佳。又称"条芩"或"枝芩"。

【性味归经】苦,寒。归肺、胆、胃、大肠经。

【功效主治】清热燥湿,泻火解毒,止血,安胎。主治:①湿温、暑湿、湿热胸闷、黄疸、泻痢、淋痛、疮疹。②热病烦渴、肺热咳喘、少阳寒热、咽痛、目赤、火毒痈肿。③血热吐血、咯血、衄血、便血、崩漏。④胎热胎动不安。

【配伍应用】①黄芩配黄连:适用于上中二焦火热炽盛所致的高热头痛、目赤肿痛、齿龈肿胀、口舌生疮,湿热泄泻或痢疾。②黄芩配厚朴:适用于中焦湿热、气机不畅、脘腹痞闷胀满。③黄芩配木香:适用于湿热痢疾、里急后重。

【药理作用】本品有抗病原微生物、解热、抗炎、抗过敏、解毒等作用。

【用法用量】内服:煎汤,3~10g;或入丸散。生用清热燥湿、泻火解毒作用较强,湿热、热毒诸证宜用。炒黄芩苦寒之性略减,胎热胎动不安宜用。酒炒黄芩能上行,清上焦热宜用。炒炭凉血止血力较强,血热出血宜用。传统认为,条芩善清大肠火,枯芩善清肺火。

【使用注意】本品苦寒燥泄,能伐生发之气,故脾胃虚寒、食少便溏者忌服。

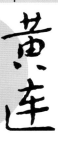

黄连

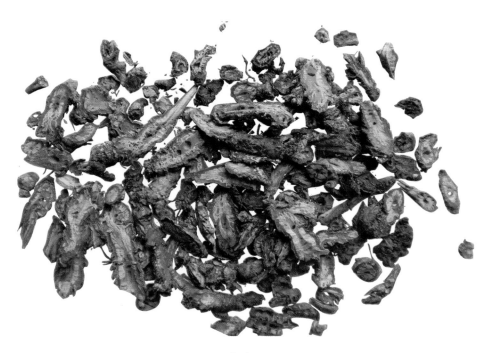

黄连

【来源产地】毛茛科植物黄连 *Coptis chinensis* Franch.、三角叶黄连 *C. deltoidea* C. Y. Cheng et Hsiao 或云连 *C. teeta* Wall. 的干燥根茎。分别习称"味连""雅连""云连"。味连主产于重庆、湖北，雅连主产于四川，云连主产于云南。

中药 高清原大图谱

第二章 清热药

78

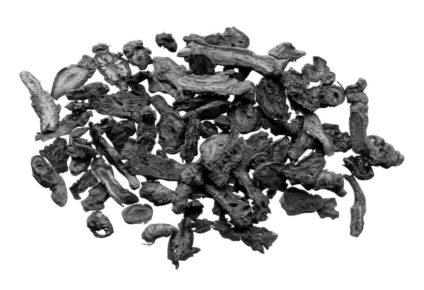

炒黄连

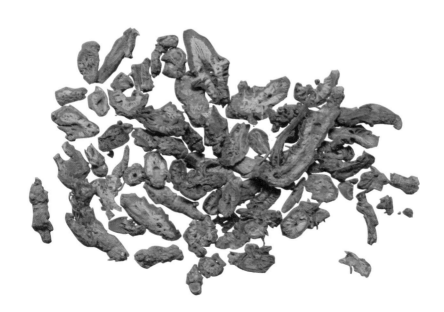

姜黄连

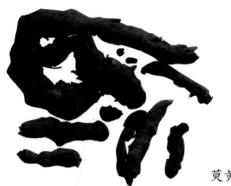

黄黄连

【采收加工】 秋季采挖，除去须根及泥沙，干燥，撞去残留须根。

【经验鉴别】 以切面鲜黄色、味极苦者为佳。①"鸡爪黄连"：专指黄连多分枝，成簇，形同鸡爪。②"过桥"：指黄连根茎部分细长的节间，如桥悬两岸，又称"过江枝""蚂蜂腰"。

【性味归经】 苦，寒。归心、肝、胃、大肠经。

【功效主治】 清热燥湿，泻火解毒。主治：①湿热痞满呕吐、泻痢、黄疸。②热病高热、烦躁、神昏，内热心烦不寐，胃火牙痛、口舌生疮。③肝火犯胃呕吐吞酸。④血热妄行吐衄、痈疽肿毒、目赤肿痛、耳道疖肿、湿热疮疹。

【配伍应用】 ①黄连配木香：适用于胃肠湿热积滞之痢疾、腹痛、里急后重。②黄连配半夏：适用于痰热互结、气机失畅所致的胸腹闷胀、心下痞满、呕吐呃逆。③黄连配水牛角：适用于温热病入营血之高热神昏、发斑吐衄。

【药理作用】 本品有抗病原微生物、抗细菌毒素、抗炎、解热、止泻与降血糖等作用。

【用法用量】 内服：煎汤，2~10g；或入丸散。外用：适量，研末敷。生用长于泻火解毒燥湿，清心与大肠火。酒炒引药上行，并可缓和苦寒之性。姜汁或吴茱萸炒，则苦泄辛开，缓和其苦寒伤胃之性，并增强降逆止呕作用。吴茱萸制用又治肝郁化火证。

【使用注意】 本品大苦大寒，过量或久服易伤脾胃，胃寒呕吐或脾虚泄泻者忌服。

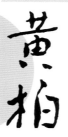

Huangbo

Phellodendri Chinensis Cortex

黄柏

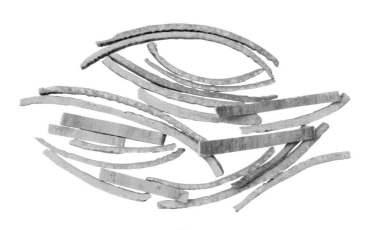

黄柏

【来源产地】 芸香科植物黄皮树 *Phellodendron chinense* Schneid. 的
干燥树皮。习称"川黄柏"。主产于四川、重庆、贵州。

【采收加工】 剥取树皮后，除去粗皮，晒干。

【经验鉴别】 以皮厚、色鲜黄、味极苦者为佳。

【性味归经】 苦，寒。归肾、膀胱、大肠经。

【功效主治】 清热燥湿，泻火解毒，退虚热。主治：①湿热下注之带下、
淋浊、脚气、足膝红肿。②湿热黄疸、湿热泻痢、湿疹、
湿疮。③热毒疮肿、口舌生疮、血热出血。④阴虚盗
汗遗精、骨蒸潮热。

【配伍应用】 ①黄柏配肉桂：适用于肾阳不足、气化不利、湿热内停所致的小便不利、尿闭。②黄柏配龟甲：适用于肝肾不足、阴虚火旺之骨蒸劳热、盗汗、遗精、腰膝酸软、筋骨不健等。③黄柏配苍术：适用于湿热诸证，特别是下焦湿热有效。

【药理作用】 本品有抗病原微生物、抗炎、免疫抑制、降压、抗氧化、抗痛风及改善能量代谢等作用。

【用法用量】 内服：煎汤，3~10g；或入丸散。外用：适量，研末敷。清热燥湿解毒宜生用，清相火退虚热宜盐水炒用，止血宜炒炭。

【使用注意】 本品苦寒，易伤胃气，故脾胃虚寒者忌服。

附：关黄柏

本品为芸香科植物黄檗 *P. amurense* Rupr. 的干燥树皮。其他同黄柏。

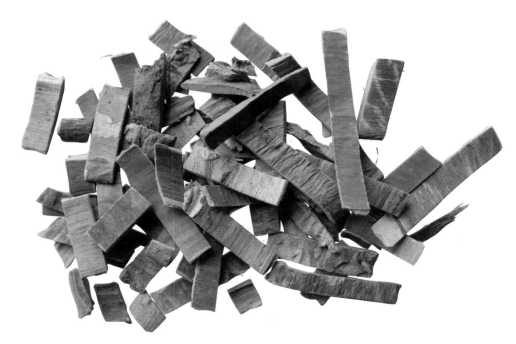

关黄柏

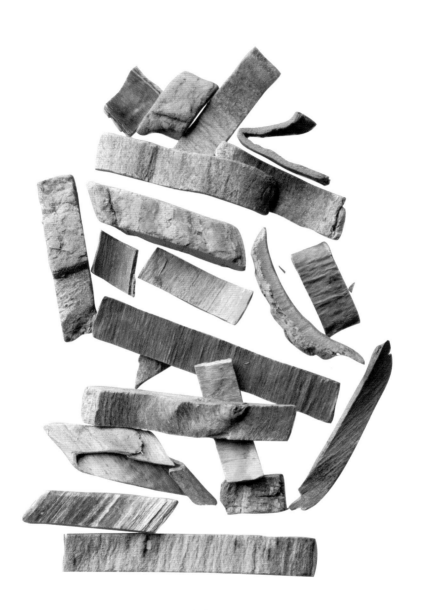

炒关黄柏

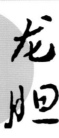

Longdan

Gentianae Radix et Rhizome

龙胆

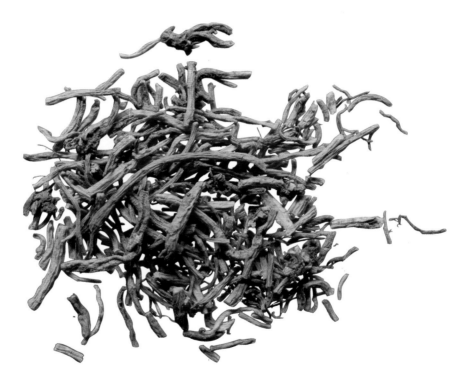

龙胆

【来源产地】龙胆科植物条叶龙胆 *Gentiana manshurica* Kitag.、龙胆 *G. scabra* Beg.、三花龙胆 *G. triflora* Pall. 或坚龙胆 *G. rigescens* Franch.* 的干燥根及根茎。前三种习称"龙胆"或"关龙胆"，后一种习称"坚龙胆"。关龙胆主产于东北地区，坚龙胆主产于云南。

【采收加工】春、秋二季采挖，洗净，干燥。切段。

【经验鉴别】以条粗、色黄或黄棕者为佳。

【性味归经】苦，寒。归肝、胆、膀胱经。

【功效主治】清热燥湿，泻肝胆火。主治：①湿热下注之阴肿阴痒、带下、阴囊湿疹，湿热黄疸。②肝火上炎之头痛目赤、耳聋胁痛等。③高热抽搐、小儿急惊、带状疱疹。

【配伍应用】①龙胆配茵陈：适用于肝胆湿热熏蒸、胆汁外溢所致的湿热黄疸。②龙胆配石决明：适用于肝火上炎，肝阳上亢所致的头目昏痛、目赤肿痛，以及肝经火盛，热盛动风所致的惊风、手足抽搐。③龙胆配苦参：适用于湿热黄疸及湿热下注之阴痒带下。

【药理作用】本品有抗病原微生物、抗炎、解热、保肝利胆等作用。

【用法用量】内服：煎汤，3~6g；或入丸散。外用：适量，研末敷。

【使用注意】本品大苦大寒，极易伤胃，故用量不宜过大，脾胃虚寒者忌服。

Kushen

Sophorae Flavescentis Radix

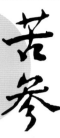

苦参

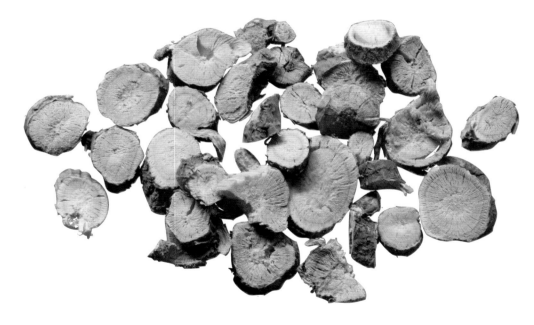

苦参

中药

高清原大图谱

【第二章 清热药】

【来源产地】豆科植物苦参 *Sophora flavescens* Ait. 的干燥根。主产于山西、河北、河南。

【采收加工】春、秋二季采挖，除去根头及小支根，洗净，干燥，或趁鲜切片，干燥。

【经验鉴别】以切面色黄白、味极苦者为佳。

【性味归经】苦，寒。归心、肝、胃、大肠、膀胱经。

【功效主治】清热燥湿，杀虫止痒，利尿。主治：①湿疮、湿疹、疥癣、麻风、阴痒、带下。②湿热黄疸、泻痢、便血。③湿热淋痛、小便不利。

【配伍应用】①苦参配木香：适用于湿热痢疾，食积腹痛下痢。②苦参配当归：适用于湿热瘀阻所致的颜面、脊背粉刺疙瘩、皮肤红赤发热、酒渣鼻。③苦参配蛇床子：适用于风疹、皮肤瘙痒、妇女带下、阴痒。

【药理作用】本品有抗病原微生物、解热、抗炎、抗变态反应、抗肿瘤和抗心律失常等作用。

【用法用量】内服：煎汤，3~10g；或入丸散。外用：适量，研末敷，或煎汤熏洗。

【使用注意】本品苦寒，故脾胃虚寒者忌服。反藜芦。

肿节风

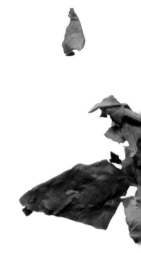

【来源产地】金粟兰科植物草珊瑚 *Sarcandra glabra*
(Thunb.) Nakai 的干燥全草。主产于江
西、浙江、广西、广东。

【采收加工】夏、秋二季采收，除去杂质，晒干。切段。

【经验鉴别】以茎外皮色棕红、叶多、色绿者为佳。

【性味归经】苦、辛，平。归心、肝经。

【功效主治】清热凉血，活血消斑，祛风通络。主治：
①血热发斑发疹。②风湿痹痛。③跌打
损伤。

【配伍应用】肿节风配玄参：适用于风热外犯、肺胃热盛所致喉痹、
乳蛾、牙宣，以及火毒外犯所致疮痈肿痛等。

【药理作用】本品有抗病原微生物、抗炎、镇痛、抗肿瘤等作用。

【用法用量】内服：煎汤，9~30g。

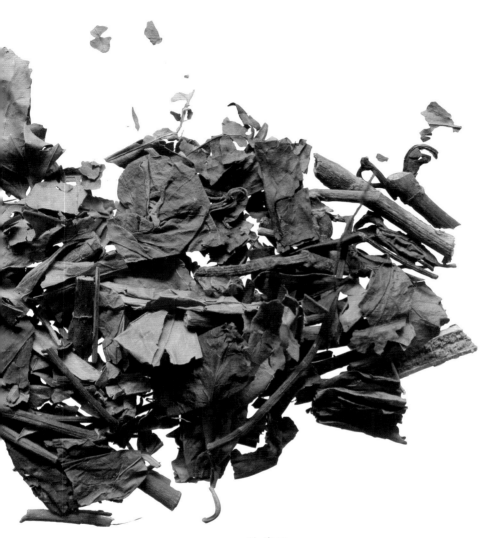

肿节风

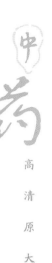

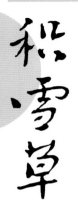

积雪草

【来源产地】 伞形科植物积雪草 *Centella asiatica* (L.) Urb. 的干燥全草。主产于江苏、浙江、福建。

【采收加工】 夏、秋二季采收，除去泥沙，晒干。切段。

【经验鉴别】 以叶多、色绿者为佳。

【性味归经】 苦、辛，寒。归肝、脾、肾经。

【功效主治】 清热利湿，解毒消肿。主治：①湿热黄疸。②中暑腹泻。③石淋血淋。④痈肿疮毒。⑤跌扑损伤。

【配伍应用】 积雪草配车前子：适用于湿热下注膀胱之小便淋漓涩痛、暑湿泄泻。

【药理作用】 本品有促进创口愈合、抗皮肤瘢痕形成、抗炎、抗抑郁、抗肿瘤等作用。

【用法用量】 内服：煎汤，15~30g。

【使用注意】 脾胃虚寒者慎用。

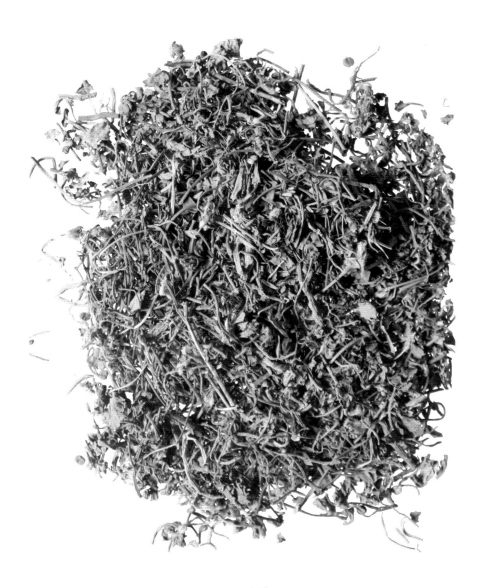

积雪草

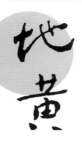

Dihuang

Rehmanniae Radix

地黄

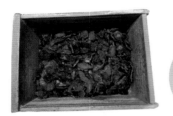

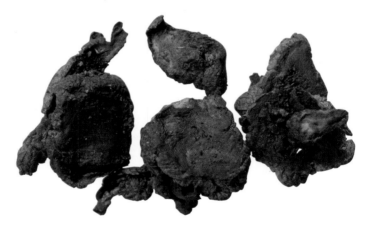

生地黄

【来源产地】玄参科植物地黄 *Rehmannia glutinosa* Libosch. 的新鲜或干燥块根。主产于河南、河北、山西、山东。

【采收加工】秋季采挖，除去芦头、须根及泥沙，鲜用；或将地黄缓缓烘焙至近干。前者习称"鲜地黄"，后者习称"生地黄"。

【经验鉴别】鲜地黄以粗壮、色红黄者为佳；生地黄以断面乌黑油润、味甘者为佳。

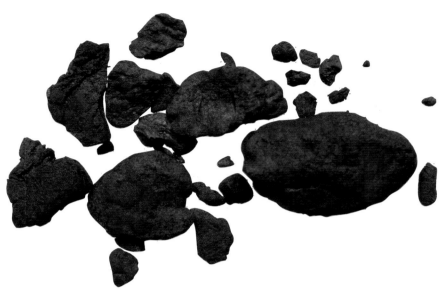

地黄炭

【性味归经】鲜地黄甘、苦，寒；生地黄甘，寒。归心、肝、肾经。

【功效主治】清热凉血，养阴生津，润肠。主治：①温病热入营血证。②血热吐血、衄血、尿血、崩漏下血。③热病后期伤阴、阴虚发热、内热消渴。④阴虚肠燥便秘。

【配伍应用】①地黄配牡丹皮：适用于阴虚血热之吐血、衄血，以及热病后期、邪热未尽、阴液已伤之夜热早凉。②地黄配熟地黄：适用于血虚兼血热所致的崩漏，肝肾精血亏虚所致的腰膝酸软、遗精，以及阴虚精亏所致的消渴、便秘。③地黄配玄参：适用于热入血分之吐血衄血、发热谵语，热病伤阴之心烦口渴，虚火上炎之咽喉肿痛，阴虚内热之消渴。

【药理作用】本品有增强免疫功能、促进造血、降血糖、抗肿瘤、降血压等作用。

【用法用量】内服：煎汤，10~30g；或入丸散；或以鲜品捣汁服。鲜地黄长于清热凉血；干地黄长于滋阴。炒炭多用于止血。

【使用注意】本品寒滑腻滞，故脾虚食少便溏及湿滞中满者忌服。

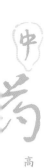

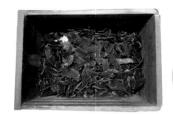

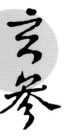

玄参

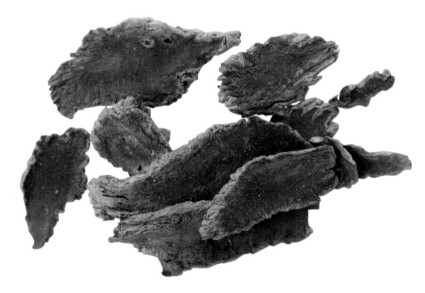

玄参

【来源产地】玄参科植物玄参 *Scrophularia ningpoensis* Hemsl. 的干燥根。主产于浙江、四川、陕西、湖北、江西。

【采收加工】冬季茎叶枯萎时采挖，除去根茎、幼芽、须根及泥沙，晒或烘至半干，堆放 3~6 天，反复数次至干燥。

【经验鉴别】以切面乌黑者为佳。

【性味归经】苦、甘、咸，寒。归肺、胃、肾经。

【功效主治】清热凉血，滋阴降火，解毒散结，润肠。主治：①温病热入营血、温毒发斑。②热病伤阴心烦不眠、阴虚火旺、骨蒸潮热。③咽喉肿痛、痈肿疮毒、瘰疬痰核、阳毒脱疽。④阴虚肠燥便秘。

【配伍应用】①玄参配苍术：适用于中气虚弱、下元不固、清浊不别之尿浊膏淋。②玄参配牡丹皮：适用于温热病、血热妄行之吐衄发斑。③玄参配板蓝根：适用于虚火或实火所致的咽喉肿痛。

【药理作用】本品有解热、抗炎、抗血小板聚集等作用。

【用法用量】内服：煎汤，10~15g；或入丸散。

【使用注意】本品寒滑腻滞，故脾胃虚寒、胸闷食少便溏者忌服。反藜芦。

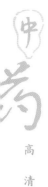

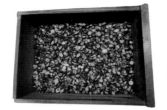

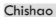

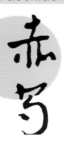

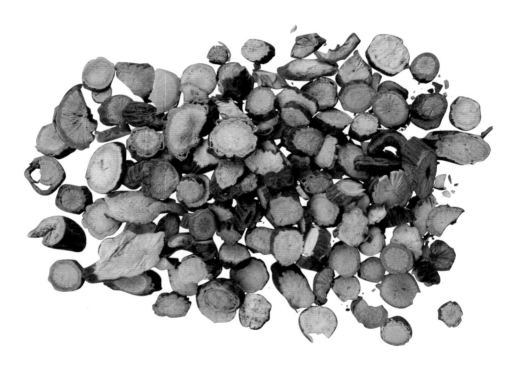

赤芍

【来源产地】 毛茛科植物芍药 *Paeonia lactiflora* Pall. 或川赤芍 *P. veitchii* Lynch 的干燥根。主产于内蒙古、辽宁、河北、四川。

【采收加工】 春、秋二季采挖，除去根茎、须根及泥沙，晒干。切厚片。

【经验鉴别】 以切面粉白色、粉性大者佳。①"糟皮粉碴"：指赤芍外皮薄，疏松易剥落；断面白色泛红，呈粉性。②"菊花心"：指药材横断面的放射状纹理，形如开放的菊花，又称"菊花纹"。

【性味归经】 苦，微寒。归肝经。

【功效主治】 清热凉血，散瘀止痛，清肝火。主治：①温病热入营血之斑疹吐衄，火热内伤之血热吐衄、皮下出血。②血滞经闭、痛经、产后瘀阻、癥瘕、跌打肿痛。③痈肿疮毒、目赤肿痛、肝郁化火胁痛。

【配伍应用】 ①赤芍配白芍：适用于血虚兼有瘀滞之月经不调、闭经、痛经，以及肝郁血滞之胸胁疼痛、腹痛。②赤芍配川芎：适用于各种瘀血证，如瘀血闭经、痛经、月经不调、跌打损伤，也可用于风雨痹痛，痈肿疮毒。

【药理作用】 本品有抗内毒素、抗血栓形成、抗血小板聚集、抗凝血、激活纤溶酶等作用。

【用法用量】 内服：煎汤，6~15g；或入丸散。

【使用注意】 本品苦而微寒，故经闭、痛经证属虚寒者忌服。反藜芦。

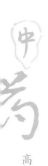

高
清
原
大
图
谱

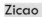

Zicao

Arnebiae Radix

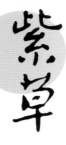

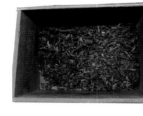

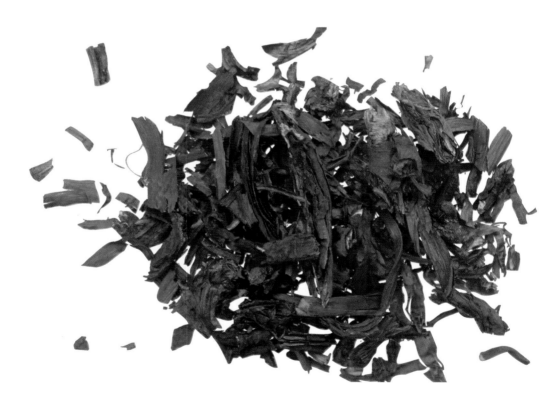

紫草

【来源产地】紫草科植物新疆紫草 *Arnebia euchroma* (Royle) Johnst. 或内蒙紫草 *A. guttata* Bunge 的干燥根。主产于新疆、内蒙古。

【采收加工】春、秋二季采挖，除去泥沙，干燥。切段。

【经验鉴别】以质松软、色紫者为佳。

【性味归经】甘、咸，寒。归心、肝经。

【功效主治】凉血活血，解毒透疹。主治：①温病血热毒盛之斑疹紫黑、麻疹。②疮疡、湿疹、阴痒、水火烫伤。

【配伍应用】①紫草配土茯苓：适用于湿热瘀毒蕴结之疮疡肿毒、恶疮及肝经湿热瘀毒。②紫草配当归：适用于痈疮肿毒及跌打损伤肿痛。③紫草配地黄：适用于热病烦热口渴，热入血分之发疹发斑，以及血热妄行之吐血、衄血。

【药理作用】本品有抗病原微生物、抗炎、增强免疫、保肝、抗肿瘤等作用。

【用法用量】内服：煎汤，3~10g；或入丸散。外用：适量，多熬膏或油浸用。

【使用注意】本品性寒而滑利，故脾虚便溏者忌服。

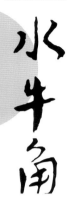

Shuiniujiao

Bubali Cornu

水牛角

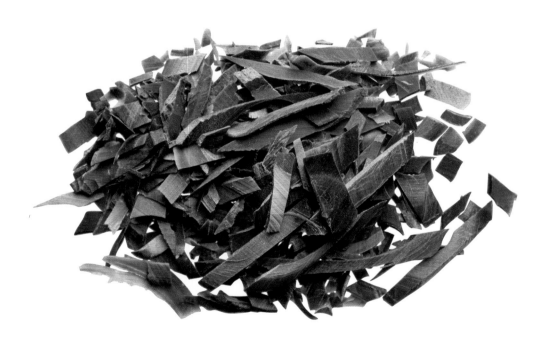

水牛角

【来源产地】牛科动物水牛 *Bubalus bubalis* Linnaeus 的角。长江以南各地均产。

【采收加工】取角后，水煮，除去角塞，干燥。镑片或锉成粗粉。

【经验鉴别】以色灰褐者为佳。

【性味归经】苦、咸，寒。归心、肝、胃经。

【功效主治】清热凉血，泻火解毒，定惊。主治：高热神昏、血热斑疹吐衄、惊风。

【配伍应用】①水牛角配地黄：适用于温热病之高热神昏、温毒发斑、血热妄行之吐血衄血。②水牛角配石膏：适用于温热病热入营血之壮热神昏、吐衄发斑等气血两燔实热证。

【药理作用】本品有解热、抗内毒素、抗炎等作用。

【用法用量】内服：煎汤，15~30g，大剂量 60~120g，宜锉碎先煎 3 小时以上。

【使用注意】本品性寒，故脾胃虚寒者不宜服。

第四节
清热解毒药

Jinyinhua

Lonicerae Japonicae Flos

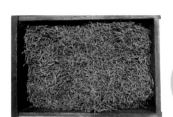

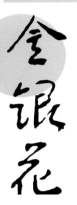

金银花

【来源产地】 忍冬科植物忍冬 *Lonicera japonica* Thunb. 的干燥花蕾或带初开的花。主产于山东、河南。产于山东者称"东银花"、"济银花"，产于河南者称"密银花"。

【采收加工】 夏初花开放前采收，干燥。

【经验鉴别】 以花蕾多、色黄白、气清香者为佳。"顶手"：为密银花之鉴别特点。因其花苞肉质较厚，干燥后变硬，握之有顶手的感觉。

【性味归经】 甘，寒。归肺、胃、大肠经。

【功效主治】 清热解毒，疏散风热。主治：①外感热病、风热表证。②痈疮疔肿、肠痈、肺痈、乳痈。③热毒泻痢。

【配伍应用】 ①金银花配连翘：适用于外感风热或温病初起表里俱热者，四时感冒证属于风热者，疮疡等有红肿热痛属于阳证者，风热上攻所致头痛、咽喉肿痛、目赤流泪及风热痒疹等。②金银花配黄芪：适用于痈肿属气虚者。③金银花配甘草：适用于体内外痈肿。

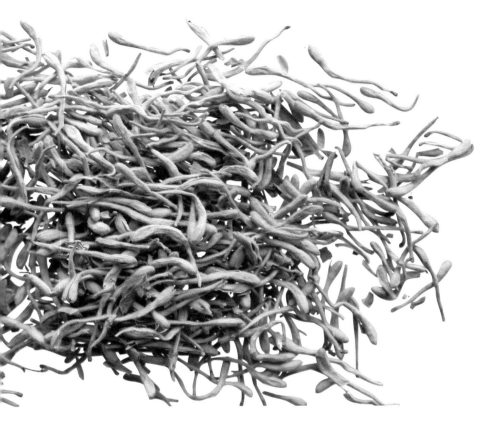

金银花

【药理作用】本品有抗病毒、抗菌、抗细菌毒素、解热、抗炎、抗
氧化等作用。

【用法用量】内服：煎汤，10~20g；或入丸散。治血痢及便血多炒
炭用。外用：适量，鲜品捣敷，也可煎汤含漱。

【使用注意】本品性寒，故脾胃虚寒及气虚疮疡脓清者不宜服。

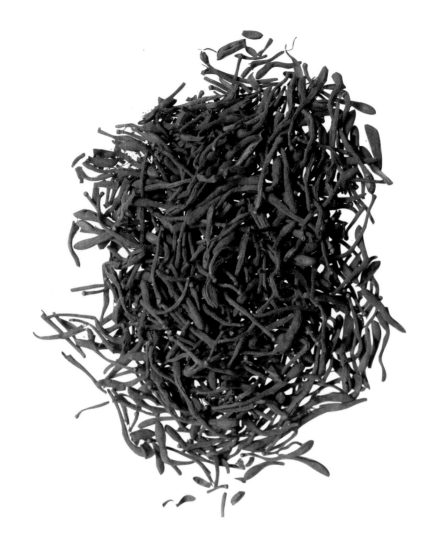

金银花炭

附：**忍冬藤**

　　本品为忍冬的干燥茎枝。味甘，性寒。归肺、胃经。清热解毒，疏风通络。主治：温病发热、热毒血痢、痈肿疮疡、风热湿痹、关节红肿热痛。内服：煎汤，9~30g。

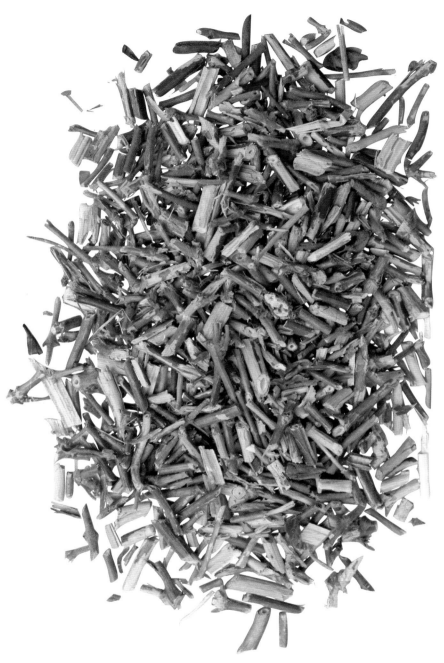

忍冬藤

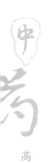

Lianqiao

Forsythiae Fructus

连翘

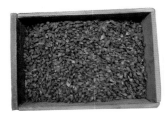

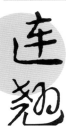

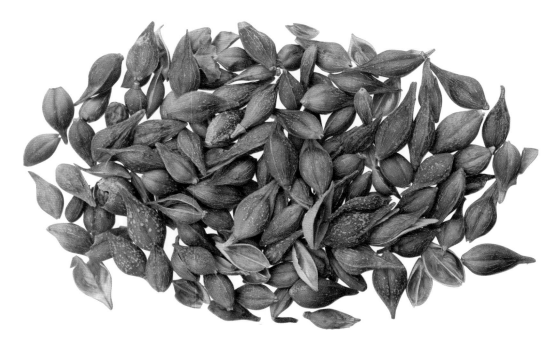

连翘

【来源产地】　木犀科植物连翘 *Forsythia suspensa* (Thunb.) Vahl 的干燥果实。主产于山西、陕西、河南。

【采收加工】　秋季果实初熟尚带绿色时采收，除去杂质，蒸熟，晒干，习称"青翘"；果实熟透时采收，晒干，除去杂质，习称"老翘"。

【经验鉴别】　"青翘"以色绿、不开裂者为佳；"老翘"以色较黄、瓣大、壳厚者为佳。

【性味归经】　苦，微寒。归肺、心、胆经。

【功效主治】　清热解毒，疏散风热，消肿散结，利尿。主治：①外感热病、风热表证。②痈肿疮毒、乳痈、肺痈、瘰疬痰核。③热淋涩痛。

【配伍应用】　①连翘配浙贝母：适用于痰火郁结之瘰疬、痰核、瘿瘤及痰热郁肺之咳喘。②连翘配栀子：适用于温病热入心包之高热神昏，心经有热之心烦尿赤、口舌生疮、热毒疮疡等。

【药理作用】　本品有抗病原微生物、解热、抗炎、抗氧化等作用。

【用法用量】　内服：煎汤，6~15g；或入丸散。连翘心长于清心火。

【使用注意】　本品苦而微寒，故脾胃虚寒及气虚脓清者不宜服。

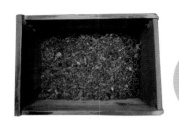

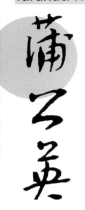

Pugongying

Taraxaci Herba

蒲公英

【来源产地】菊科植物蒲公英 *Taraxacum mongolicum* Hand. -Mazz.、碱地蒲公英 *T. borealisinense* Kitag. 或同属数种植物的干燥全草。全国大部分地区均产。

【采收加工】春至秋季花初开时采挖，除去杂质，洗净，晒干。切段。

【经验鉴别】以叶多、色灰绿、带根者为佳。

【性味归经】苦、甘，寒。归肝、胃经。

【功效主治】清热解毒，消痈散结，利湿通淋。主治：①乳痈、痈肿疮毒、各种内痈。②咽喉肿痛、目赤肿痛、毒蛇咬伤。③湿热黄疸，热淋涩痛。

【配伍应用】①蒲公英配夏枯草：适用于肝经实火、热毒内蕴之目赤肿痛、咽喉肿痛，火热邪毒郁结所致的疔疮痈肿、瘰疬痰核、乳痈，肝胆热毒、湿热郁结之黄疸、胁肋疼痛等。②蒲公英配天花粉：适用于痈肿疮毒、乳痈、肺痈等。③蒲公英配车前草：适用于湿热黄疸、热淋涩痛。若两药鲜品共捣烂外敷，治诸痈疮肿毒效佳。

【药理作用】本品有抗病原微生物、抗炎、抗溃疡等作用。

【用法用量】内服：煎汤，10~20g，鲜品酌加；或入丸散。外用：适量，鲜品捣敷。

【使用注意】本品用量过大，可致缓泻，故脾虚便溏者慎服。

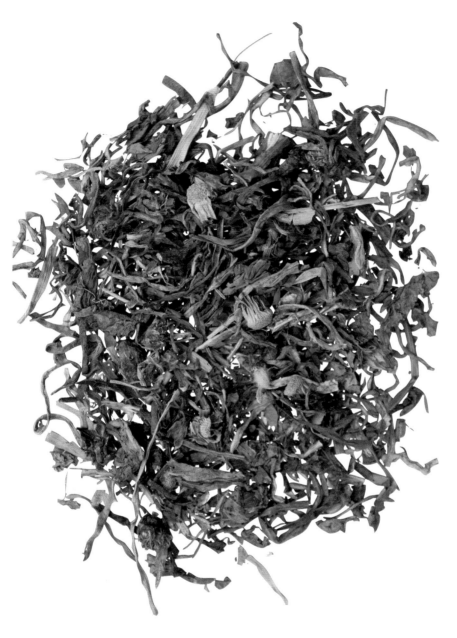

蒲公英

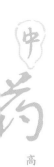

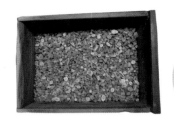

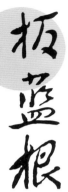

板蓝根

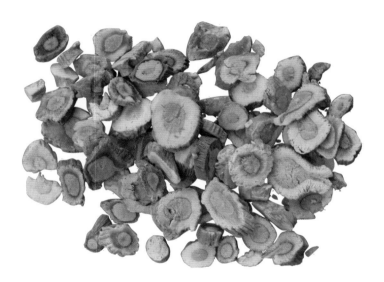

板蓝根

【来源产地】 十字花科植物菘蓝 *Isatis indigotica* Fort. 的干燥根。又称"北板蓝根"。主产于河北、江苏、安徽、河南及东北。

【采收加工】 秋季采挖，除去泥沙，晒干。切厚片。

【经验鉴别】 以切面皮部色黄白、木部色黄者为佳。

【性味归经】 苦，寒。归心、胃经。

【功效主治】 清热解毒，凉血，利咽。主治：①温病发热、头痛或发斑疹。②咽喉肿痛、痄腮、痈肿疮毒、丹毒、大头瘟疫。

【配伍应用】 板蓝根配蒲公英、紫花地丁：适用于热毒炽盛所致的痄腮、急喉痹、乳痈及疮疖肿痛等。

【药理作用】 本品有抗病毒、抗内毒素、解热、抗炎等作用。

【用法用量】 内服：煎汤，9~15g；或入散剂。

【使用注意】 本品苦寒，故脾胃虚寒者慎服。

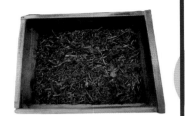

Daqingye

Isatidis Folium

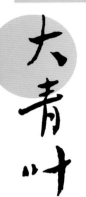

大青叶

【来源产地】 十字花科植物菘蓝 *Isatis indigotica* Fort. 的干燥叶。主产于江苏、安徽、河北、陕西、河南。

【采收加工】 夏、秋二季分 2~3 次采收，除去杂质，晒干。切碎。

【经验鉴别】 以叶完整、色暗灰绿者为佳。

【性味归经】 苦，寒。归心、肺、胃经。

【功效主治】 清热解毒，凉血消斑，利咽消肿。主治：①温病热入血分之高热、神昏、发斑。②丹毒、咽喉肿痛、口疮、痄腮、痈肿疮毒。

【配伍应用】 ①大青叶配水牛角：适用于热入血分、迫血妄行、斑疹吐衄。②大青叶配金银花：适用于热毒为患的痈疮、丹毒、痄腮。③大青叶配牛蒡子：适用于风热上攻或温病初起、发热头痛、咽喉红肿及喉痹。

【药理作用】 本品有抗病原微生物、抗内毒素、解热、抗炎等作用。

【用法用量】 内服：煎汤，10~15g；或入丸散。外用：适量，鲜品捣敷。

【使用注意】 本品味苦大寒，故脾胃虚寒者忌服。

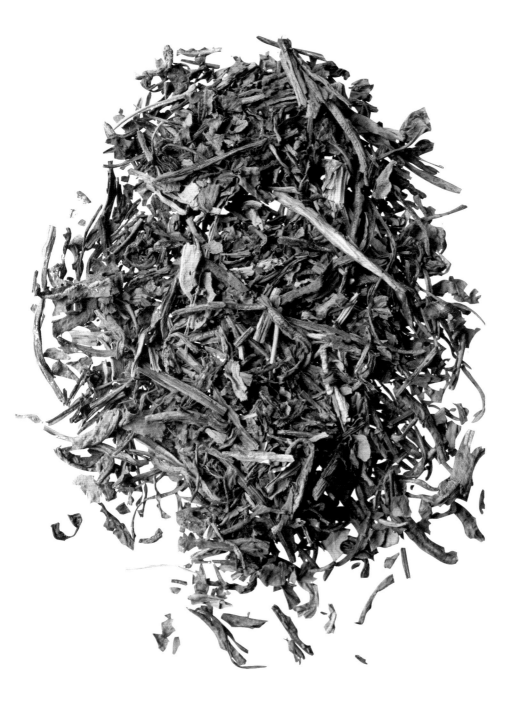

大青叶

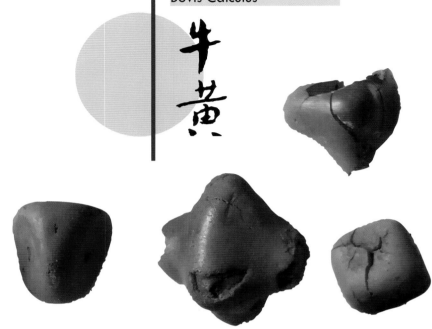

Niuhuang

Bovis Calculus

牛黄

【来源产地】牛科动物牛 *Bos taurus domesticus* Gmelin 的干燥胆结石。主产于华北、东北、西北。

【采收加工】宰牛时，如发现有牛黄，即滤去胆汁，将牛黄取出，除去外部薄膜，阴干。

【经验鉴别】以完整、色棕黄、质松脆、断面层纹清晰而细腻者为佳。①"乌金衣"：指牛黄表面的一层黑色光亮的薄膜，有时可见。②"透甲"：是指牛黄少许和以清水，涂于指甲上能染成黄色，持久不褪，并有清凉感透入指甲内。又称"挂甲"。

【性味归经】苦，凉。归肝、心经。

【功效主治】清热解毒，息风止痉，化痰开窍。主治：①热毒疮肿、咽喉肿烂、口舌生疮、瘰疬。②温病高热动风、小儿急惊抽搐、痰热癫痫。③温病热入心包神昏、中风痰热神昏。

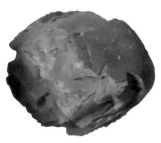

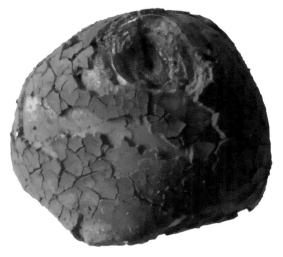

牛黄

【配伍应用】①牛黄配珍珠：内服适用于热毒风痰、蒙蔽清窍之高
热神昏、惊悸抽搐，外用适用于热毒疮痈、喉痹、牙
疳等。②牛黄配水牛角：适用于温热病高热不退、神
昏谵语等。③牛黄配朱砂：适用于温邪内陷、热入心
包之神昏谵语、烦躁不安，中风痰热窍闭，小儿热盛
惊风。

【药理作用】本品有镇静、抗惊厥、解热、抗炎、强心、降血压、
增强免疫、抗氧化等作用。

【用法用量】内服：入丸散，0.15~0.35g。外用：适量，研末敷患处。

【使用注意】本品性凉，故非实热证不宜用，孕妇慎服。

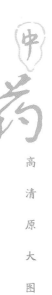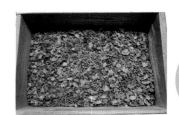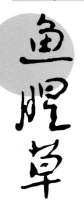

Yuxingcao

Houttuyniae Herba

鱼腥草

【来源产地】 三白草科植物蕺菜 *Houttuynia cordata* Thunb. 的新鲜全草或干燥地上部分。主产于浙江、江苏、安徽、湖北。

【采收加工】 鲜品全年均可采割；干品夏季茎叶茂盛花穗多时采割，除去杂质，晒干。切段。

【经验鉴别】 以叶多、色绿、有花穗、鱼腥气浓者为佳。

【性味归经】 辛，微寒。归肺经。

【功效主治】 清热解毒，排脓消痈，利尿通淋。主治：①肺痈咳吐脓血、肺热咳嗽痰稠。②热毒疮疡、湿热泻痢。③热淋涩痛。

【配伍应用】 ①鱼腥草配桑白皮：适用于邪热壅肺之咳喘、肺痈。②鱼腥草配桔梗：适用于肺痈、脓出不畅、肺热咳嗽、咳痰不爽。③鱼腥草配金银花：适用于风热犯肺、热毒内盛所致的发热、咳嗽、痰黄。

【药理作用】 本品有抗病原微生物、解热、抗炎等作用。

【用法用量】 内服：煎汤，15~30g，鲜品加倍，不宜久煎；或入丸散。外用：适量，捣敷。

【使用注意】 虚寒证及阴性疮疡忌服。

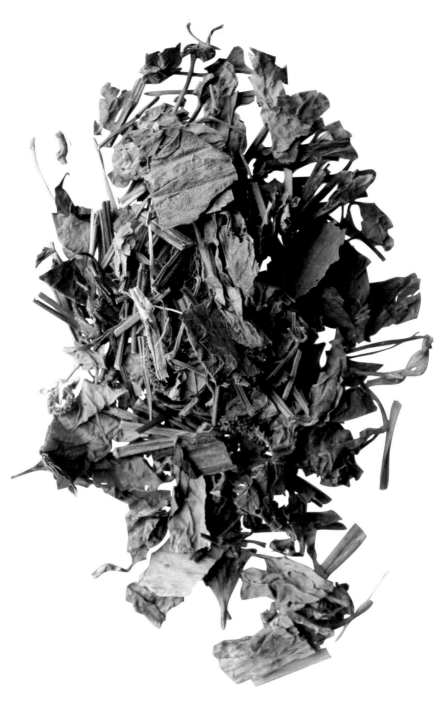

鱼腥草

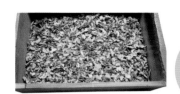

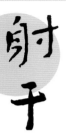

射干

高清原大图谱

中药

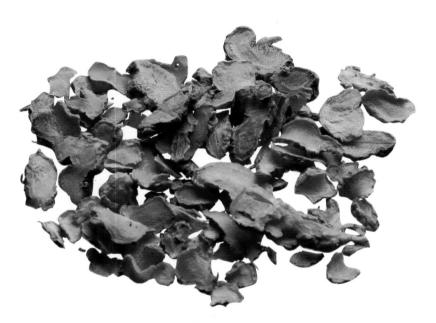

射干

【来源产地】 鸢尾科植物射干 *Belamcanda chinensis* (L.) DC. 的干燥
根茎。主产于河南、湖北、江苏、安徽。

【采收加工】 春初刚发芽或秋末茎叶枯萎时采挖，除去须根及泥沙，
干燥。切薄片。

【经验鉴别】 以切面色黄、味苦浓者为佳。

【性味归经】 苦，寒。归肺经。

第二章 清热药

118

【功效主治】 清热解毒，祛痰利咽，散结消肿。主治：①咽喉肿痛（证属热结痰盛者尤宜）。②痰多咳嗽。③久疟疟母、经闭、痈肿、瘰疬。

【配伍应用】 ①射干配升麻：适用于痰火热毒蕴结肺胃之咽喉壅塞、唇肿口疮、麻疹咳嗽声瘖、咽喉肿痛。②射干配桔梗：适用于咽喉肿痛、失音以及肺热咳嗽、痰多色黄质稠难咳。

【药理作用】 本品有抗病原微生物、解热、抗炎及平喘等作用。

【用法用量】 内服：煎汤，6~10g；或入丸散。外用：适量，研末吹喉，或外敷。

【使用注意】 本品苦寒缓泻，又能散血，故孕妇及脾虚便溏者忌服。

附： 川射干

　　本品为鸢尾科植物鸢尾 *Iris tectorum* Maxim. 的干燥根茎。味苦，性寒。归肺经。清热解毒，祛痰利咽。主治：热毒痰火郁结、咽喉肿痛、痰涎壅盛、咳嗽气喘。内服：煎汤，6~10g。

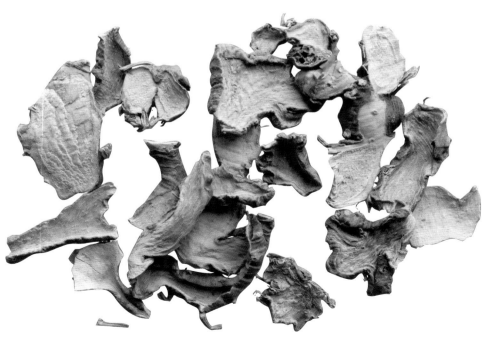

川射干

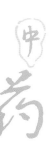

高清原大图谱

Baitouweng

Pulsatillae Radix

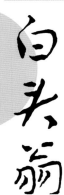

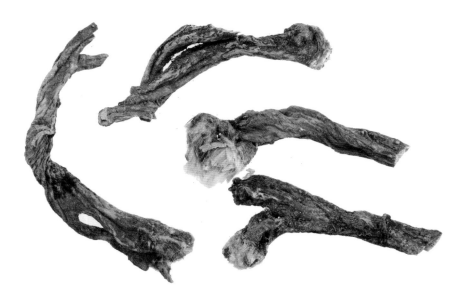

白头翁

【来源产地】毛茛科植物白头翁 *Pulsatilla chinensis* (Bge.) Regel 的干燥根。主产于安徽、河南、华北以及东北。

【采收加工】春、秋二季采挖，除去泥沙，干燥。切薄片。

【经验鉴别】以切面色淡黄、根头部有白色茸毛者为佳。

【性味归经】苦，寒。归胃、大肠经。

【功效主治】清热解毒,凉血止痢。主治：①热毒血痢。②阿米巴痢疾。

【配伍应用】①白头翁配黄柏：适用于湿热壅滞于大肠之赤白下利、里急后重腹痛。②白头翁配焦山楂：适用于胃肠积滞、消化不良、泻痢腹痛。③白头翁配白花蛇舌草：适用于热毒血瘀所致之疮痈肿毒、红肿疼痛。

【药理作用】本品有抗病原微生物、抗炎、镇咳平喘、抗肿瘤等作用。

【用法用量】内服：煎汤，6~15g；或入丸散。亦可保留灌肠。

【使用注意】本品苦寒泄降，故虚寒泻痢者忌服。

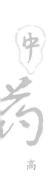

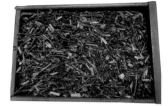

Baijiangcao

Patriniae Herba

败酱草

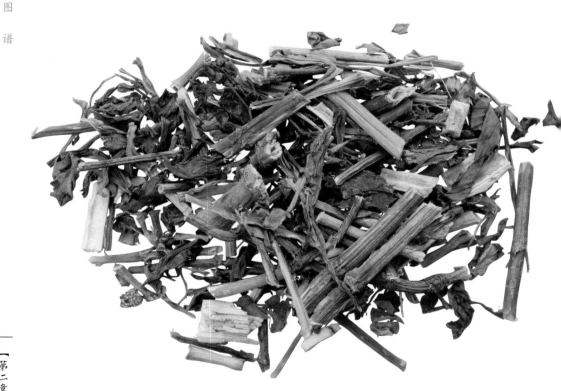

败酱草

【来源产地】 败酱科植物黄花败酱 *Patrinia scabiosaefolia* Fisch. ex Link. 或白花败酱 *P. villosa* (Thunb.) Juss. 的干燥全草。全国大部分地区均产。

【采收加工】 夏季花开前采挖，晒至半干，扎成束，再阴干。切段。

【经验鉴别】 以叶多、色绿、气浓者为佳。

【性味归经】 辛、苦，微寒。归胃、大肠、肝经。

【功效主治】 清热解毒，消痈排脓，祛瘀止痛。主治：①肠痈、肝痈、肺痈、痈肿疮毒。②血滞胸痛、腹痛，产后瘀阻腹痛。

【配伍应用】 ①败酱草配薏苡仁：适用于肠痈脓已成者及疮疡肿痛。②败酱草配秦皮：适用于湿热瘀滞大肠之痢疾、泄泻及带下等。

【药理作用】 本品有抗病原微生物、镇静、抗肿瘤等作用。

【用法用量】 内服：煎汤，6~15g；或入丸散。外用：适量，鲜品捣敷。

【使用注意】 本品易伤脾胃，故脾虚食少便溏者忌服。

Qingdai

Indigo Naturalis

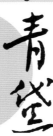
青黛

青黛

【来源产地】 爵床科植物马蓝 *Baphicacanthus cusia* (Nees) Bremek.、
蓼科植物蓼蓝 *Polygonum tinctorium* Ait. 或十字花科植
物菘蓝 *Isatis indigotica* Fort. 的叶或茎叶经加工制得的
干燥粉末、团块或颗粒。主产于福建、河北、江苏、云南、
广东。

【采收加工】 夏、秋二季采收茎叶，置大缸或木桶内，加水浸泡
2~3 昼夜，至叶腐烂，茎脱皮时，捞去茎枝叶渣，每
5g 茎叶加石灰 0.5kg，充分搅拌，待浸液由乌绿色变为
深紫红色时，捞取液面产生的蓝色泡沫状物，晒干。

【经验鉴别】 以蓝色均匀、体轻能浮于水面、火烧时产生紫红色烟
雾的时间较长者为佳。

【性味归经】 咸，寒。归肝、肺经。

【功效主治】 清热解毒，凉血消斑，定惊。主治：①热毒发斑、血
热吐血、咯血、衄血。②小儿急惊风发热抽搐。③肝
火扰肺之咳嗽胸痛、痰中带血。④疹腮肿痛、喉痹、
火毒痈疮。

【配伍应用】 ①青黛配地黄：适用于阴虚血热之吐血、衄血及温病
发斑。②青黛配蛤壳：适用于肝火犯胃之咳嗽不已、
痰中带血、咽喉不利、胸胁作痛。③青黛配天竺黄：
适用于急惊风身热、面红唇赤引颈、手足抽搐、小便
黄等。

【药理作用】 本品有抗病原微生物、抗炎、抗肿瘤等作用。

【用法用量】 内服：1.5~3g，冲服；或入丸散。外用：适量，干撒或
调敷。

【使用注意】 本品性寒易伤胃，故胃寒者慎服。部分人服后出现恶心、
呕吐、腹痛、腹泻、便血诸症状，也影响肝功，严重
者可抑制骨髓造血功能引起血小板减少。

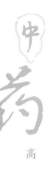

Chonglou

Paridis Rhizoma

重楼

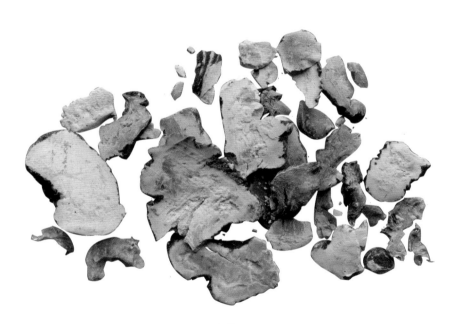

重楼

【来源产地】百合科植物云南重楼 *Paris polyphylla* Smith var. *yunnanensis* (Franch.) Hand.-Mazz. 或七叶一枝花 *P. polyphylla* Smith var. *chinensis* (Franch.) Hara 的干燥根茎。主产于云南、四川、广西。

【采收加工】秋季采挖，除去须根，洗净，晒干。切薄片。

【经验鉴别】以切面色白、粉性足者为佳。

【性味归经】苦，微寒。有小毒。归肝经。

【功效主治】清热解毒，消肿止痛，息风定惊。主治：①痈肿疮毒、毒蛇咬伤。②小儿惊风抽搐。③跌打肿痛、外伤出血。

【配伍应用】①重楼配夏枯草：适用于瘿瘤、瘰疬等痰火郁结之证。②重楼配赤芍：适用于疔疮痈肿以及跌扑伤痛。③重楼配牛蒡子：适用于肺热咳喘、咽喉肿痛、乳蛾等。

【药理作用】本品有抗病原微生物、抗炎、镇痛、抗肿瘤等作用。

【用法用量】内服：煎汤，5~10g；或入丸散，并酌减。外用：适量，研末敷，或鲜品捣敷。

【使用注意】本品苦寒清解行散，故孕妇、体虚、无实火热毒及阴疽患者忌服。

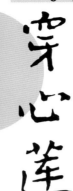

Chuanxinlian

Andrographis Herba

穿心莲

【来源产地】爵床科植物穿心莲 *Andrographis paniculata* (Burm. f.) Nees 的干燥地上部分。主产于广东、广西、福建、云南。

【采收加工】秋初茎叶茂盛时采割，晒干。切段。

【经验鉴别】以色绿、叶多者为佳。

【性味归经】苦，寒。归肺、胃、大肠、小肠经。

【功效主治】清热解毒，燥湿。主治：①温病初起、感冒发热、肺热咳喘、肺痈、咽喉肿痛。②痈疮疔肿、毒蛇咬伤。③湿热泻痢、热淋涩痛、湿疹。

【配伍应用】①穿心莲配栀子：适用于肺胃热盛，热毒上犯所致的咽喉肿痛、发热、口干口渴、牙龈肿痛、目赤肿痛、尿黄等。②穿心莲配薄荷：适用于风温犯胃之咽喉肿痛或顿咳劳嗽。③穿心莲配桔梗：适用于风热上攻或热毒蕴结所致的咽喉肿痛、声音嘶哑及痰热咳嗽、肺痈吐脓。

【药理作用】本品有解热、抗炎、保肝等作用。

【用法用量】内服：煎汤，6~15g；或入丸散片剂。外用：适量，研末调涂或鲜品捣敷。

【使用注意】本品苦寒，易伤胃气，故不宜多服久服，脾胃虚寒者不宜服。

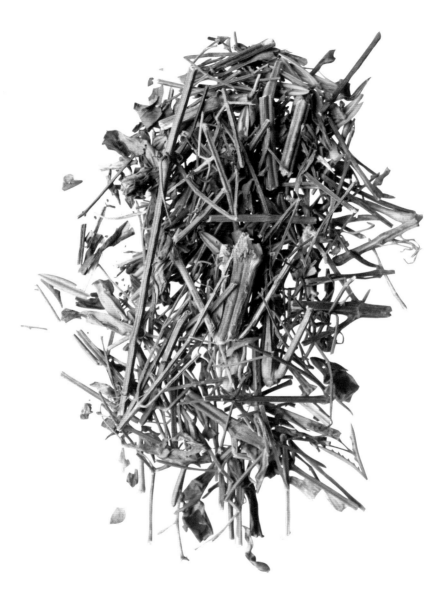

穿心莲

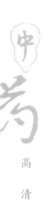

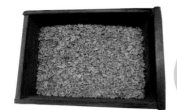

Baixianpi

Dictamni Cortex

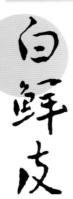

白鲜皮

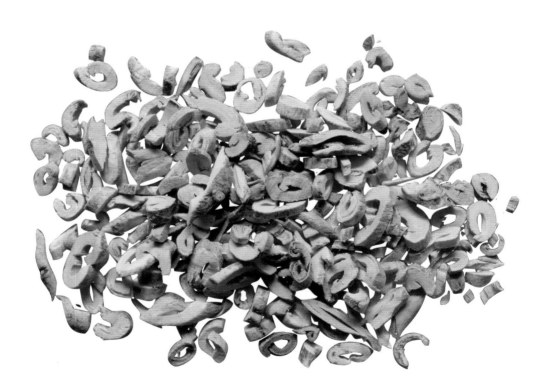

白鲜皮

【来源产地】芸香科植物白鲜 *Dictamnus dasycarpus* Turcz. 的干燥根皮。主产于辽宁、河北、山东。

【采收加工】春、秋二季采挖根部,除去泥沙及粗皮,剥取根皮,干燥。切厚片。

【经验鉴别】以肉厚、色灰白、羊膻气浓者为佳。"羊膻气":为白鲜皮药材所特有的一种类似羊之腥膻的气味。

【性味归经】苦,寒。归脾、胃、膀胱、小肠经。

【功效主治】清热解毒,祛风燥湿,止痒。主治:①湿热疮疹、疥癣瘙痒。②湿热黄疸、风湿热痹。

【配伍应用】①白鲜皮配苦参:适用于湿热黄疸、湿疹疥疮、皮肤瘙痒。②白鲜皮配地肤子:适用于皮肤湿疹湿疮、风疹瘙痒。③白鲜皮配薏苡仁:适用于风湿热痹、关节红肿热痛。

【药理作用】本品有抗病原微生物、抗内毒素、抗炎和免疫抑制、保肝等作用。

【用法用量】内服:煎汤,5~10g;或入丸散。外用:适量,煎汤洗,研末敷或调涂。

【使用注意】本品苦寒,故脾胃虚寒者忌服。

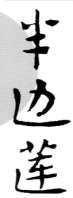

Banbianlian

Lobeliae Chinensis Herba

半边莲

中药

高清原大图谱

【第二章 清热药】

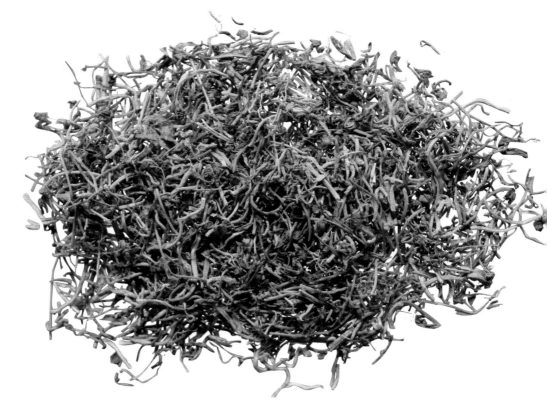

半边莲

【来源产地】 桔梗科植物半边莲 *Lobelia chinensis* Lour. 的干燥全草。主产于安徽、江苏、浙江。

【采收加工】 夏季采收，除去泥沙，洗净，晒干。切段。

【经验鉴别】 以茎叶色绿、根色黄者为佳。

【性味归经】 甘、淡，寒。归心、小肠、肺经。

【功效主治】 清热解毒，利水消肿。主治：①毒蛇咬伤、蜂蝎刺蜇。②大腹水肿、小便不利、黄疸尿少。

【配伍应用】 ①半边莲配野菊花：适用于热毒疔疮肿痛。②半边莲配白茅根：适用于水肿、小便不利及热淋。③半边莲配茵陈：适用于湿热黄疸、小便不利。

【药理作用】 本品有利尿消肿、抗肿瘤等作用。

【用法用量】 内服：煎汤，干品 10~20g，鲜品 30~60g。外用：适量，鲜品捣敷。

【使用注意】 本品甘寒清利，故水肿兼虚者慎服。

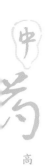
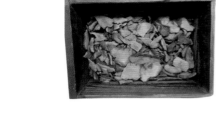

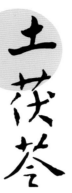
土茯苓

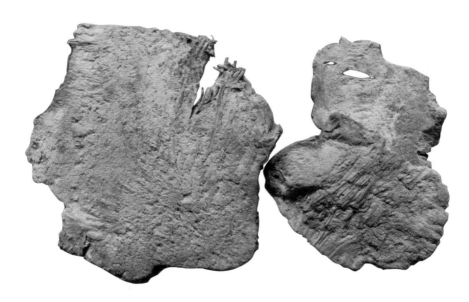

土茯苓

【来源产地】百合科植物光叶菝葜 *Smilax glabra* Roxb. 的干燥根茎。
主产于广东、湖南、湖北、浙江。

【采收加工】夏、秋二季采挖，除去须根，洗净，干燥；或趁鲜切
成薄片，干燥。

【经验鉴别】以切面淡红棕、筋脉少、粉性足者为佳。"筋脉"：
指药材组织内的纤维束或维管束。药材折断后其纤维
束或维管束呈参差不齐的丝状，犹如人体的筋脉，又
称"筋"。其在整齐的药材切面上所表现出的点状痕
迹称为"筋脉点"。较大的维管束痕也称"筋脉纹"。

【性味归经】甘、淡，平。归肝、胃经。

【功效主治】解毒，利湿，通利关节。主治：①梅毒或因患梅毒服
汞剂而致肢体拘挛者。②淋浊、带下、脚气、湿疹、
湿疮。

【配伍应用】①土茯苓配萆薢：适用于淋证、白浊、风湿热痹或湿
痹日久、筋骨疼痛、关节屈伸不利。②土茯苓配地黄：
适用于血虚风燥所致的皮肤瘙痒。③土茯苓配白鲜皮：
适用于皮肤湿疹湿疮、风疹瘙痒。

【药理作用】本品有抗病原微生物、抗炎、降低血尿酸等作用。

【用法用量】内服：煎汤，15~60g；或入丸散。也可煎汤含漱。

【使用注意】肝肾阴虚者慎服。

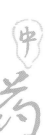

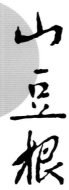

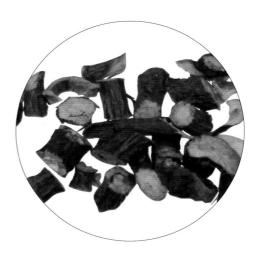

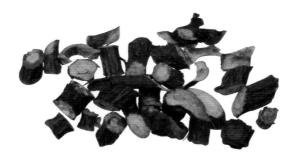

山豆根

【来源产地】豆科植物越南槐 *Sophora tonkinensis* Gagnep. 的干燥根及根茎。习称"广豆根"。主产于广西、广东、贵州、云南。

【采收加工】秋季采挖，除去杂质，洗净，干燥。切厚片。

【经验鉴别】以外色棕褐、味苦者佳。

【性味归经】苦，寒。有毒。归肺、胃经。

【功效主治】清热解毒，消肿利咽。主治：①火毒蕴结之咽喉肿痛、肺热咳嗽。②牙龈肿痛、痈肿疮毒、湿热黄疸。

【配伍应用】①山豆根配射干：适用于痰热郁结、壅滞于咽喉所致的咽喉肿痛、喉中痰鸣、痰黏不易咳出等。②山豆根配冰片：适用于火热伤津所致的咽部肿痛、口舌生疮、牙龈红肿。

【药理作用】本品有抗炎、抗肿瘤、保肝等作用。

【用法用量】内服：煎汤 3~6g；或磨汁服。外用：适量，煎汤含漱，或研末涂敷。

【使用注意】本品苦寒有毒，故内服不宜过量；脾胃虚寒、食少便溏者忌服。

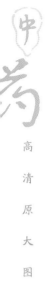
Machixian

Portulacae Herba

马齿苋

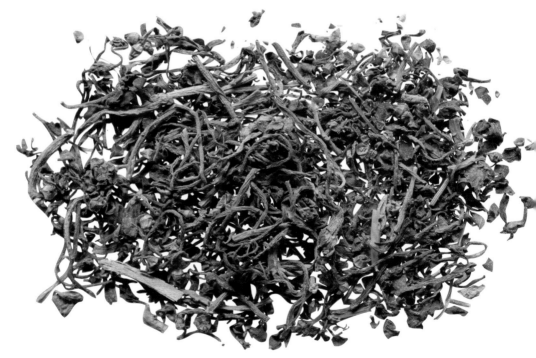

马齿苋

【来源产地】马齿苋科植物马齿苋 *Portulaca oleracea* L. 的干燥地上
部分。全国大部分地区均产。

【采收加工】夏秋二季采收，除去残根和杂质，洗净，略蒸或烫后
晒干。切段。

【经验鉴别】以质嫩、叶多、色青绿者为佳。

【性味归经】酸，寒。归大肠、肝经。

【功效主治】清热解毒，凉血止血，通淋。主治：①热毒血痢、热
毒疮疡。②血热崩漏、便血。③热淋、血淋。

【配伍应用】①马齿苋配土茯苓：适用于湿热蕴结所致的湿疮、带下、
阴痒等。②马齿苋配羌活：适用于痰火郁结之瘰疬肿痛。

【药理作用】本品有抗病原微生物、抗炎、降血压、降血脂等作用。

【用法用量】内服：煎汤，干品 9~15g，鲜品 30~60g；或鲜品捣汁。
外用：适量，捣敷。止血宜用鲜品捣汁服。

【使用注意】本品寒滑，故脾虚便溏或泄泻者不宜服。

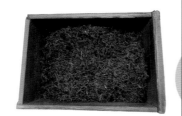

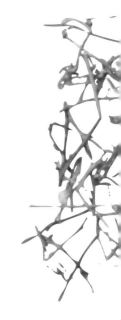

Baihuasheshecao

Hedyotidis Herba

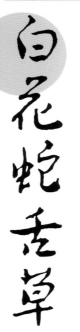

白花蛇舌草

【来源产地】茜草科植物白花蛇舌草 *Hedyotis diffusa* Willd. 的干燥全草。主产于福建、广东、广西、江西、云南。

【采收加工】夏、秋季采收，洗净，晒干或鲜用。切段。

【经验鉴别】以茎叶完整、色灰绿、果实饱满者为佳。

【性味归经】苦、甘，寒。归肺、胃、大肠、小肠经。

【功效主治】清热解毒，消痈，利湿。主治：①痈肿疮毒、咽喉肿痛、肠痈、毒蛇咬伤。②热淋涩痛、小便不利。③胃癌、食管癌、直肠癌。

【配伍应用】①白花蛇舌草配大青叶：适用于风热上攻或热毒壅肺所致的咽喉肿痛、发热、咳嗽，以及痈肿疮毒。②白花蛇舌草配大血藤：适用于热毒壅结之肠痈腹痛。③白花蛇舌草配车前草：适用于下焦湿热壅结、小便淋漓涩痛。

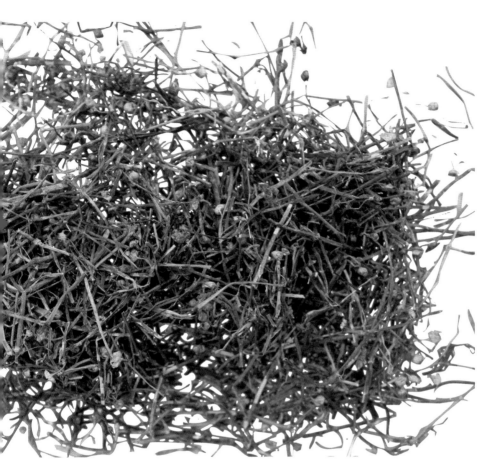

白花蛇舌草

【药理作用】 本品有抗病原微生物、抗炎、增强免疫、抗肿瘤等作用。

【用法用量】 内服：煎汤，15~60g，鲜品加倍；或鲜品绞汁。外用：适量，捣敷。

【使用注意】 本品寒凉清利，故阴疽及脾胃虚寒者忌服。

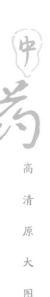

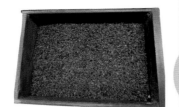

Yejuhua

Chrysanthemi Indici Flos

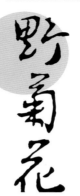

野菊花

【来源产地】 菊科植物野菊 *Chrysanthemum indicum* L. 的干燥头状花
序。主产于湖南、安徽、江苏、广西。

【采收加工】 秋、冬二季花初开放时采摘，晒干，或蒸后干燥。

【经验鉴别】 以完整、色黄、香气浓者为佳。

【性味归经】 苦、辛，微寒。归肺、肝经。

【功效主治】 清热解毒，疏风平肝。主治：①疔疮痈肿。②风热感冒、
咽喉肿痛。③目赤肿痛、头痛眩晕。

【配伍应用】 ①野菊花配蒲公英、紫花地丁：适用于热毒炽盛之痈
肿疔痛、丹毒、乳痈。②野菊花配桑叶：适用于风热
上攻或肝火上炎之目赤肿痛以及肝阳上亢之头痛眩晕。

【药理作用】 本品有抗病原微生物、抗炎、保肝等作用。

【用法用量】 内服：煎汤，10~15g；或入丸散。外用：适量，捣敷。

【使用注意】 本品苦辛性寒，故脾胃虚寒者慎服。

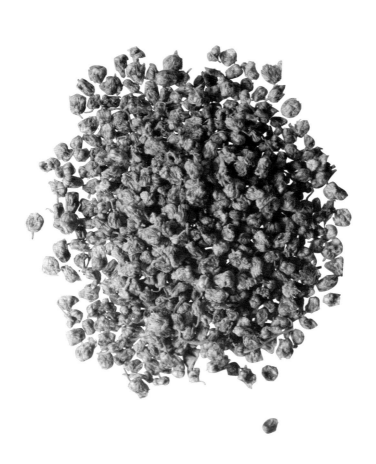

野菊花

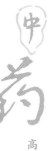

Daxueteng
Sargentodoxae Caulis

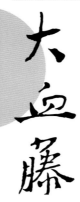

大血藤

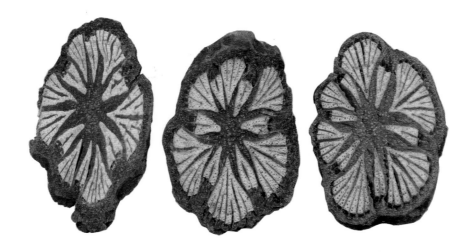

大血藤

【来源产地】木通科植物大血藤 *Sargentodoxa cuneata* (Oliv.) Rehd. et Wils. 的干燥藤茎。主产于江西、湖北、湖南、江苏、河南。

【采收加工】秋、冬二季采收，除去侧枝，切成小段或厚片，干燥。切厚片。

【经验鉴别】以色棕红者为佳。

【性味归经】苦，平。归大肠、肝经。

【功效主治】清热解毒，活血止痛，祛风通络。主治：①肠痈腹痛、痈肿疮毒。②跌打损伤、痛经、经闭、产后瘀阻。③风湿痹痛。

【配伍应用】①大血藤配白头翁：适用于血热壅结、化腐成脓之肠痈、肝痈，血热瘀滞腹痛，以及热毒泻痢。②大血藤配牡丹皮：适用于郁热蕴结所致之少腹疼痛、带下色黄。③大血藤配川芎：适用于气血瘀滞、经脉不舒、关节疼痛、活动不利。

【药理作用】本品有抗炎作用。

【用法用量】内服：煎汤，10~15g；或浸酒、入丸散。外用：适量，捣敷。

【使用注意】本品苦泄行血，故孕妇慎服。

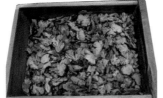

Jinqiaomai

Fagopyri Dibotryis Rhizome

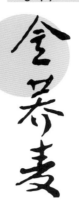

金荞麦

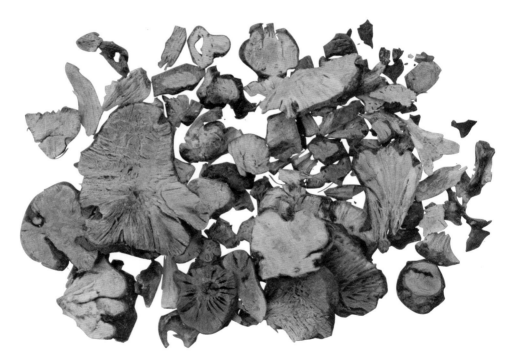

金荞麦

【来源产地】蓼科植物金荞麦 *Fagopyrum dibotrys*（D. Don）Hara 的干燥根茎。主产于江苏、浙江。

【采收加工】冬季采挖，除去茎及须根，洗净，晒干。切厚片。

【经验鉴别】以切面色淡棕红者为佳。

【性味归经】苦，微寒。归肺、脾、肝经。

【功效主治】清热解毒，祛痰排脓，散瘀止痛。主治：①肺痈、瘰疬、疮疖、毒蛇咬伤。②肺热咳嗽、咽喉肿痛。③跌打损伤、风湿痹痛，痛经。

【配伍应用】金荞麦配射干：适用于热毒痰火郁结所致之咽喉肿痛，肺热、痰热咳嗽，肺痈吐脓。

【药理作用】本品有抗病原微生物、抗肿瘤、解热与消炎等作用。

【用法用量】内服：煎汤，15~30g；或入丸散。外用：适量，鲜品捣敷，或绞汁涂。

【使用注意】本品微寒，能缓通大便，故脾虚便溏者慎服。

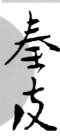

秦皮

中药

高清原大图谱

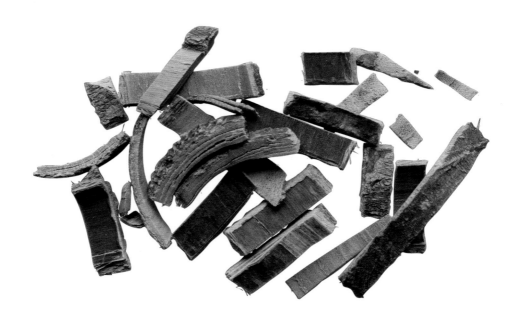

秦皮

【第二章 清热药】

【来源产地】木犀科植物苦枥白蜡树 *Fraxinus rhynchophylla* Hance、白蜡树 *F. chinensis* Roxb.、尖叶白蜡树 *F. szaboana* Lingelsh. 或宿柱白蜡树 *F. stylosa* Lingelsh. 的干燥枝皮或干皮。主产于黑龙江、吉林、辽宁。

【采收加工】春、秋二季剥取，晒干。切丝。

【经验鉴别】以外表皮色灰白、味苦者为佳。

【性味归经】苦、涩，寒。归大肠、肝、胆经。

【功效主治】清热解毒，燥湿止带，清肝明目。主治：①湿热泻痢。②赤白带下。③目赤肿痛、目生翳膜。

【配伍应用】①秦皮配黄连：适用于湿热壅滞肠胃之痢疾，肝火上炎之目赤肿痛。②秦皮配白头翁：适用于热毒深陷血分、下迫大肠所致的热毒痢疾、腹痛、里急后重、肛门灼热、下利脓血。③秦皮配地榆：适用于湿热蕴积大肠所致的赤白下利，血痢日久不愈者。

【药理作用】本品有抗病原微生物、抗炎、抗痛风等作用。

【用法用量】内服：煎汤，3~12g；或入丸散。外用：适量，水煎洗眼。

【使用注意】本品苦寒，故脾胃虚寒者忌服。

马勃

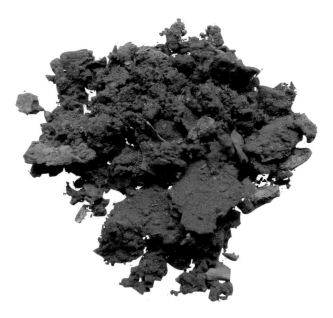

马勃

【来源产地】	灰包科真菌脱皮马勃 *Lasiosphaera fenzlii* Reich.、大马勃 *Calvatia gigantea* (Batsch ex Pers.) Lloyd 或紫色马勃 *C. lilacina* (Mont. et Berk.) Lloyd 的干燥子实体。主产于内蒙古、甘肃、吉林、河北、陕西。
【采收加工】	夏、秋二季子实体成熟时及时采收，除去泥沙，干燥。剪成小块。
【经验鉴别】	以皮薄、饱满、松泡有弹性者为佳。
【性味归经】	辛，平。归肺经。
【功效主治】	清肺，解毒，利咽，止血。主治：①风热或肺热之咽喉肿痛、咳嗽失音。②血热吐衄、外伤出血。
【配伍应用】	①马勃配青黛：适用于热毒壅盛之咽喉肿痛。②马勃配玄参：适用于风热上攻或热毒内盛所致的咽喉肿痛。
【药理作用】	本品有抗病原微生物、抗肿瘤、止血等作用。
【用法用量】	内服：煎汤，3~6g；或入丸散。外用：适量，研末调敷。
【使用注意】	风寒伏肺、咳嗽失音者禁服。

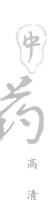

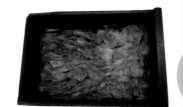

Muhudie

Oroxyli Semen

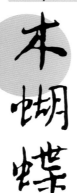

木蝴蝶

【来源产地】紫葳科植物木蝴蝶 *Oroxylum indicum* (L.) Vent. 的干燥成熟种子。主产于云南、广西、贵州、福建。

【采收加工】秋、冬二季采收成熟果实，曝晒至果实开裂，取出种子，晒干。

【经验鉴别】以色白、翼片大而完整、柔软如绢、种子饱满者为佳。

【性味归经】苦、甘，凉。归肺、肝、胃经。

【功效主治】清热利咽，疏肝和胃。主治：①咽喉肿痛、音哑。②肝胃气痛。

【配伍应用】①木蝴蝶配桔梗：适用于肺热咳嗽、咽喉肿痛。②木蝴蝶配玄参：适用于邪热伤阴、咽喉干痛、声音嘶哑。③木蝴蝶配木香：适用于肝胃气滞、脘腹胀痛。

【药理作用】本品有镇咳、祛痰作用。

【用法用量】内服：煎汤，3~6g；或研末；或入丸散。

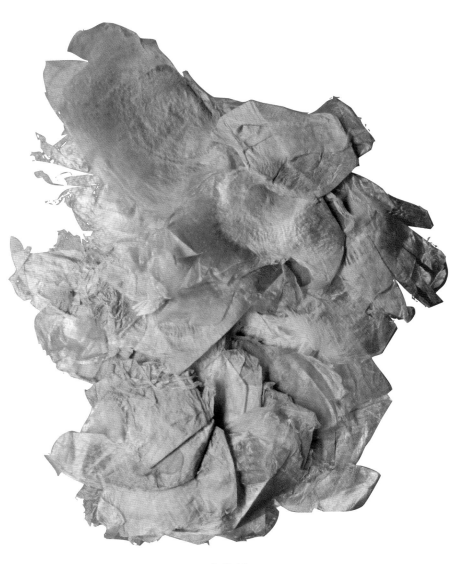

木蝴蝶

Banzhilian

Scutellariae Barbatae Herba

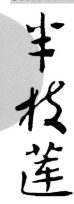

半枝莲

【来源产地】唇形科植物半枝莲 *Scutellaria barbata* D. Don 的干燥全草。主产于江苏、江西、福建、广东、广西。

【采收加工】夏、秋二季茎叶茂盛时采挖，洗净，晒干。切段。

【经验鉴别】以叶绿、味苦者为佳。

【性味归经】辛、苦，寒。归肺、肝、肾经。

【功效主治】清热解毒，散瘀止血，利水消肿。主治：①疮痈肿毒、毒蛇咬伤、癌肿。②跌打损伤、吐血衄血。③大腹水肿、血淋涩痛。

【配伍应用】①半枝莲配鱼腥草：适用于肺热壅生之咽喉肿痛、肺痈吐脓。②半枝莲配乳香：适用于跌扑损伤、瘀滞肿痛。③半枝莲配小蓟：适用于血热尿血、血淋。

【药理作用】本品有抗肿瘤、抗病原微生物、解热、抗炎等作用。

【用法用量】内服：煎汤，干品 15~30g，鲜品 30~60g。外用：适量，捣敷。

【使用注意】本品性寒而散瘀血，故孕妇及脾胃虚寒者慎服。

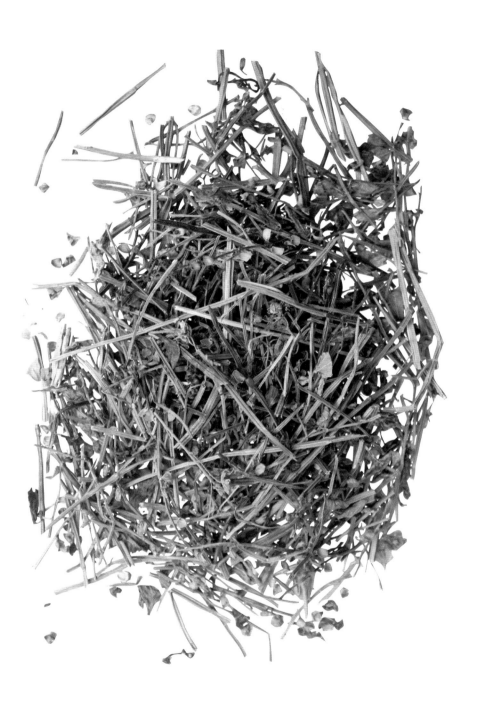

半枝莲

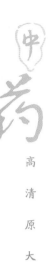

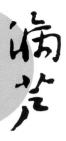

Loulu

Rhapontici Radix

漏芦

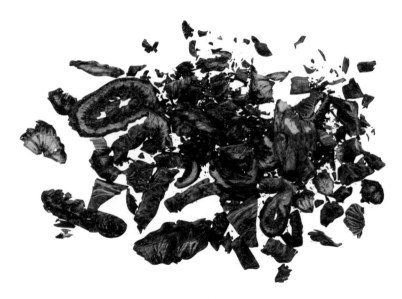

漏芦

【来源产地】 菊科植物祁州漏芦 *Rhaponticum uniflorum* (L.) DC. 的干燥根。主产于河北、辽宁、山西。

【采收加工】 春、秋二季采挖，除去泥沙及须根，晒干。切厚片。

【经验鉴别】 以切面具裂隙、色灰黑者为佳。"戴斗笠"：指漏芦根头膨大，有棕色鳞片状叶基覆盖在顶端的白色绒毛上，如头戴斗笠。

【性味归经】 苦，寒。归胃经。

【功效主治】 清热解毒，消痈，下乳，舒筋通脉。主治：①乳痈肿痛。②痈疽发背。③瘰疬疮毒。④乳汁不通。⑤湿痹拘挛。

【配伍应用】 ①漏芦配瓜蒌：适用于乳妇气脉壅塞、乳汁不行，以及经络凝滞的乳内胀痛、留蓄邪毒或作痈肿。②漏芦配蒲公英：适用于热毒痈疽之乳痈肿痛。③漏芦配地龙：适用于历节风、经脉拘挛、骨节疼痛。

【药理作用】 本品有保肝、抗动脉粥样硬化、抗肿瘤等作用。

【用法用量】 内服：煎汤，5~9g。

【使用注意】 气虚、疮疡平塌者及孕妇忌服。

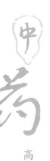

Shancigu

Cremastrae Pseudobulbus

Pleiones Pseudobulbus

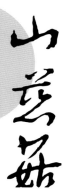

山慈菇

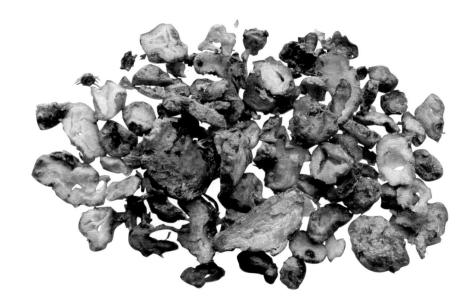

山慈菇

【来源产地】 兰科植物杜鹃兰 *Cremastra appendiculata* (D. Don) Makino、独蒜兰 *Pleione bulbocodioides* (Franch.) Rolfe 或云南独蒜兰 *P. yunnanensis* Rolfe 的干燥假鳞茎。前者习称"毛慈菇"，后二者习称"冰球子"。主产于贵州、四川。

【采收加工】 夏、秋二季采挖，除去地上部分及泥沙，分开大小，在沸水锅中蒸煮至透心，干燥。

【经验鉴别】 以个大均匀、饱满、质坚、半透明者为佳。①"毛慈菇"：指山慈菇药材因节上有鳞片叶干枯腐烂后留下的丝状纤维而得名。②"玉带束腰"：指山慈菇药材中部有2~3条微突起的环节，如腰带状，又称"玉带缠腰""腰带""腰箍"。

【性味归经】 甘、微辛，凉。归肝、脾经。

【功效主治】 清热解毒，化痰散结。主治：①痈肿疔毒、瘰疬痰核。②蛇虫咬伤。③癥瘕痞块。

【配伍应用】 ①山慈菇配三棱：适用于热毒瘀结或气血瘀滞所致的癥瘕痞块。②山慈菇配延胡索：适用于痰湿瘀阻及气滞血瘀之癥瘕积聚。

【药理作用】 本品有抗病原微生物、抗肿瘤等作用。

【用法用量】 内服：煎汤，3~9g。外用：适量。

【使用注意】 正虚体弱者慎用。

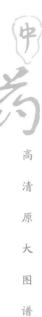

中药

高清原大图谱

Sijiqing

Ilicis Chinensis Folium

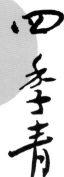

四季青

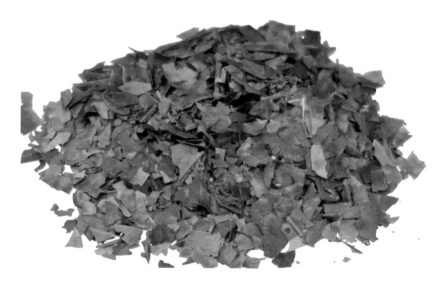

四季青

【来源产地】	冬青科植物冬青 *Ilex chinensis* Sims. 的干燥叶。主产于安徽、贵州。
【采收加工】	秋、冬二季采收，晒干。
【经验鉴别】	以色绿、味苦者为佳。
【性味归经】	苦、涩，凉。归肺、大肠、膀胱经。
【功效主治】	清热解毒，消肿祛瘀。主治：①肺热咳嗽、咽喉肿痛。②痢疾、胁痛、热淋。③外用治烧烫伤、皮肤溃疡。
【配伍应用】	①四季青配夏枯草：适用于热毒瘀滞之乳痈初起、肿硬胀痛。②四季青配鱼腥草：适用于肺热壅盛所致之咳嗽胸闷、咽喉肿痛等。
【药理作用】	本品有抗病原微生物、抗炎等作用。
【用法用量】	内服：煎汤，15~60g。外用：适量，水煎外涂。
【使用注意】	脾胃虚寒，肠滑泄泻者慎用。

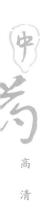

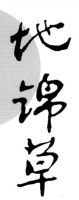

地锦草

【来源产地】 大戟科植物地锦 *Euphorbia humifusa* Willd. 或斑地锦 *E. maculata* L. 的干燥全草。全国大部分地区均产。

【采收加工】 夏、秋二季采收，除去杂质，晒干。切段。

【经验鉴别】 以叶色绿、茎色紫红者为佳。

【性味归经】 辛，平。归肝、大肠经。

【功效主治】 清热解毒，凉血止血，利湿退黄。主治：①痢疾、泄泻。②咯血、尿血、便血，崩漏。③疮疖痈肿。④湿热黄疸。

【配伍应用】 ①地锦草配马齿苋：适用于热毒泻痢、大便脓血。②地锦草配茵陈：适用于湿热黄疸、小便不利。③地锦草配三七：适用于血热之咯血、衄血、便血、崩漏等多种出血。

【药理作用】 本品有抗病原微生物、抗氧化、止血等作用。

【用法用量】 内服：煎汤，9~20g。外用：适量。

【使用注意】 血虚无瘀及脾胃虚寒者慎用。

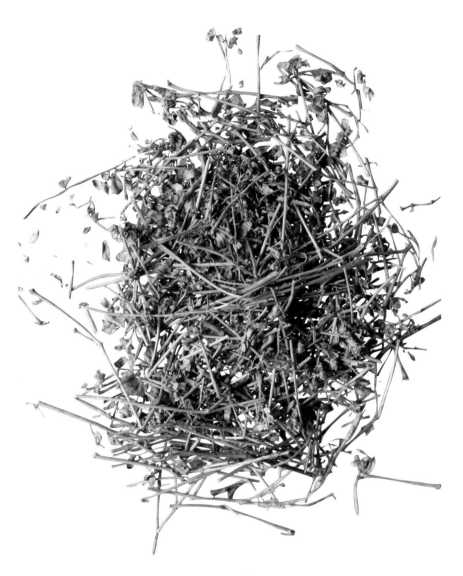

地锦草

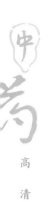
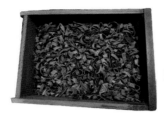

Jiubiying

Ilicis Rotundae Cortex

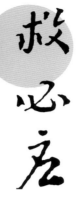

救必应

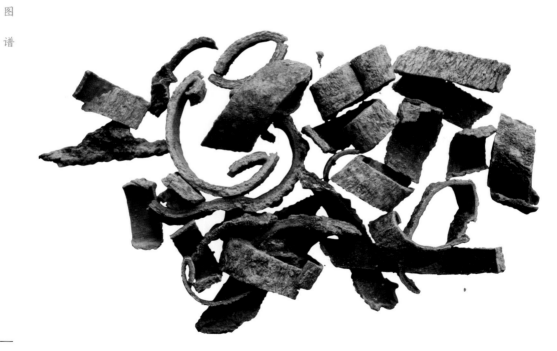

救必应

【来源产地】冬青科植物铁冬青 *Ilex rotunda* Thunb. 的干燥树皮。主产于广东。

【采收加工】夏秋二季剥取树皮，晒干。切片。

【经验鉴别】以皮厚、苦味浓者为佳。

【性味归经】苦，寒。归肺、胃、大肠、肝经。

【功效主治】清热解毒，利湿止痛。主治：①暑湿发热、咽喉肿痛。②湿热泻痢、脘腹胀痛。③风湿痹痛、湿疹、疮疖。④跌打损伤。

【配伍应用】①救必应配蔓荆子：适用于风热上攻或暑湿上犯所致的头痛、发热、咽喉肿痛、暴发火眼，风湿痹痛，湿疹等。②救必应配木香：适用于湿热泻痢、脘腹胀痛、里急后重。

【药理作用】本品有抗病原微生物等作用。

【用法用量】内服：煎汤，9~30g。外用：适量，煎浓汤涂敷患处。

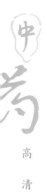

Shanxiangyuanye

Turpiniae Folium

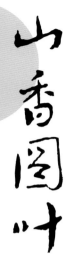

山香圆叶

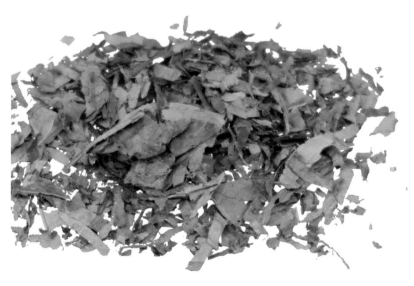

山香圆叶

【来源产地】省沽油科植物山香圆 *Turpinia arguta* Seem. 的干燥叶。主产于江西。

【采收加工】夏、秋二季叶茂盛时采收，除去杂质，晒干。切丝。

【经验鉴别】以色绿、香气浓、味苦者为佳。

【性味归经】苦，寒。归肺、肝经。

【功效主治】清热解毒，利咽消肿，活血止痛。主治：①乳蛾喉痹、咽喉肿痛。②疮疡肿毒。③跌扑伤痛。

【药理作用】本品有抗病原微生物等作用。

【用法用量】内服：煎汤，15~30g。外用：适量，鲜品捣敷。

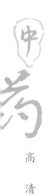

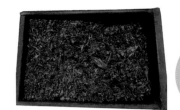

Weilingcai

Potentillae Chinensis Herba

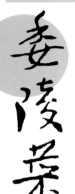

委陵菜

【来源产地】 蔷薇科植物委陵菜 *Potentilla chinensis* Ser. 的干燥全草。全国大部分地区均产。

【采收加工】 春季未抽茎时采挖，除去泥沙，晒干。切段。

【经验鉴别】 以无花茎、色灰白、叶多、带根者为佳。

【性味归经】 苦，寒。归肝、大肠经。

【功效主治】 清热解毒，凉血止痢。主治：①赤痢腹痛、久痢不止。②痔疮出血。③痈肿疮毒。

【配伍应用】 ①委陵菜配白头翁：适用于胃肠郁火热毒入伤血分而血热毒盛所致之下利脓血、里急后重腹痛等。②委陵菜配威灵仙：适用于风湿痹痛、肢体屈伸不利、麻木不仁。

【药理作用】 本品有抗病原微生物、保肝、降血糖等作用。

【用法用量】 内服：煎汤，9~15g。外用：适量。

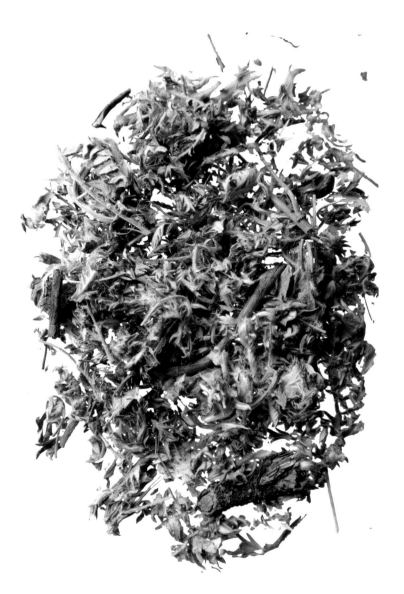

委陵菜

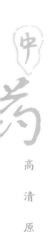

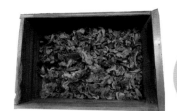

Mumianhua

Gossampini Flos

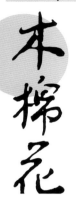

木棉花

【来源产地】木棉科植物木棉 *Gossampinus malabarica* (DC.) Merr. 的干燥花。主产于广东、广西、海南。

【采收加工】春季花盛开时采收，除去杂质，晒干。

【经验鉴别】以朵大、完整、色鲜者为佳。

【性味归经】甘、淡，凉。归大肠经。

【功效主治】清热利湿，解毒。主治：①泄泻、痢疾。②痔疮出血。

【配伍应用】木棉花配金银花：适用于湿热泻痢、痔疮出血、肝热目赤、风热咽痛、口舌溃烂等。

【药理作用】本品有抗病原微生物、抗炎等作用。

【用法用量】内服：煎汤，6~9g。

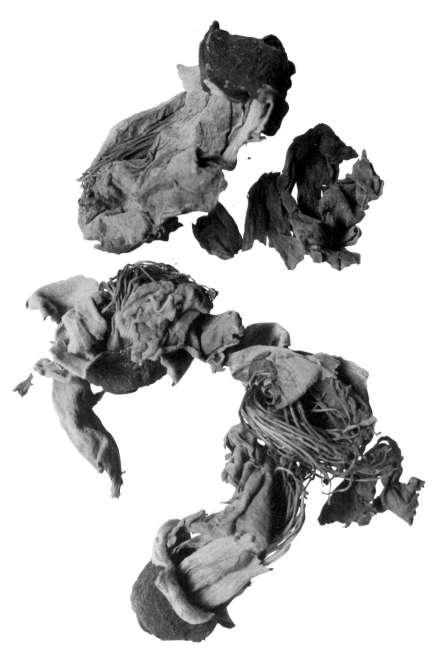

木棉花

Qinghao

Artemisiae Annuae Herba

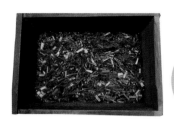

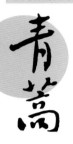

青蒿

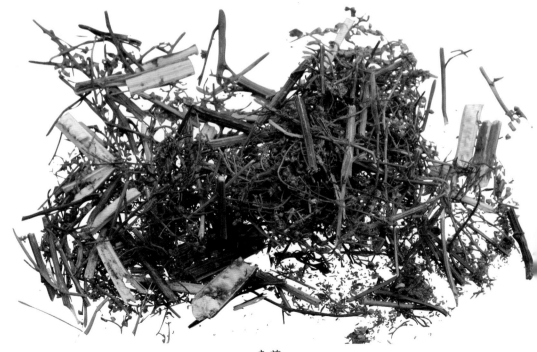

青蒿

中药
高清原大图谱

【第二章 清热药】

【来源产地】 菊科植物黄花蒿 *Artemisia annua* L. 的干燥地上部分。全国各地均产。

【采收加工】 秋季花盛开时采割，除去老茎，阴干。切段。

【经验鉴别】 以叶多、质嫩、色绿、香气浓郁者为佳。

【性味归经】 苦、辛，寒。归肝、胆、肾经。

【功效主治】 退虚热，凉血，解暑，截疟。主治：①阴虚发热、骨蒸潮热、虚热兼表。②热病后期之夜热早凉或低热不退。③血热疹痒、吐血、衄血。④疟疾寒热。⑤暑热外感、暑热烦渴。

【配伍应用】 ①青蒿配知母：适用于阴虚内热、骨蒸潮热盗汗。②青蒿配白扁豆：适用于暑热夹湿、发热头昏、恶心呕吐。③青蒿配黄芩：适用于湿热郁遏少阳、寒热如疟、胸痞作呕等。

【药理作用】 本品有抗病原微生物、抗内毒素、解热、镇痛、抗炎、抗肿瘤、调节免疫等作用。

【用法用量】 内服：煎汤，6~12g，不宜久煎；或鲜品绞汁。外用：适量，鲜品捣敷，或干品煎汤洗。

【使用注意】 本品苦辛而寒，故脾虚肠滑者不宜服。

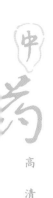

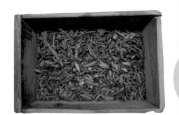

Digupi

Lycii Cortex

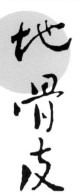

地骨皮

【来源产地】 茄科植物枸杞 *Lycium chinense* Mill. 或宁夏枸杞 *L. barbarum* L. 的干燥根皮。主产于河北、河南、山西、宁夏、陕西。

【采收加工】 春初或秋后采挖根部，洗净，剥取根皮，晒干。

【经验鉴别】 以筒粗、肉厚、色黄者为佳。"糟皮白里无香气"：为地骨皮药材主要鉴别特征。指其根皮表面粗糙，有纵裂纹，灰黄色至棕黄色，而内面发白色，嗅之无香气。

【性味归经】 甘，寒。归肺、肝、肾经。

【功效主治】 退虚热，凉血，清肺降火，生津。主治：①阴虚发热、有汗骨蒸、小儿疳热。②血热吐血、衄血、尿血。③肺热咳嗽。④内热消渴。

【配伍应用】 ①地骨皮配白薇：适用于血虚发热、阴虚潮热、温邪入营之午后发热。②地骨皮配胡黄连：适用于阴虚发热、骨蒸劳热、小儿疳积发热等。③地骨皮配大青叶：适用于外感时疫、肺胃热盛、发热头痛、咽喉肿痛等。

【药理作用】 本品有抗病原微生物、解热、降血糖等作用。

【用法用量】 内服：煎汤，6~15g；或入丸散。外用：适量，研末调敷，或鲜品捣敷。

【使用注意】 本品甘寒清润，故脾虚便溏及表邪未解者不宜服。

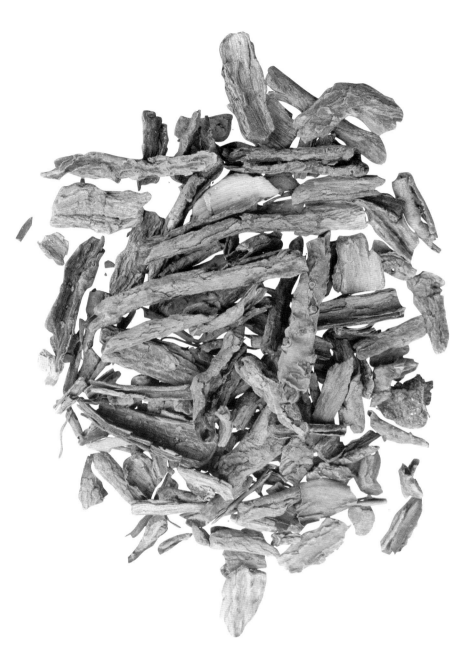

地骨皮

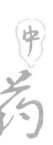

中药

高清原大图谱

【第二章 清热药】

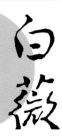

白薇

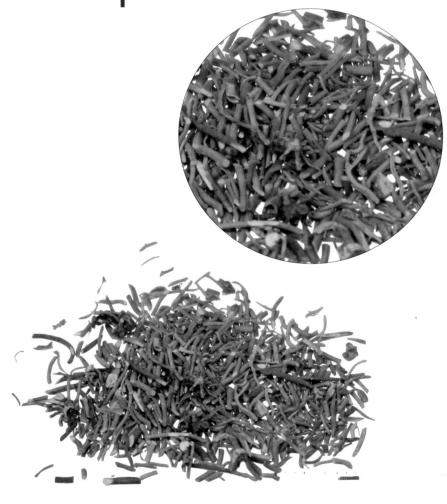

白薇

【来源产地】 萝藦科植物白薇 *Cynanchum atratum* Bge. 或蔓生白薇 *C. versicolor* Bge. 的干燥根及根茎。主产于山东、安徽、辽宁、湖北。

【采收加工】 春、秋二季采挖，洗净，干燥。切段。

【经验鉴别】 以色淡黄者为佳。

【性味归经】 苦、咸，寒。归肝、胃、肺经。

【功效主治】 退虚热，凉血清热，利尿通淋，解毒疗疮。主治：①阴虚发热、骨蒸潮热、产后虚热、阴虚外感。②温病热入营血证、肺热咳嗽。③热淋、血淋。④痈肿疮毒、咽喉肿痛、毒蛇咬伤。

【配伍应用】 ①白薇配当归：适用于产后血虚发热、低热不退。②白薇配石韦：适用于膀胱湿热、血淋涩痛。③白薇配天花粉：适用于血热毒盛的痈肿疮毒。

【药理作用】 本品有抗炎、解热等作用。

【用法用量】 内服：煎汤，3~12g；或入丸散。外用：适量，研末调敷。

【使用注意】 本品性寒益阴，故脾虚食少便溏者不宜服。

胡黄连

中药

高清原大图谱

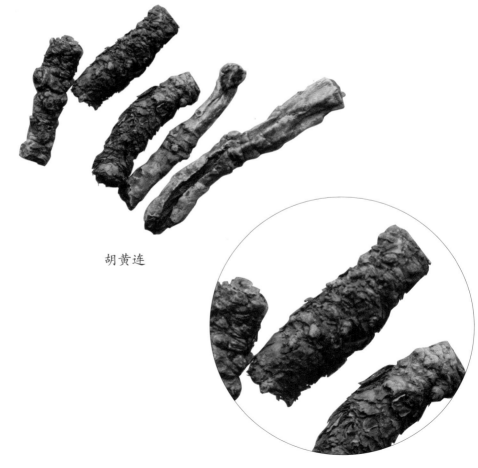

胡黄连

【来源产地】 玄参科植物胡黄连 *Picrorhiza scrophulariiflora* Pennell 的干燥根茎。主产于西藏、云南、四川。

【采收加工】 秋季采挖，除去须根及泥沙，晒干。切薄片。

【经验鉴别】 以切面灰黑色、味极苦者为佳。"八哥眼"：系指胡黄连药材断面的维管束群，其特点是由 4~10 个类白色点状维管束排列成环，酷似鸟类"八哥"的眼睛。

【性味归经】 苦，寒。归心、肝、胃、大肠经。

【功效主治】 退虚热，除疳热，清湿热，解热毒。主治：①骨蒸潮热。②小儿疳热。③湿热泻痢、黄疸。④咽痛、疮肿、痔肿便血。

【配伍应用】 ①胡黄连配鳖甲：适用于阴虚劳热、骨蒸盗汗。②胡黄连配白术：适用于小儿疳积发热、消化不良、腹胀体瘦、低热不退等。③胡黄连配槐花：适用于大肠湿火蕴结、痔疮肿痛出血。

【药理作用】 本品有抗病原微生物、抗炎、抗过敏、保肝、抗氧化等作用。

【用法用量】 内服：煎汤，3~9g；或入丸散。

【使用注意】 本品苦寒，故脾虚中寒者忌服。

Yinchaihu

Stellariae Radix

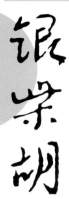

银柴胡

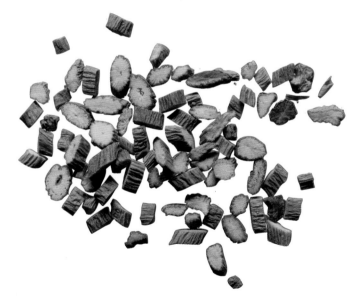

银柴胡

【来源产地】石竹科植物银柴胡 *Stellaria dichotoma* L. var. *lanceolata* Bge. 的干燥根。主产于宁夏、甘肃、陕西、内蒙古。

【采收加工】春、夏间植株萌发或秋后茎叶枯萎时采挖；栽培品于种植后第三年 9 月中旬或第四年 4 月中旬采挖，除去残茎、须根及泥沙，晒干。切厚片。

【经验鉴别】以外皮淡黄色、切面黄白色者为佳。① "珍珠盘"：指根类药材头部由多数残留茎基及芽密集而成的疣状凸起，形似镶嵌的珍珠盘。② "沙眼"：指根及根茎类药材表面具有的多数圆形孔状凹陷的须根痕点。又称 "砂眼"。

【性味归经】甘，微寒。归肝、胃经。

【功效主治】退虚热，清疳热。主治：①阴虚发热，骨蒸劳热。②小儿疳热。

【配伍应用】①银柴胡配鳖甲：适用于阴虚血热、劳热骨蒸、热病后期余热未清及虚劳低热日久不退等。②银柴胡配胡黄连：适用于血虚热伏之骨蒸潮热、小儿疳积发热等。

【药理作用】本品有抑菌、增强免疫等作用。

【用法用量】内服：煎汤，3~9g；或入丸散。

【使用注意】本品微寒，故外感风寒及血虚无热者忌服。

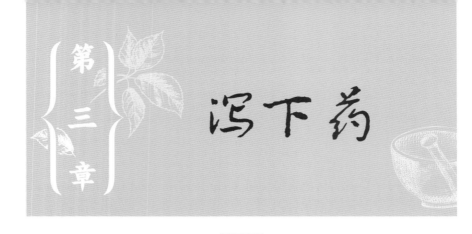

第三章

泻下药

第一节
攻下药

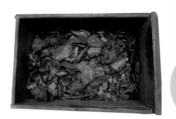

Dahuang

Rhei Radix et Rhizoma

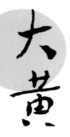

大黄

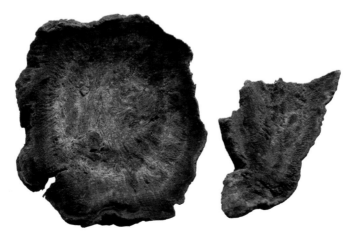

大黄

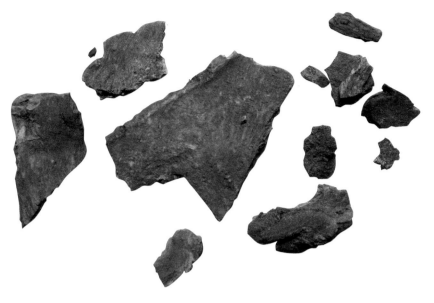

酒大黄

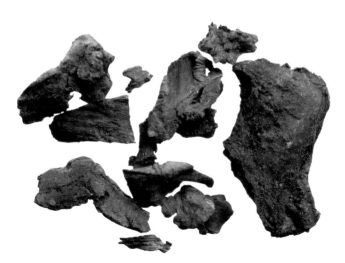

熟大黄

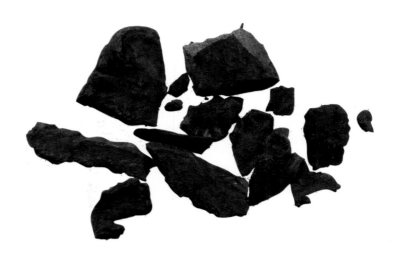

大黄炭

【来源产地】 蓼科植物掌叶大黄 *Rheum palmatum* L.、唐古特大黄 *R. tanguticum* Maxim. ex Balf. 或药用大黄 *R. officinale* Baill. 的干燥根及根茎。主产于甘肃、青海、西藏、四川。

【采收加工】 秋末茎叶枯萎或次春发芽前采挖，除去泥土及细根，刮去外皮（忌用铁器），切瓣或段，或加工成卵圆形或圆柱形，绳穿成串干燥或直接干燥。切厚片或块。

【经验鉴别】 以切面锦纹明显、气清香、味苦而微涩者为佳。①"锦纹"：指大黄药材表面或横切面上类白色薄壁组织与红棕色射线及星点交互排列形成的织锦状纹理。②"星点"：指大黄根茎横断面可见的暗红色放射状小点，环列或散在，如星星点缀，为大黄根茎髓部的异常维管束，放射状纹理是异常维管束形成的。

【性味归经】 苦，寒。归脾、胃、大肠、肝、心经。

【功效主治】 泻下攻积，清热泻火，解毒止血，活血祛瘀。主治：①大便秘结、胃肠积滞、湿热泻痢初起。②火热上攻之目赤、咽喉肿痛、口舌生疮、牙龈肿痛。③热毒疮肿、水火烫伤。④血热吐血、衄血、咯血、便血。⑤瘀血经闭、产后瘀阻腹痛、癥瘕积聚、跌打损伤。⑥湿热黄疸、淋证涩痛。

【配伍应用】①大黄配茵陈、栀子：适用于湿热黄疸。②大黄配附子：适用于寒实积滞、便秘腹痛。③大黄配枳实：适用于肠胃积滞、大便秘结。

【药理作用】本品有泻下、抗溃疡、保护肠黏膜屏障、抗病原微生物、抗急性胰腺炎、保护肾脏、保肝利胆、抗纤维化等作用。

【用法用量】内服：煎汤，一般用5~10g，热结重症用15~20g，散剂减半。外用：适量，研末敷。生大黄泻下作用强，欲攻下者宜生用，入汤剂应后下；亦可用开水泡服，或研末吞服。取酒上行之性，酒大黄多用于上部火热之证。熟大黄多用于瘀血证或不宜峻下者。大黄炭则偏于凉血化瘀止血。

【使用注意】本品苦寒，善攻下泻热、活血逐瘀，故妇女妊娠期、月经期、哺乳期应慎服或忌服。又易伤胃气与气血，故脾胃虚寒、气血亏虚、无瘀血、无积滞、阴疽或痈肿溃后脓清者不可妄用。

Mangxiao

Natrii Sulfas

芒硝

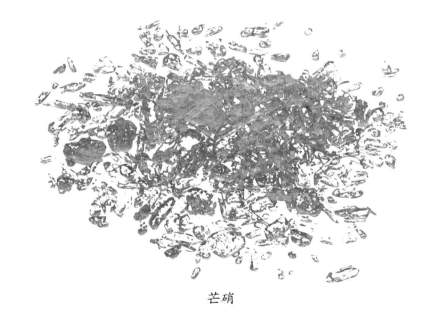

芒硝

【来源产地】硫酸盐类矿物芒硝族芒硝，经加工精制而成的结晶体。主含含水硫酸钠（$Na_2SO_4 \cdot 10H_2O$）。全国大部分地区均产。

【采收加工】取天然产的不纯芒硝（俗称"土硝"或"皮硝"），加水溶解、放置，使杂质沉淀，滤过，滤液加热浓缩，放冷后析出结晶，习称"朴硝"。再将朴硝溶于水，加萝卜同煮后重新结晶即为芒硝。

【经验鉴别】以条块状结晶、无色、透明者为佳。

【性味归经】咸、苦，寒。归胃、大肠经。

【功效主治】泻下，软坚，清热，回乳（外用）。主治：①实热积滞、大便燥结。②咽喉肿痛、口舌生疮、目赤肿痛、疮疡、乳痈、肠痈、痔疮肿痛。

【配伍应用】①芒硝配大黄：适用于实热积滞、大便燥结。②芒硝配半夏：适用于痰食互结之泻下痞满证。③芒硝配甘遂：适用于水热互结所致的从心下至少腹满痛拒按、大便秘结等。

【药理作用】本品有泻下、抗炎、镇痛等作用。

【用法用量】内服：10~15g，冲入药汁内或开水溶化；或入丸散。
外用：适量，喷撒、漱口、点眼、化水坐浴。

【使用注意】本品咸寒攻下，故脾胃虚寒者及孕妇忌服。哺乳期妇女患乳痈外敷时，见效即停用，以免敷用太过，乳汁减少。不宜与硫黄、三棱同用。

附：玄明粉

本品为芒硝经风化干燥制得，主含硫酸钠（Na_2SO_4）。味咸苦，性寒。归胃、大肠经。泻下通便，润燥软坚，清火消肿。

内服：3~9g，溶入煎好的汤液中服用。外用适量。孕妇慎用。其他同芒硝。

主治：实热积滞、大便燥结、腹满胀痛；外用治咽喉肿痛、口舌生疮、牙龈肿痛、目赤痛肿、丹毒。

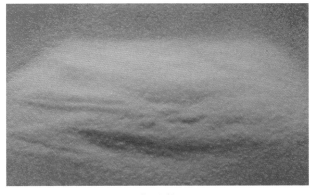

玄明粉

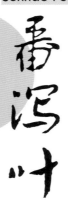

番泻叶

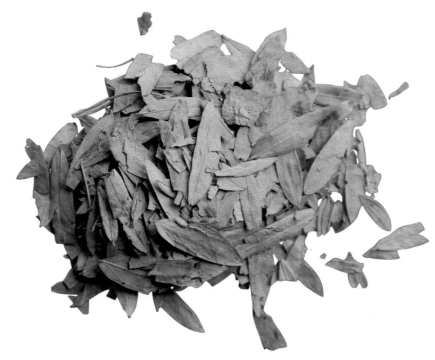

番泻叶

【来源产地】豆科植物狭叶番泻 *Cassia angustifolia* Vahl 或尖叶番泻 *C. acutifolia* Delile 的干燥小叶。主产于红海以东至印度。

【采收加工】开花前摘下叶片，阴干或低温晒干。

【经验鉴别】以叶大、完整、色绿者为佳。

【性味归经】甘、苦，寒。归大肠经。

【功效主治】泻热通便，消积健胃。主治：①热结便秘。②食积胀满。③水肿胀满。

【配伍应用】①番泻叶配陈皮：适用于饮食不节、食积内停、正气不足。②番泻叶配枳实：适用于热结胃肠之便秘、腹胀。③番泻叶配牵牛子、大腹皮：适用于水肿臌胀、大小便不利、腹部胀满等。

【药理作用】本品有泻下、止血等作用。

【用法用量】内服：煎汤或开水泡服，缓下，1.5~3g；攻下，5~10g。入汤剂后下。

【使用注意】本品攻下力猛，故妇女哺乳期、月经期及孕妇忌服。剂量过大，可致恶心、呕吐、腹痛等，故不宜过量服。

Huomaren

Cannabis Fructus

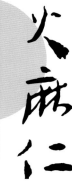

火麻仁

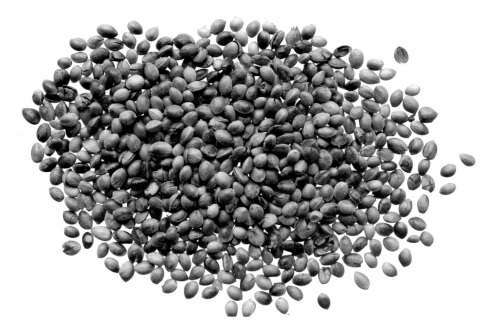

火麻仁

【来源产地】桑科植物大麻 *Cannabis sativa* L. 的干燥成熟果实。全国各地均产。

【采收加工】秋季果实成熟时采收，除去杂质，晒干。

【经验鉴别】以颗粒饱满、种仁色乳白者为佳。

【性味归经】甘，平。归脾、大肠经。

【功效主治】润肠通便。主治：老人、产妇及体虚津枯者之肠燥便秘。

【配伍应用】①火麻仁配白术：适用于老人、产妇及一切气虚之便秘症。②火麻仁配麦冬：适用于素体虚弱、热病伤津、胃阴不足所致的不饥不饱、潮热不食、大便不通等。③火麻仁配苦杏仁：适用于肺热移于大肠或阴亏肠燥所致的便秘。

【药理作用】本品有泻下、降脂、抗动脉粥样硬化、抗氧化、抗衰老、提高免疫、抗炎、镇痛等作用。

【用法用量】内服：煎汤，10~15g，生用打碎；或捣取汁煮粥；或入丸散。外用：适量，研末、熬油或煮汁涂洗。

【使用注意】本品虽无毒，但超大量食入也可引起中毒。症状为恶心、呕吐、腹泻、四肢麻木、失去定向力、抽搐、精神错乱、昏迷及瞳孔散大等。

Yuliren

Pruni Semen

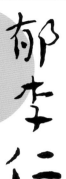

郁李仁

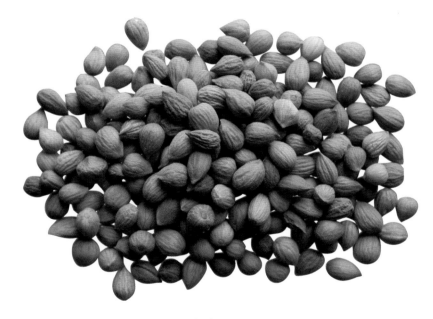

郁李仁

【来源产地】蔷薇科植物欧李 *Prunus humilis* Bge.、郁李 *P. japonica* Thunb. 或长柄扁桃 *P. pedunculata* Maxim. 的干燥成熟种子。欧李及郁李习称"小李仁"，长柄扁桃习称"大李仁"。主产于辽宁、吉林、黑龙江、内蒙古、河北。

【采收加工】夏、秋二季采收成熟果实，除去果肉及核壳，取出种子，干燥。用时捣碎。

【经验鉴别】以颗粒饱满、完整、浅黄白色、不泛油者为佳。

【性味归经】辛、苦、甘，平。归脾、大肠、小肠经。

【功效主治】润肠通便，利水消肿。主治：①肠燥便秘。②水肿腹满、脚气浮肿。

【配伍应用】①郁李仁配火麻仁：适用于热性病后、产后、老年体虚、津枯肠燥所致的大便秘结。②郁李仁配苦杏仁：适用于血虚津枯肠燥便秘。③郁李仁配桑白皮：适用于水湿内盛所致的水肿、小便不利、胸满喘急等。

【药理作用】本品有促进肠蠕动、促排便、抗炎、镇痛等作用。

【用法用量】内服：煎汤，5~12g，生用打碎；或入丸散。

【使用注意】本品滑肠，故孕妇慎服，大便不实者忌服。

Gansui

Kansui Radix

甘遂

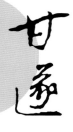

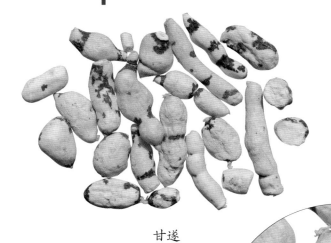

甘遂

【来源产地】大戟科植物甘遂 *Euphorbia kansui* T. N. Liou ex T. P. Wang 的干燥块根。主产于陕西、河南、山西、宁夏。

【采收加工】春季开花前或秋末茎叶枯萎后采挖，撞去外皮，晒干。

【经验鉴别】以肥大、色白、粉性足者为佳。甘遂的"斑"为棕色外皮残留。

【性味归经】苦、甘，寒。有毒。归肺、肾、大肠经。

【功效主治】泻水逐饮，消肿散结。主治：①身面浮肿、大腹水肿、胸胁停饮。②风痰癫痫。③痈肿疮毒。

【配伍应用】①甘遂配大黄：适用于水饮与热邪结聚所致的少腹硬满疼痛拒按、便秘，共捣外敷患处用于疮肿、痄腮。②甘遂配半夏：适用于痰饮水湿结聚于胸所致的心下坚硬痞满。

【药理作用】本品有泻下、利尿、抗急性出血坏死性胰腺炎、抗病毒、抗肿瘤、抗生育等作用。

【用法用量】内服：宜入丸散，每次 0.5~1g。本品有效成分不溶于水，醋制可减低毒性。外用：生品适量，捣敷。

【使用注意】本品峻泻有毒，故孕妇及虚寒阴水者忌服，体弱者慎服，不可连续或过量服用。又对消化道有较强的刺激性，服后易出现恶心呕吐、腹痛等副作用，用枣汤送服或研末装胶囊吞服，可减轻反应。反甘草。

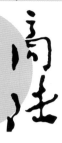

高陆

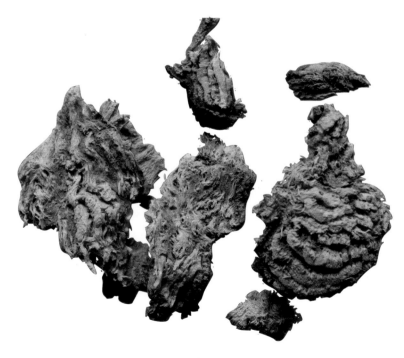

商陆

【来源产地】商陆科植物商陆 *Phytolacca acinosa* Roxb. 或垂序商陆 *P. americana* L. 的干燥根。主产于河南、湖北、安徽。

【采收加工】秋季至次春采挖，除去须根及泥沙，切成块或片，晒干或阴干。

【经验鉴别】以块片大、色黄白、"罗盘纹"明显但数量少、有粉性者为佳。"罗盘纹"：指根类药材横切面有数轮同心排列环纹的异型构造，形似罗盘，又称"同心环"。

【性味归经】苦，寒；有毒。归肺、脾、肾、大肠经。

【功效主治】逐水消肿，通利二便，解毒散结（外用）。主治：①水肿胀满。②二便不通。③痈肿疮毒（外用）。

【配伍应用】①商陆配赤小豆：适用于通身水肿胀满、喘急、小便不利等。②商陆配苦参：鲜品捣烂敷患处，适用于跌打损伤及疮疡肿痛等。③商陆配芫花：适用于湿热所致的水肿。

【药理作用】本品有利尿、抗肾损伤、抗炎、祛痰、镇咳、抗肿瘤、免疫调节、促进造血、抗生育等作用。

【用法用量】内服：煎汤，3~9g。外用：适量，煎汤熏洗。

【使用注意】孕妇禁用。

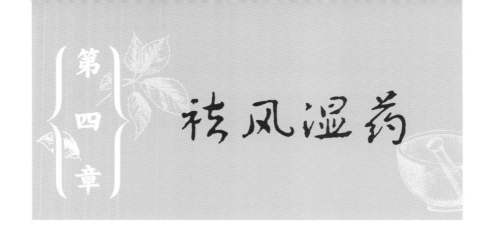

第四章

祛风湿药

Duhuo

Angelicae Pubescentis Radix

独活

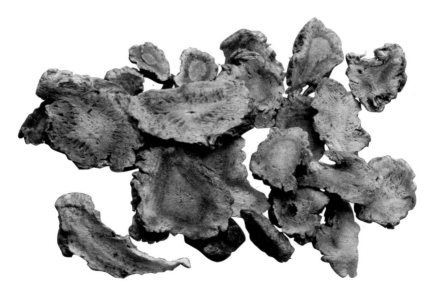

独活

【来源产地】伞形科重齿毛当归 *Angelica pubescens* Maxim. f. *biserrata* Shan et Yuan 的干燥根。主产于湖北、四川。

【采收加工】春初苗刚发芽或秋末茎叶枯萎时采挖，除去须根及泥沙，烘至半干，堆置 2~3 天，发软后再烘至全干。

【经验鉴别】以香气浓者为佳。

【性味归经】辛、苦，微温。归肾、肝、膀胱经。

【功效主治】祛风湿，止痛，解表。主治：①风寒湿痹、腰膝酸痛。②表证夹湿。③少阴头痛、皮肤湿痒。

【配伍应用】①独活配桑寄生：适用于肝肾不足或风湿侵袭之腰膝酸痛、关节屈伸不利、足软麻木等。②独活配细辛：适用于风寒外邪伏于少阴之头痛、痛连齿颊、顽固不愈，风寒湿痹腰痛、脊强而冷、下肢痹痛。③独活配防风：适用于风寒夹湿所致的头痛、腰痛、关节痛等。

【药理作用】本品有抗炎、镇痛、抗心律失常、抗肿瘤等作用。

【用法用量】内服：煎汤，3~10g；或入丸散、浸酒。

【使用注意】本品辛温苦燥，易伤气耗血，故素体阴虚血燥或气血亏虚，以及无风寒湿邪者慎服，肝风内动者忌服。

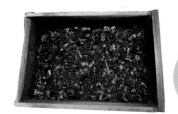

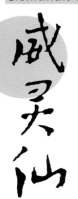

Weilingxian

Clematidis Radix et Rhizoma

威灵仙

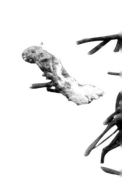

【来源产地】毛茛科植物威灵仙 *Clematis chinensis* Osbeck、棉团铁线莲 *C. hexapetala* Pall. 或东北铁线莲 *C. manshurica* Rupr. 的干燥根及根茎。主产于江苏、浙江、江西、山东及东北。

【采收加工】秋季采挖，除去泥沙，晒干。切段。

【经验鉴别】以皮黑肉白或黄白、质坚实者为佳。

【性味归经】辛、咸，温。归膀胱经。

【功效主治】祛风湿，通经络，消痰水，治骨鲠。主治：①风寒湿痹、肢体拘挛、瘫痪麻木。②痰饮积聚、诸骨鲠喉。

【配伍应用】①威灵仙配羌活：适用于痹痛关节疼痛，尤以上半身痹痛者效佳。②威灵仙配桑寄生：适用于素体气血不足而罹患风湿痹痛者。③威灵仙配苍术：适用于风湿或寒湿郁滞所致的关节疼痛、腰痛等。

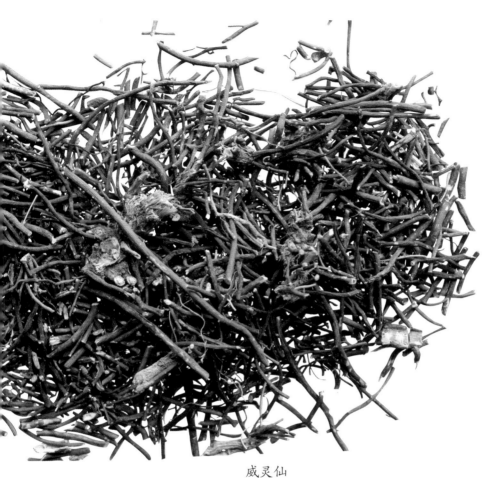

威灵仙

【药理作用】 本品有镇痛、抗炎、抗肿瘤、保肝利胆及松弛平滑肌
等作用。

【用法用量】 内服：煎汤，5~10g，治骨鲠用 30g；或入丸散。外用：
适量，捣敷。

【使用注意】 本品性走窜，久服易伤正气，故体弱者慎服。

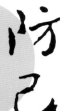

Fangji

Stephaniae Tetrandrae Radix

防己

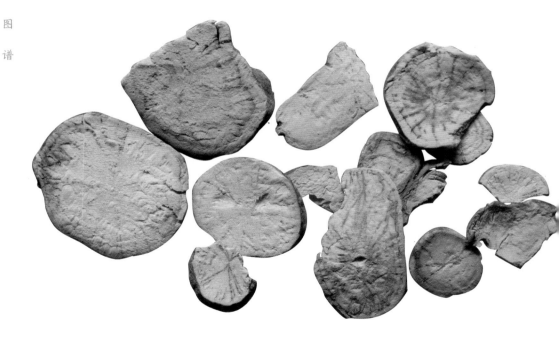

防己

【来源产地】 防己科植物粉防己 *Stephania tetrandra* S. Moore 的干燥根。主产于浙江、安徽、湖北、湖南、江西。

【采收加工】 秋季采挖，洗净，除去粗皮，晒至半干，切段，个大者再纵切，干燥。切厚片。

【经验鉴别】 以质坚实、切面色白、粉性足者为佳。①"猪大肠"：指防己药材常屈曲不直，有深陷横沟而成结节状瘤块样，形如猪大肠。②"蜘蛛网纹"：指防己（粉防己）药材横断面的特殊网纹，木质部维管束呈稀疏的放射状排列，导管旁有纤维及薄壁细胞均木化，形如蜘蛛网。

【性味归经】 苦、辛，寒。归膀胱、肾、脾经。

【功效主治】 祛风湿，止痛，利水。主治：①风湿痹痛，尤以热痹效佳。②水肿、腹水、脚气浮肿、小便不利。

【配伍应用】 ①防己配木瓜：适用于风湿侵袭之筋骨酸痛、足膝无力、肌肉挛缩疼痛、关节肿胀不利。②防己配桂枝：适用于湿痹、水肿、脚气等。③防己配黄芪：适用于风水和风湿之脉浮身重、汗出恶风、小便不利、湿痹、肢体麻木沉重。

【药理作用】 本品有抗炎、镇痛、免疫抑制、抗肿瘤及心血管保护等作用。

【用法用量】 内服：煎汤，5~10g；或入丸散。

【使用注意】 本品苦寒伤胃，故内服不宜大量，脾胃虚寒、食欲不振、阴虚及无湿热者忌服。

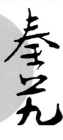

中药高清原大图谱

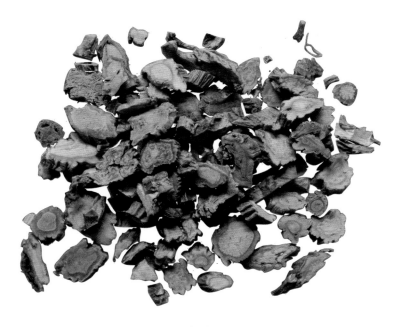

秦艽

【第四章 祛风湿药】

【来源产地】龙胆科植物秦艽 *Gentiana macrophylla Pall.*、粗茎秦艽 *G. crassicaulis* Duthie ex Burk.、麻花秦艽 *G. straminea* Maxim 或小秦艽 *G. dahurica* Fisch. 的干燥根，分别习称"秦艽""麻花艽""小秦艽"。主产于宁夏、甘肃、青海、四川、陕西。

【采收加工】春、秋二季采挖,除去泥沙,秦艽和麻花艽晒软,堆置"发汗"至表面呈红黄色或灰黄色时,摊开晒干,或不经"发汗",直接晒干;小秦艽趁鲜时搓去黑皮,晒干。切厚片。

【经验鉴别】以色棕黄、气味浓厚者为佳。

【性味归经】苦、辛,微寒。归胃、肝、胆经。

【功效主治】祛风湿,舒筋络,清虚热,利湿退黄。主治:①风湿热痹、风寒湿痹、表证夹湿。②骨蒸潮热。③湿热黄疸。

【配伍应用】①秦艽配鳖甲:适用于虚劳潮热、骨蒸盗汗。②秦艽配地骨皮:适用于温病余邪不尽、邪伏阴分、骨蒸潮热。③秦艽配天麻:适用于风湿痹证、关节疼痛及中风手足不遂或麻木。

【药理作用】本品有抗炎、镇痛、降压和保肝等作用。

【用法用量】内服:煎汤,5~10g;或入丸散。外用:适量,研末敷。

【使用注意】本品微寒而无补虚之功,故久病虚赢,溲多、便溏者慎服。

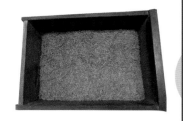

Xuchangqing

Cynanchi Paniculati Radix et Rhizoma

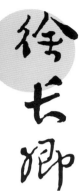

徐长卿

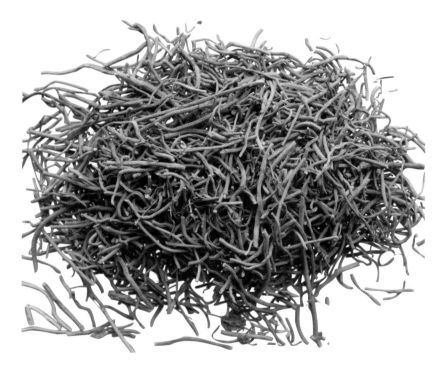

徐长卿

【来源产地】萝藦科植物徐长卿 *Cynanchum paniculatum* (Bge.) Kitag. 的干燥根及根茎。主产于江苏、浙江、安徽、山东、湖北、河南。

【采收加工】秋季采挖，除去杂质，阴干。切段。

【经验鉴别】以气香浓者为佳。

【性味归经】辛，温。归肝、胃经。

【功效主治】祛风止痛，活血通络，止痒，解蛇毒。主治：①风湿痹痛、脘腹痛、牙痛、术后痛、癌肿痛。②跌打肿痛。③风疹、湿疹、顽癣。④毒蛇咬伤。

【配伍应用】①徐长卿配威灵仙：适用于风湿痹痛、脘腹疼痛、痛经、跌打伤痛及牙痛等。②徐长卿配当归：适用于风湿寒痹、脘腹寒痛、经来腹痛等。

【药理作用】本品有抗炎、镇痛、免疫调节、松弛胃肠道平滑肌及改善心肌代谢等作用。

【用法用量】内服：煎汤，3~10g，不宜久煎；散剂，1.5~3g；或浸酒。外用：适量，研末敷或煎汤熏洗。

【使用注意】本品气味芳香，入煎剂不宜久煎。体弱者慎服。

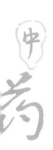

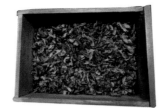

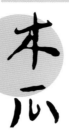

木瓜

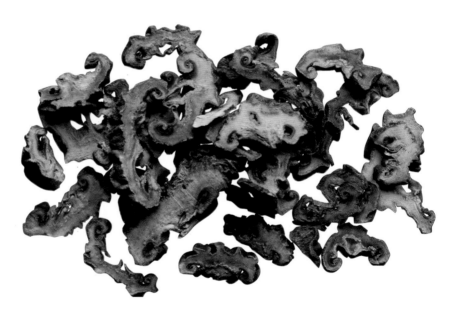

木瓜

【来源产地】蔷薇科植物贴梗海棠 *Chaenomeles speciosa* (Sweet) Nakai 的干燥近成熟果实。习称"皱皮木瓜"。主产于安徽、湖北、四川、浙江。

【采收加工】夏、秋二季果实绿黄时采收,置沸水中烫至外皮灰白色,对半纵剖,晒干。切薄片。

【经验鉴别】以外皮抽皱、肉厚、色紫红、味酸者为佳。

【性味归经】酸,温。归肝、脾经。

【功效主治】舒筋活络,化湿和中,生津开胃。主治:①风湿痹痛、筋脉拘挛、脚气肿痛。②湿浊中阻所致吐泻转筋。③消化不良。

【配伍应用】①木瓜配吴茱萸:适用于寒湿内侵、霍乱吐泻转筋、下肢痿软无力、疝气腹痛等。②木瓜配秦艽:适用于风湿痹痛、筋脉挛急。③木瓜配薏苡仁:适用于湿滞经络之脚气浮肿,夏日伤湿之呕吐、腹痛腹泻等。

【药理作用】本品有镇痛、抗炎、保肝、抗肿瘤、松弛胃肠道平滑肌及抑菌等作用。

【用法用量】内服:煎汤,6~12g;或入丸散、浸酒。外用:适量,煎汤熏洗。

【使用注意】本品酸温,故阴虚腰膝酸痛及胃酸过多者忌服。

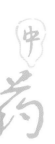

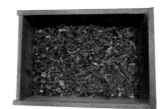

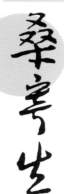

桑寄生

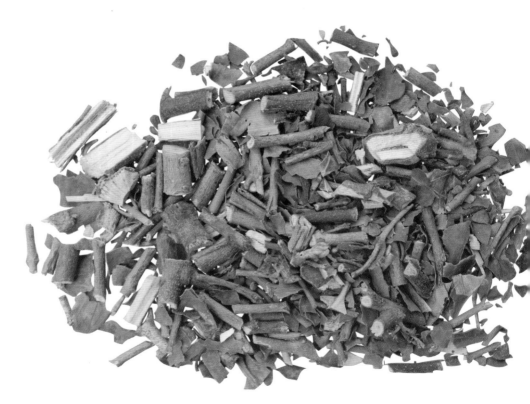

桑寄生

【来源产地】桑寄生科植物桑寄生 *Taxillus chinensis* (DC.) Danser 的干燥带叶茎枝。主产于广东、广西、福建。

【采收加工】冬季至次春采割，除去粗茎，切段，干燥，或蒸后干燥。

【经验鉴别】以枝细嫩、叶多者为佳。

【性味归经】苦、甘，平。归肝、肾经。

【功效主治】祛风湿，补肝肾，强筋骨，安胎。主治：①风湿痹证、腰膝酸痛。②肝肾虚损及冲任不固所致胎漏、胎动不安。

【配伍应用】①桑寄生配秦艽：适用于肝肾不足或风寒湿痹所致的腰膝软弱、筋骨疼痛等。②桑寄生配天麻：适用于肝肾阳虚、肝阳上亢所致的头晕头痛。③桑寄生配牛膝：适用于肝肾亏虚、血虚血滞之腰膝痿软、两足无力、肌肤麻木不仁等。

【药理作用】本品有镇痛、抗炎、降血脂及抗肿瘤等作用。

【用法用量】内服：煎汤，9~15g；或入丸散，或浸酒。

Wujiapi

Acanthopanacis Cortex

五加皮

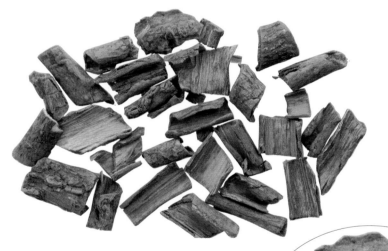

五加皮

【来源产地】 五加科植物细柱五加 *Acanthopanax gracilistylus* W. W. Smith 的干燥根皮。主产于湖北、河南、四川、湖南、安徽。

【采收加工】 夏、秋二季采挖根部，洗净，剥取根皮，晒干。

【经验鉴别】 以皮厚、切面色灰白者为佳。

【性味归经】 辛、苦、微甘，温。归肝、肾经。

【功效主治】 祛风湿，补肝肾，强筋骨，利水。主治：①风湿痹痛、四肢拘挛。②肝肾不足所致腰膝软弱、小儿行迟。③水肿、脚气浮肿。

【配伍应用】 ①五加皮配威灵仙：适用于肝肾不足之筋骨痿软、屈伸不利。②五加皮配杜仲：适用于肝肾亏虚或兼风寒湿所致的腰痛及关节酸软疼痛等。③五加皮配茯苓皮：适用于水湿内盛所致的下肢水肿或一身悉肿、小便不利等。

【药理作用】 本品有抗炎、调节免疫功能、镇痛、镇静、抗疲劳、抗应激及降低血糖等作用。

【用法用量】 内服：煎汤，5~10g；或入丸散、浸酒。

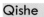

Qishe

Agkistrodon

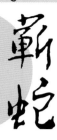

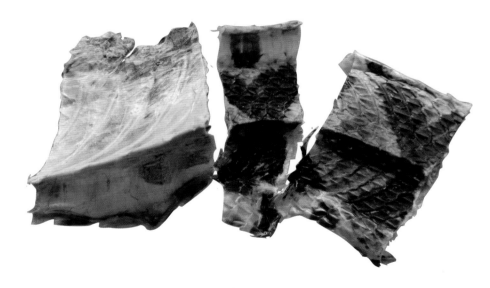

蕲蛇

【来源产地】 蝰科动物五步蛇 *Agkistrodon acutus* (Güenther) 去除内脏的干燥体。主产于江西、浙江、福建、湖南、广东。

【采收加工】 多于夏、秋二季捕捉，剖开蛇腹，除去内脏，洗净，用竹片撑开腹部，盘成圆盘状，干燥后拆除竹片。去头、鳞，切成寸段。

【经验鉴别】 以花纹斑块明显者为佳。①"念珠斑"：专指蕲蛇白色腹部上杂有多数黑色类圆形斑点，又称"连珠斑"。②"方胜纹"：指在蕲蛇背部两侧各有黑褐色与浅棕色组成的"V"大斑纹 17~24 个，其斑纹顶端在背中线上相接，形似古代书生的方胜帽形状。③"龙头虎口"：指蕲蛇头部呈三角形而扁平，鼻尖端向上，口较宽大，犹如龙头虎口，又称"翘鼻头""反鼻"。④"佛指甲"：指蕲蛇尾部渐细，末端呈扁三角形，角质而硬，形如佛之指甲。

【性味归经】 甘、咸，温。有毒。归肝经。

【功效主治】 祛风通络，定惊止痉。主治：①风湿痹痛、筋脉拘挛。②中风半身不遂、口眼歪斜、肢体麻木。③破伤风、急惊风、慢惊风。④麻风、顽癣、皮肤瘙痒。

【配伍应用】 ①蕲蛇配防风：适用于风湿顽痹、肢节疼痛、经脉拘挛，以及中风口眼歪斜半身不遂、麻木不仁。②蕲蛇配蜈蚣：适用于小儿惊风、破伤风所致的项背强急、经脉拘挛，以及顽痹日久不愈、关节疼痛明显或腰脊拘急疼痛。③蕲蛇配全蝎：适用于顽痹关节肿痛、肢体麻木，以及破伤风、惊风所致的四肢抽搐，风中经络所致的口眼歪斜、半身不遂。

【药理作用】 本品有抗炎、抗血栓等作用。

【用法用量】 内服：煎汤，3~10g；研末，1~1.5g。亦可泡酒服。

【使用注意】 本品性温，故阴虚血热者慎服。

Xixiancao

Siegesbeckiae Herba

豨莶草

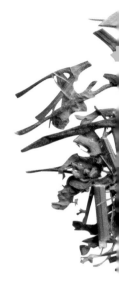

【来源产地】 菊科植物豨莶 *Siegesbeckia orientalis* L.、
腺梗豨莶 *S. pubescens* Makino 或毛梗豨
莶 *S. glabrescens* Makino 的干燥地上部
分。全国大部分地区均产。

【采收加工】 夏、秋二季开花前及花期均可采割，除
去杂质，晒干。切段。

【经验鉴别】 以叶多、质嫩、色灰绿者为佳。

【性味归经】 苦、辛，寒。归肝、肾经。

【功效主治】 祛风湿，通经络，清热解毒，降血压。主治：①风湿痹痛、
肢体麻木。②中风手足不遂。③痈肿疮毒、湿疹瘙痒。
④高血压病。

【配伍应用】 ①豨莶草配威灵仙：适用于风寒湿痹所致的筋骨疼痛、
四肢麻木。②豨莶草配当归：适用于风寒湿痹、郁久
化热而致的关节肿痛发热、屈伸不利。③豨莶草配臭
梧桐：适用于风湿痹痛、肢体麻木、腰膝酸痛、骨节
疼痛、屈伸不利。

中

药

高清原大图谱

【第四章 祛风湿药】

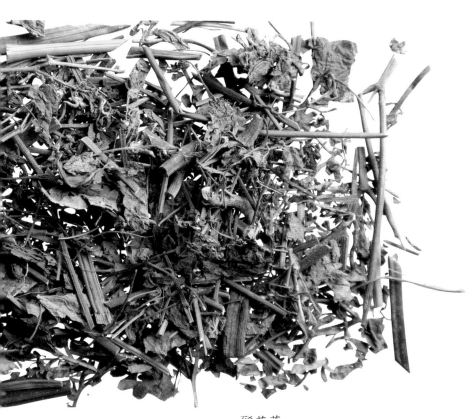

豨莶草

【药理作用】本品有抗炎、镇痛、免疫抑制、抗血栓及抗病原体等作用。

【用法用量】内服：煎汤，10~15g；或入丸散。外用：适量，捣敷。治风寒湿痹宜制用；治热痹、痈肿、湿疹宜生用。

【使用注意】生用或大剂量用易致呕吐，故内服不宜过量。

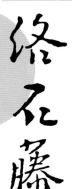

络石藤

中
药

高
清
原
大
图
谱

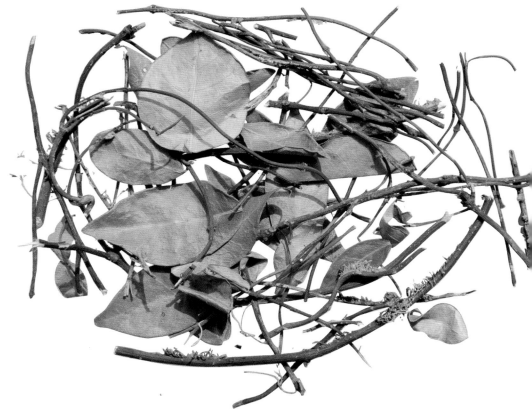

络石藤

第
四
章

祛
风
湿
药

【来源产地】夹竹桃科植物络石 *Trachelospermum jasminoides* (Lindl.) Lem. 的干燥带叶藤茎。主产于江苏、安徽、浙江、江西、湖北。

【采收加工】冬季至次春采割，除去杂质，干燥。

【经验鉴别】以叶多、色绿者为佳。

【性味归经】苦，微寒。归心、肝经。

【功效主治】祛风通络，凉血消肿。主治：①风湿痹痛、筋脉拘挛。②喉痹、痈肿。

【配伍应用】①络石藤配桑枝：适用于风湿痹痛、肢体麻木、筋脉拘挛、关节屈伸不利。②络石藤配海风藤：适用于风湿所致的关节屈伸不利、静脉拘挛。

【药理作用】本品有抗炎、镇痛、镇静、催眠、抗疲劳及抗肿瘤等作用。

【用法用量】内服：煎汤，6~15g；入丸散、浸酒。外用：适量，捣敷或绞汁涂。

【使用注意】本品苦而微寒，故阳虚畏寒、脾虚便溏者忌服。

Sangzhi

Mori Ramulus

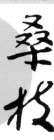

桑枝

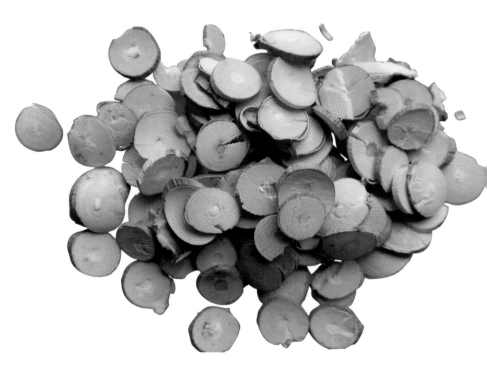

桑枝

【来源产地】桑科植物桑 *Morus alba* L. 的干燥嫩枝。主产于安徽、浙江、江苏、四川。

【采收加工】春末夏初采收，去叶，晒干，或趁鲜切片，晒干。

【经验鉴别】以质嫩、切面黄白色者为佳。

【性味归经】苦，平。归肝经。

【功效主治】祛风通络，利水。主治：①风湿痹痛。②水肿、脚气浮肿。

【配伍应用】①桑枝配桑寄生：适用于风湿痹症所致腰腿酸痛、关节屈伸不利、筋骨疼痛。②桑枝配防己：适用于风湿所致的四肢拘挛、麻木疼痛。③桑枝配鸡血藤：适用于风湿兼有血瘀之四肢筋骨疼痛。

【药理作用】本品有抗炎、镇痛、降血压、降血脂等作用。

【用法用量】内服：煎汤，10~30g；或入丸散。外用：适量，煎汤熏洗。

Chuanwu

Aconiti Radix

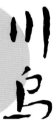

川乌

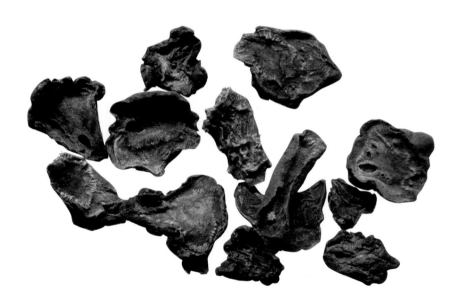

制川乌

【来源产地】毛茛科植物乌头 *Aconitum carmichaelii* Debx. 的干燥母根。主产于四川、陕西、云南。

【采收加工】6月下旬至8月上旬采挖,除去子根、须根及泥沙,晒干。用水浸泡至内无干心,取出,加水煮沸4~6小时(或蒸6~8小时)至大个切开内无白心,口尝微有麻舌感时,取出,晾至六成干,切片,干燥。

【经验鉴别】制川乌以质脆、断面有光泽、微有麻舌感者为佳。"乌鸦头":指川乌、草乌的根形似乌鸦的头部。

【性味归经】辛、苦,热。有大毒。归心、肝、肾、脾经。

【功效主治】祛风除湿,散寒止痛。主治:①风寒湿痹、寒湿头痛。②心腹冷痛、寒疝腹痛。③局部麻醉(外用)。

【配伍应用】①制川乌配麻黄:适用于寒湿痹痛,其疼痛剧烈遇寒更甚,局部冷痛。②制川乌配当归:适用于风寒湿痹疼痛、心腹冷痛、胸痹疼痛。③制川乌配石膏:适用于表里寒热互结之痹证。

【药理作用】本品有抗炎、镇痛及免疫抑制等作用。

【用法用量】内服:煎汤,1.5~3g;或入丸散。宜炮制后用,入汤剂应先煎30~60分钟,以减低毒性。

【使用注意】本品性热有毒,故孕妇忌服,不宜过量或久服。反半夏、瓜蒌、天花粉、川贝母、浙贝母、白蔹、白及,畏犀角,均不宜同用。酒浸毒性强,故不宜浸酒饮用。

中药

高清原大图谱

Qiannianjian

Homalomenae Rhizoma

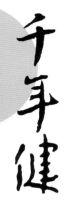

千年健

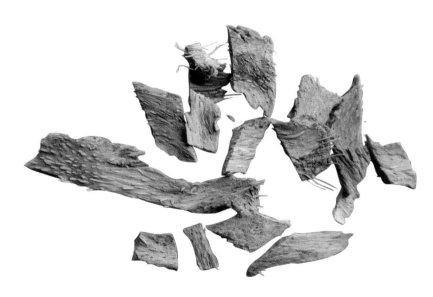

千年健

【第四章 祛风湿药】

【来源产地】天南星科植物千年健 *Homalomena occulta* (Lour.) Schott 的干燥根茎。主产于广西、云南。

【采收加工】春、秋二季采挖，洗净，除去外皮，晒干。

【经验鉴别】以切面棕红色、香气浓者为佳。"一包针"：指千年健药材内有许多黄色纤维束，折断后纤维束多而明显，且参差不齐、外露如针。

【性味归经】苦、辛，温。归肝、肾经。

【功效主治】祛风湿，强筋骨。主治：风寒湿痹、腰膝冷痛、下肢拘挛麻木。

【配伍应用】千年健配地枫皮：适用于风湿痹痛、腰膝冷痛、下肢拘挛麻木。

【药理作用】本品有抗炎、镇痛、抗凝血及强筋健骨等作用。

【用法用量】内服：煎汤，5~10g；或酒浸、入丸散。外用：适量，研末敷。

【使用注意】阴虚内热者慎服。

Qingfengteng

Sinomenii Caulis

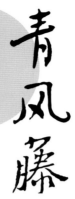

青风藤

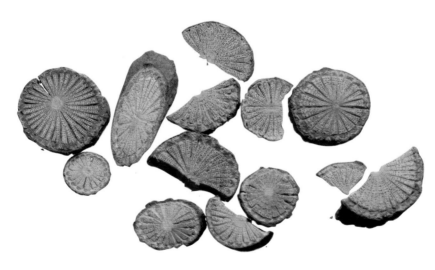

青风藤

【来源产地】 防己科植物青藤 *Sinomenium acutum* (Thunb.) Rehd. et Wils. 或毛青藤 *S. acutum* (Thunb.) Rehd. et Wils. var. *cinereum* Rehd. et Wils. 的干燥藤茎。主产于浙江、江苏、湖北、湖南。

【采收加工】 秋末冬初采割，扎把或切长段，晒干。切厚片。

【经验鉴别】 以外皮色绿褐、切面放射状纹理明显者为佳。"车轮纹"：指药材断面木质部射线呈均匀的放射状排列，古文亦称之为"车辐"。

【性味归经】 苦、辛，平。归肝、脾经。

【功效主治】 祛风湿，通经络，利小便。主治：①风湿痹痛、关节肿胀、拘挛麻木。②脚气浮肿。

【配伍应用】 青风藤配海风藤：适用于风寒湿痹、肢体酸痛麻木、关节不利、筋脉拘挛。

【药理作用】 本品有镇痛、镇咳、抗炎、镇静、抗惊厥、抗心律失常和降压等作用。

【用法用量】 内服：煎汤，6~12g；入丸散、浸酒。外用：适量，煎汤熏洗。

Sigualuo

Luffae Fructus Retinervus

丝瓜络

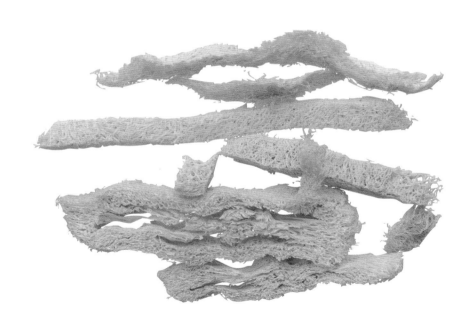

丝瓜络

【来源产地】葫芦科植物丝瓜 *Luffa cylindrica* (L.) Roem. 的干燥成熟果实的维管束。全国各地均产。

【采收加工】夏、秋二季果实成熟、果皮变黄、内部干枯时采摘，除去外皮及果肉，洗净，晒干，除去种子。切段。

【经验鉴别】以经络细、坚韧、色淡黄白色者为佳。

【性味归经】甘，平。归肺、胃、肝经。

【功效主治】祛风通络，化痰解毒。主治：①风湿痹痛、拘挛麻木。②咳嗽胸痛、胸痹疼痛、肝郁胸胁胀痛。③乳痈肿痛、疮肿。

【配伍应用】①丝瓜络配桑枝：适用于风湿痹痛或风湿入络之胸胁疼痛。②丝瓜络配瓜蒌：适用于胸痹胸痛、胸胁疼痛、肺热痰咳、乳痈肿痛。③丝瓜络配蒲公英：适用于乳痈肿痛。

【药理作用】本品有抗炎、镇痛、镇静、止咳及降血脂等作用。

【用法用量】内服：煎汤，6~10g，大剂量可用至60g。外用：适量，煅后研末调敷。

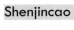

Shenjincao
Lycopodii Herba

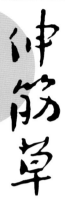

伸筋草

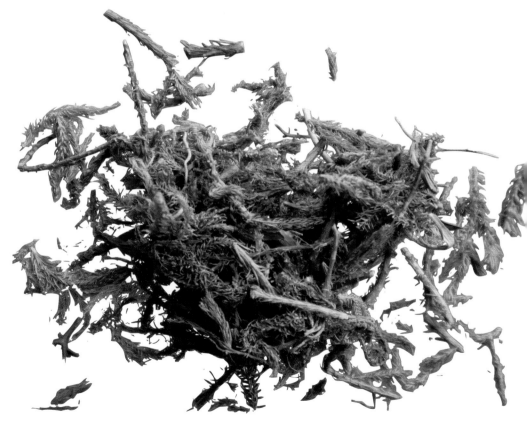

伸筋草

【来源产地】 石松科植物石松 *Lycopodium japonicum* Thunb. 的干燥全草。主产于浙江、湖北、江苏。

【采收加工】 夏、秋二季茎叶茂盛时采收，除去杂质，晒干。切段。

【经验鉴别】 以色黄绿者为佳。

【性味归经】 苦、辛，温。归肝、脾、肾经。

【功效主治】 祛风除湿，舒筋活络。主治：①风湿痹痛、关节酸痛、屈伸不利。②跌打损伤。

【配伍应用】 ①伸筋草配木瓜：适用于风寒湿痹、关节屈伸不利或腿足转筋。②伸筋草配桑枝：适用于风湿痹痛、筋脉拘急、跌打损伤。③伸筋草配鸡血藤：适用于年老或血虚感受风湿所致的肢体麻木不仁或关节肿痛等。

【药理作用】 本品有抗炎、镇痛、调节免疫、镇静等作用。

【用法用量】 内服：煎汤，6~15g；或入丸散、浸酒。外用：适量，研末敷。

【使用注意】 本品能舒筋活血，故孕妇及月经过多者慎服。

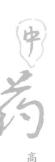

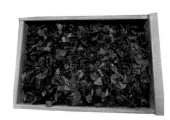

Luxiancao

Pyrolae Herba

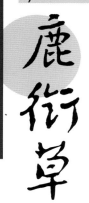

鹿衔草

【来源产地】鹿蹄草科植物鹿蹄草 *Pyrola calliantha* H. Andres 或普通鹿蹄草 *P. decorata* H. Andres 的干燥全草。主产于浙江、河南、甘肃、陕西、安徽。

【采收加工】全年均可采挖，除去杂质，晒至叶片较软时，堆置至叶片紫褐色，晒干。切段。

【经验鉴别】以紫红色或紫褐色者为佳。

【性味归经】苦、甘，平。归肝、肾、肺经。

【功效主治】祛风湿，强筋骨，调经止血，补肺止咳。主治：①风湿痹痛、腰膝酸软。②崩漏经多、白带不止。③肺虚久咳、肺痨咯血。④劳伤吐血、外伤出血。

【配伍应用】①鹿衔草配骨碎补：适用于风湿痹痛、腰膝酸软无力。②鹿衔草配白芍：适用于肝肾不足、冲任不固所致的妇科出血。③鹿衔草配马鞭草：适用于月经量多、崩漏、经断复来、产后恶露不绝等属湿热或有瘀热者。

【药理作用】本品有保护心肌、抗菌、消炎、中枢神经抑制、镇咳等作用。

【用法用量】内服：煎汤，10~30g；或入丸散。外用：适量，研末敷，或鲜品捣敷。

【使用注意】阴虚火旺者慎用。

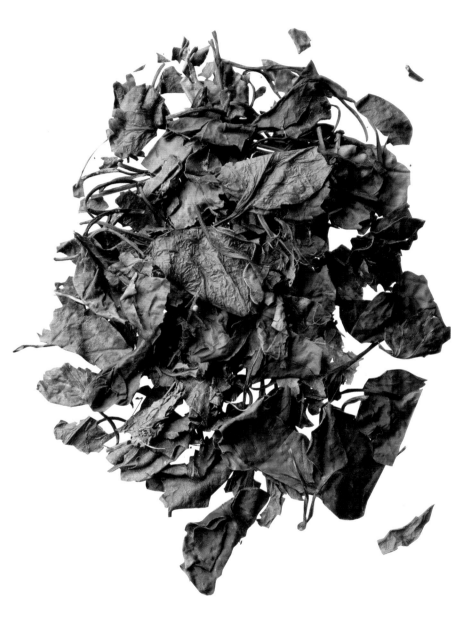

鹿衔草

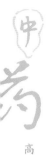

Wushaoshe

Zaocys

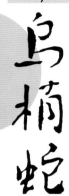

乌梢蛇

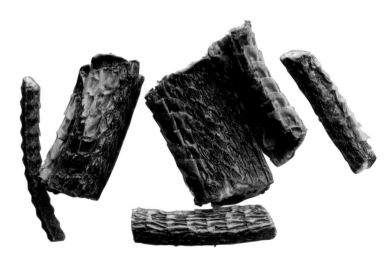

酒乌梢蛇

【来源产地】游蛇科动物乌梢蛇 *Zaocys dhumnades* (Cantor) 的干燥体。主产于山东、江苏、江西、浙江。

【采收加工】多于夏、秋二季捕捉，剖开腹部或先剥皮留头尾，除去内脏，盘成圆盘状，干燥。切寸段。

【经验鉴别】以皮黑褐色、肉黄白色、脊背有棱者为佳。①"剑脊"：指乌梢蛇的脊部高耸，如剑之锋。②"铁线尾"：指乌梢蛇的蛇尾呈灰褐色或暗黄色，细而长，如铁线（铁丝）。

【性味归经】甘，平。归肝经。

【功效主治】祛风通络，定惊止痉。主治：①风湿痹痛、筋脉拘挛。②中风半身不遂、口眼歪斜、肢体麻木。③破伤风、急慢惊风。④麻风、顽癣、皮肤瘙痒。

【配伍应用】①乌梢蛇配全蝎：适用于小儿惊痫、风痰所致的筋脉挛急及破伤风抽搐等。②乌梢蛇配蝉蜕：适用于瘾疹、皮肤瘙痒、疥癣等。

【药理作用】本品有抗炎、镇痛、镇静及免疫调节等作用。

【用法用量】内服：煎汤，9~12g；研末，每次 2~3g；或泡酒。

【使用注意】血虚生风者慎服。

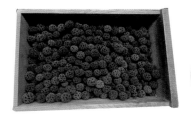

Lulutong

Liquidambaris Fructus

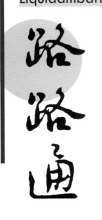

路路通

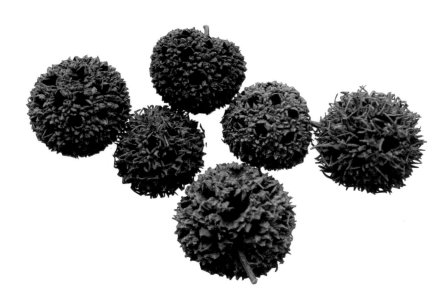

路路通

【来源产地】金缕梅科植物枫香树 *Liquidambar formosana* Hance 的干燥成熟果序。主产于江苏、浙江、安徽、福建、江西。

【采收加工】冬季果实成熟后采收，除去杂质，干燥。

【经验鉴别】以个大、色灰棕、无果梗者为佳。

【性味归经】辛、苦，平。归肝、胃、膀胱经。

【功效主治】祛风活络，利水，通经下乳，止痒。主治：①风湿痹痛、肢麻拘挛、跌打损伤。②水肿、小便不利。③经闭、乳房胀痛、乳汁不下。④风疹瘙痒。

【配伍应用】①路路通配益母草：适用于血滞痛经、经行不畅、经闭、产后腹痛等。②路路通配茯苓：适用于水肿、小便不利。③路路通配伸筋草：适用于风湿痹痛、麻木、肢体拘挛。

【药理作用】本品有抗炎、镇痛等作用。

【用法用量】内服：煎汤，5~10g；或入丸散。外用：适量，研末撒。也可烧烟嗅气。

【使用注意】本品能通经下乳，故孕妇及月经过多者慎服。

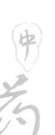

Chuanshanlong

Dioscoreae Nipponicae Rhizoma

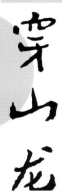

穿山龙

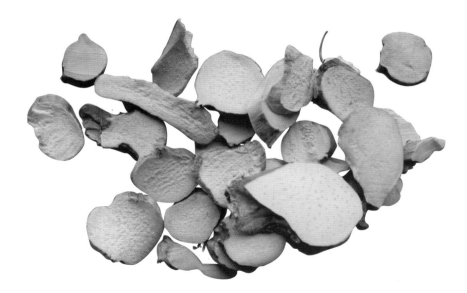

穿山龙

【来源产地】薯蓣科植物穿龙薯蓣 *Dioscorea nipponica* Makino 的干燥根茎。全国大部分地区均产。

【采收加工】春、秋二季采挖，洗净，除去须根及外皮，晒干。切厚片。

【经验鉴别】以切面白色者为佳。

【性味归经】苦、辛，平。归肝、肺经。

【功效主治】祛风除湿，活血通络，化痰止咳。主治：①风湿痹痛、跌打伤肿。②咳嗽痰多。③经闭、疮肿。

【配伍应用】①穿山龙配延胡索：适用于闪腰岔气、跌打损伤、瘀血作痛。②穿山龙配人参：适用于心气不足、心脉瘀阻之胸痹心痛、心悸气短、头晕胸闷。③穿山龙配黄芩：适用于肺热咳嗽、痰多黄稠者。

【药理作用】本品有抗炎、镇痛、心血管保护、镇咳平喘、祛痰及抗肿瘤等作用。

【用法用量】内服：煎汤，6~10g，鲜品 30~45g；或入丸散、浸酒。外用：适量，熬膏涂敷，煎汤熏洗，鲜品捣敷。

【使用注意】本品活血通经，故妇女月经期及妊娠期慎服。

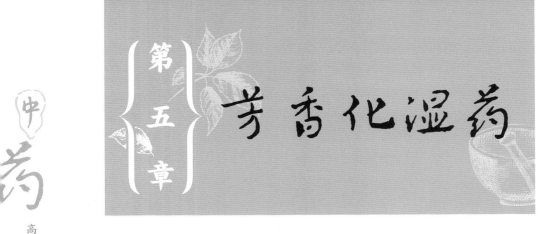

第五章 芳香化湿药

中药高清原大图谱

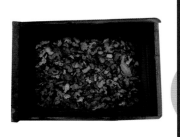

苍术

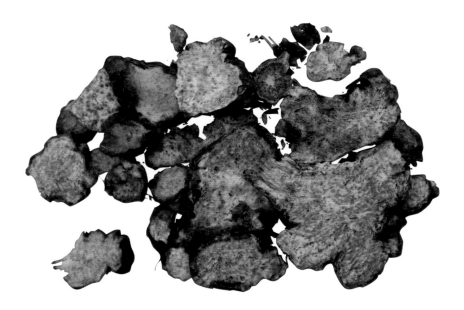

苍术

【来源产地】 菊科植物茅苍术 *Atractylodes lancea* (Thunb.) DC. 或北苍术 *A. chinensis* (DC.) Koidz. 的干燥根茎。主产于江苏、河南、河北、山西、陕西。

【采收加工】 春、秋二季采挖，除去泥沙，晒干，撞去须根。切厚片。

【经验鉴别】 以切面朱砂点多、香气浓者为佳。①"朱砂点"：指药材平整切面上可见散在的色如朱砂的麻点，主要是油室及其分泌物。②"起霜"：指苍术切面放置稍久后折出的白色细针状结晶（为苍术醇和 β - 桉油醇的混合物），又称为"白毛"。

【性味归经】 辛、苦，温。归脾、胃经。

【功效主治】 燥湿健脾，祛风湿，发汗，明目。主治：①温阻中焦证、痰饮、水肿。②风寒湿痹、表证夹湿。③湿盛脚气、痿证。④夜盲、眼目昏涩。

【配伍应用】 ①苍术配羌活：适用于风寒表证夹湿者。②苍术配厚朴：适用于湿滞中焦、脘腹胀满。③苍术配香附：适用于情志不遂、六郁为患所致的脘腹痞满、呕吐吞酸、胁胀腹痛等。

【药理作用】 本品有调节胃肠道功能和抗溃疡、抗病原微生物、改善糖尿病、保肝、镇痛等作用。

【用法用量】 内服：煎汤，3~10g；或入丸散。外用：适量，烧烟熏。炒用燥性减弱。

【使用注意】 本品辛苦温燥，故阴虚内热、气虚多汗者忌服。

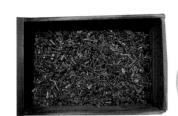

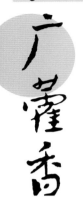

广藿香

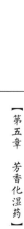

中药

高清原大图谱

【来源产地】 唇形科植物广藿香 *Pogostemon cablin* (Blanco) Benth. 的干燥地上部分。主产于广东、海南。

【采收加工】 枝叶茂盛时采割，日晒夜闷，反复至干。切段。

【经验鉴别】 以叶多、香气浓者为佳。

【性味归经】 辛，微温。归脾、胃、肺经。

【功效主治】 化湿，止呕，发表解暑。主治：①湿阻中焦证。②阴寒闭暑、暑湿证、湿温初起。③呕吐，湿浊中阻者尤宜。

【配伍应用】 ①广藿香配滑石：适用于脾虚湿盛之呕吐泄泻。②广藿香配佩兰：适用于夏令伤暑、湿浊中阻之胸闷、痞满、呕恶，以及湿热间杂之脘腹胀满、恶心欲吐诸证。③广藿香配砂仁：适用于妊娠呕吐及气滞脘闷之胃纳不佳。

【药理作用】 本品有调节胃肠道功能、抗菌、止咳、祛痰、平喘、抗炎、镇痛等作用。

【用法用量】 内服：煎汤，3~10g，鲜品加倍，不宜久煎；或入丸散；或泡茶饮。

【使用注意】 本品芳香温散，有伤阴助火之虞，故阴虚火旺者忌服。

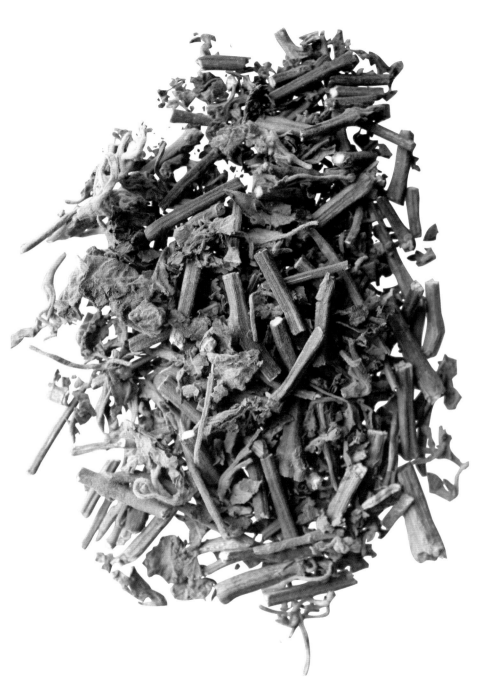

广藿香

Sharen

Amomi Fructus

砂仁

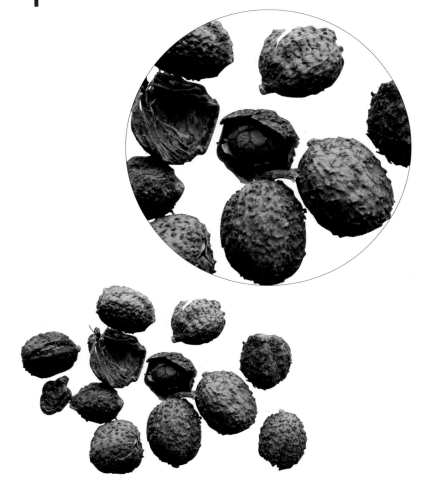

砂仁

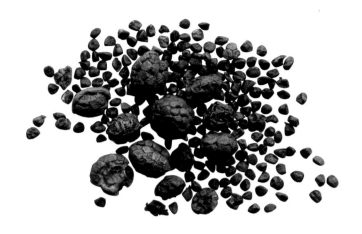

姜制砂仁米

【来源产地】姜科植物阳春砂 *Amomum villosum* Lour.、绿壳砂 *A. villosum* Lour. var. *xanthioides* T. L. Wu et Senjen 或海南砂 *A. longiligulare* T. L. Wu 的干燥成熟果实。主产于广东、云南、广西、福建、海南。

【采收加工】夏、秋二季果实成熟时采收，晒干或低温干燥。用时捣碎。

【经验鉴别】以个大、色综、仁饱满、气味浓者为佳。

【性味归经】辛，温。归脾、胃经。

【功效主治】化湿行气，温中止泻，安胎。主治：①湿阻中焦证。②脾胃气滞证。③脾胃虚寒吐泻。④妊娠恶阻、气滞胎动不安。

【配伍应用】①砂仁配厚朴：适用于气滞或湿郁之腹痛胀满。②砂仁配桑寄生：适用于胎动不安之腰坠痛、腹胀满者。③砂仁配木香：适用于气滞脘腹胀痛、消化不良。

【药理作用】本品有调节胃肠功能、抗炎、镇痛等作用。

【用法用量】内服：煎汤，3~6g，打碎后下；或入丸散。

【使用注意】本品辛香温燥，故阴虚火旺者慎服。

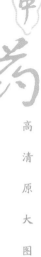
Doukou

Amomi Fructus Rotundus

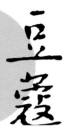

豆蔻

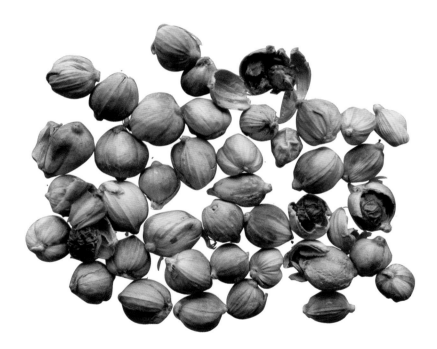

豆蔻

【来源产地】 姜科植物白豆蔻 *Amomum kravanh* Pierre ex Gagnep. 或爪哇白豆蔻 *A. compactum* Soland ex Maton 的干燥成熟果实。习称"原豆蔻"或"印尼白蔻"。原豆蔻主产于柬埔寨、泰国，印尼白蔻主产于印度尼西亚爪哇。

【采收加工】 夏末秋初果实成熟时采收，晒干或低温干燥。用时捣碎。

【经验鉴别】 以粒大、饱满、果皮薄而完整、气味浓者为佳。

【性味归经】 辛，温。归肺、脾、胃经。

【功效主治】 化湿行气，温中止呕。主治：①湿阻中焦证。②脾胃气滞证。③胃寒呕吐。

【配伍应用】 ①豆蔻配丁香：适用于寒凝气滞所致的胃脘疼痛、呕吐呃逆等。②豆蔻配陈皮：适用于脾胃虚弱、湿浊郁滞的胸腹满闷、泛恶纳呆、吐泻等。③豆蔻配苦杏仁：适用于温湿初起、胸闷不饥、头痛身重、午后身热、苔白腻者。

【药理作用】 本品有健胃、镇静等作用。

【用法用量】 内服：煎汤，3~6g，打碎后下；或入丸散。

【使用注意】 本品辛香温燥，故火升作呕者忌服。

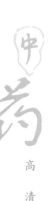

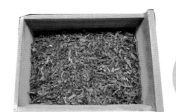

Peilan

Eupatorii Herba

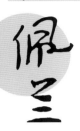

【来源产地】 菊科植物佩兰 *Eupatorium fortunei* Turcz. 的干燥地上部分。主产于江苏、浙江、河北、安徽、山东。

【采收加工】 夏、秋二季分两次采割，除去杂质，晒干。切段。

【经验鉴别】 以质嫩、叶多、色绿、香气浓者为佳。

【性味归经】 辛，平。归脾、胃、肺经。

【功效主治】 化湿，解暑。主治：①湿阻中焦证。②湿热困脾。③暑湿及湿温初起。

【配伍应用】 ①佩兰配黄连：适用于脾胃湿滞的胸闷、消化不良、口苦等。②佩兰配砂仁：适用于湿阻气滞、呕恶不食、脘闷苔腻等。③佩兰配荷叶：适用于暑湿内蕴之发热头胀、脘闷不饥等。

【药理作用】 本品有促消化、抗炎、抗病原微生物等作用。

【用法用量】 内服：煎汤，3~10g，鲜品加倍；或入丸散。外用：适量，装香囊佩戴。

【使用注意】 本品芳香、辛散，故阴虚血燥、气虚者慎服。

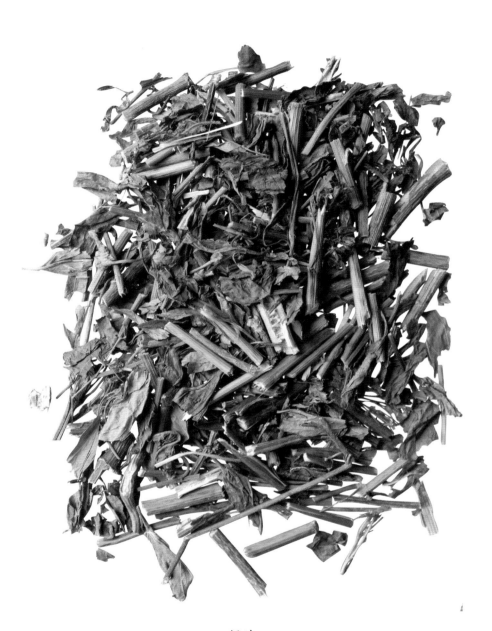

佩兰

Caodoukou

Alpiniae Katsumadai Semen

草豆蔻

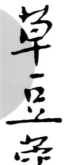

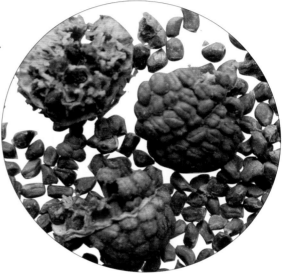

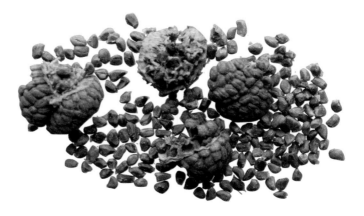

草豆蔻

【来源产地】姜科植物草豆蔻 *Alpinia katsumadai* Hayata 的干燥近成熟种子。主产于海南、广东、广西、云南。

【采收加工】夏、秋二季采收，晒至近干，或用水略烫，晒至半干，除去果皮，取出种子团，晒干。用时捣碎。

【经验鉴别】以类球形、种子饱满、气味浓者为佳。

【性味归经】辛，温。归脾、胃经。

【功效主治】燥湿行气，温中止呕。主治：①寒湿中阻之胀满疼痛。②寒湿中阻之呕吐、泄泻。

【配伍应用】①草豆蔻配吴茱萸：适用于脾胃气滞、寒湿郁阻之腹痛、呕吐。②草豆蔻配高良姜：适用于脾虚气滞、寒湿中阻之食欲不振、脘腹胀满疼痛。③草豆蔻配厚朴：适用于寒湿困脾、气机不畅之脘腹疼痛、呕吐纳呆等。

【药理作用】本品有调节胃肠功能、抗溃疡、抗病原微生物、改善脓毒血症、抗氧化、抗炎等作用。

【用法用量】内服：煎汤，3~6g，打碎后下；或入丸散。

【使用注意】本品辛香温燥，故阴虚火旺者忌服。

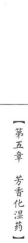

Caoguo

Tsaoko Fructus

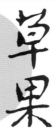

草果

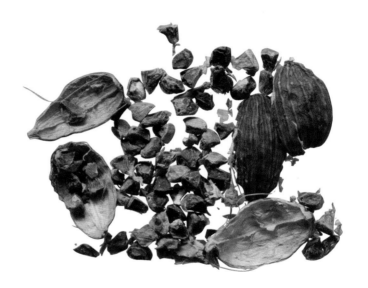

草果

【来源产地】姜科植物草果 *Amomum tsao-ko* Crevost et Lemaire 的干燥成熟果实。主产于云南、广西、贵州。

【采收加工】秋季果实成熟时采收，除去杂质，晒干或低温干燥。

【经验鉴别】以个大、饱满、色红棕、气味浓者为佳。

【性味归经】辛，温。归脾、胃经。

【功效主治】燥湿温中，除痰截疟。主治：①寒湿中阻证。②寒湿偏盛疟疾。

【配伍应用】①草果配槟榔：适用于瘟疫邪伏膜原之憎寒化热、胸闷呕恶、头痛烦躁等。②草果配常山：适用于疟疾反复发作，寒湿内阻、邪伏阴伤之胸胁痞满、食欲不振、神疲倦怠、苔浊腻。③草果配知母：适用于表里不和、乍寒乍热、寒热往来及疟疾。

【药理作用】本品有调节胃肠功能、镇痛、抗病原微生物等作用。

【用法用量】内服：煎汤，3~6g，打碎；或入丸散。

【使用注意】本品温燥伤津，故阴虚火旺者忌服。

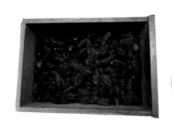

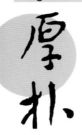

厚朴

【来源产地】 木兰科植物厚朴 *Magnolia officinalis* Rehd. et Wils. 或凹叶厚朴 *M. officinalis* Rehd. et Wils. var. *biloba* Rehd. et Wils. 的干燥干皮、根皮及枝皮。主产于四川、湖北、浙江、江西。

【采收加工】 4~6 月剥取，根皮及枝皮直接阴干；干皮置沸水中微煮后，堆置阴湿处，"发汗"至内表面变紫褐色或棕褐色时，蒸软，取出，卷成筒状，干燥。切丝。

【经验鉴别】 以皮厚、内面色紫棕、油性足、断面有小亮星、气味浓厚者为佳。"亮银星"：指某些药材的一些成分在表面常常析出结晶，在光照下可见点状闪光。

【性味归经】 苦、辛，温。归脾、胃、肺、大肠经。

【功效主治】 燥湿，行气，消积，平喘。主治：①湿阻中焦、脾胃气滞之脘腹胀满。②食积或便秘脘腹胀满。③咳喘痰多。

【配伍应用】 ①厚朴配麻黄：适用于痰饮咳喘。②厚朴配大黄：适用于腹胀便秘。③厚朴配枳壳：适用于气滞食积、脘腹胀满。

【药理作用】 本品有调节胃肠功能、抗病原微生物、抗炎、镇痛等作用。

【用法用量】 内服：煎汤，3~10g；或入丸散。

【使用注意】 本品苦降下气，辛温燥烈，故体虚及孕妇慎服。

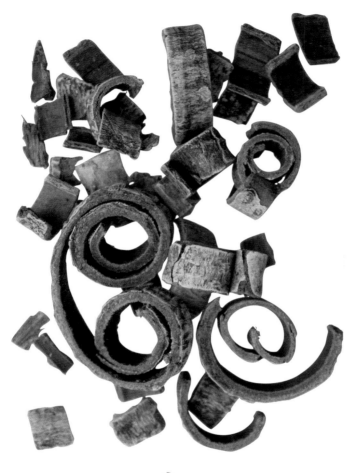

姜厚朴

附：**厚朴花**

　　本品为厚朴或凹叶厚朴的干燥花蕾。味苦，性微温。归脾、胃经。芳香化湿，理气宽中。主治：脾胃湿阻气滞、胸脘痞闷胀满、纳谷不香。内服：煎汤，3~9g。

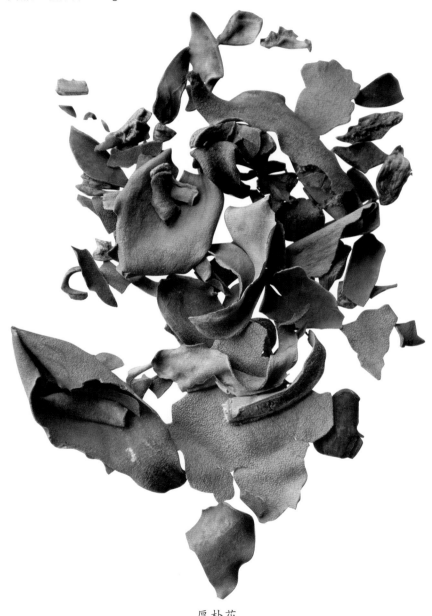

厚朴花

利水渗湿药

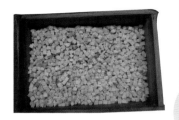

Fuling

Poria

茯苓

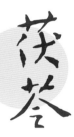

中药

高清原大图谱

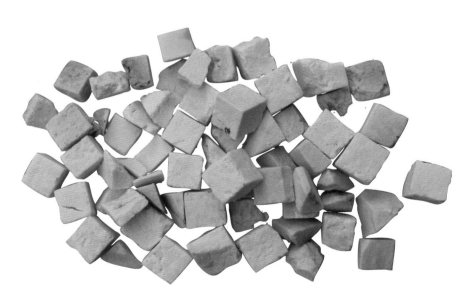

茯苓

【来源产地】多孔菌科真菌茯苓 *Poria cocos* (Schw.) Wolf 的干燥菌核。主产于湖北、云南、安徽、贵州。

【采收加工】多于 7~9 月采挖，挖出后除去泥沙，堆置"发汗"后，摊开晾至表面干燥，再"发汗"，反复数次至现皱纹、内部水分大部散失后，阴干，称为"茯苓个"，或将鲜茯苓按不同部位切制，阴干，分别称为"茯苓皮"或"茯苓块"。

【经验鉴别】以断面白色细腻、粘牙力强者为佳。

【性味归经】甘、淡，平。归脾、心、肾经。

【功效主治】利水渗湿，健脾，安神。主治：①小便不利、水肿、痰饮。②脾虚证，兼便溏或泄泻者尤佳。③心悸、失眠。

【配伍应用】①茯苓配泽泻：适用于水湿停留之水肿、淋浊、小便不利、泄泻。②茯苓配半夏：适用于脾虚湿停、胃失和降之心下痞满、呃逆呕吐、头眩心悸，或咳嗽痰多，或下利便溏等。③茯苓配党参：适用于脾胃虚弱之食少便溏、体倦，脾虚水湿内停之水肿、小便不利、泄泻等。

【药理作用】本品有利尿、增强机体免疫功能、调节胃肠功能、保肝、镇静、抗肿瘤、抗菌等作用。

【用法用量】内服：煎汤，10~15g；或入丸散。既往安神常以朱砂拌用，今则极少用。

【使用注意】本品甘淡渗利，故阴虚而无湿热、虚寒滑精、气虚下陷者慎服。

附：茯苓皮

本品为茯苓的干燥外皮。味甘、淡，性平。归肺、脾、胃经。利水消肿。主治：水肿、小便不利。内服：煎汤，15~30g。

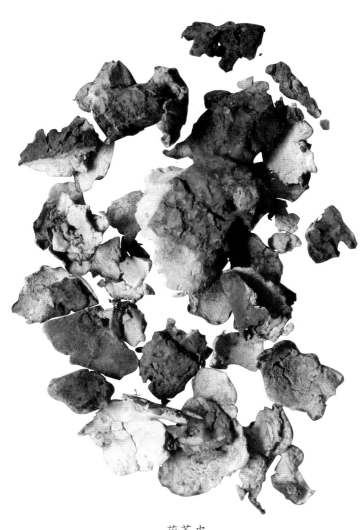

茯苓皮

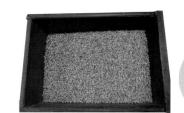

Yiyiren

Coicis Semen

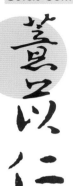

薏苡仁

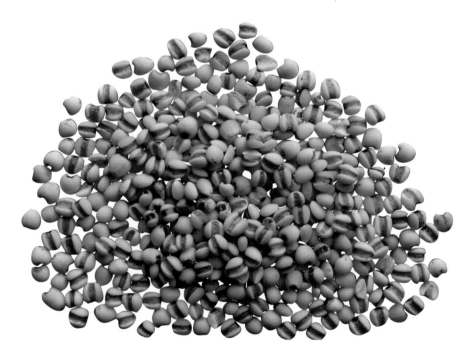

薏苡仁

【来源产地】 禾本科植物薏苡 *Coix lacryma-jobi* L. var. *mayuen* (Roman.) Stapf 的干燥成熟种仁。主产于福建、河北、辽宁、浙江、贵州。

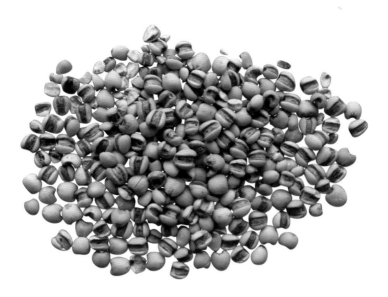

麸炒薏苡仁

【采收加工】秋季果实成熟时采割植株，晒干，打下果实，再晒干，
除去外壳、黄褐色种皮及杂质，收集种仁。

【经验鉴别】以粒大、饱满、色白、完整者为佳。

【性味归经】甘、淡，微寒。归脾、胃、肺经。

【功效主治】利水渗湿，健脾止泻，除痹，清热排脓。主治：①小
便不利、水肿、脚气肿痛。②脾虚泄泻。③湿温病邪
在气分。④湿痹筋脉拘挛。⑤肺痈、肠痈。

【配伍应用】①薏苡仁配冬瓜皮：适用于湿热盛而脾虚之浮肿、小
便短少。②薏苡仁配白术：适用于脾虚湿盛之大便溏泄、
神倦乏力。③薏苡仁配麻黄：适用于风湿在表、一身
尽痛、筋脉不伸之痹症。

【药理作用】本品有调节胃肠道、抗肿瘤、降脂、降糖、镇痛、调
节免疫、雌激素样、抗免疫等作用。

【用法用量】内服：煎汤，9~30g；亦可作羹，煮粥饭食；或入丸散。
清利湿热、除痹排脓宜生用，健脾止泻宜炒用。

【使用注意】本品力缓，宜多服久服。脾虚无湿、大便燥结者及孕
妇慎服。

Zexie

Alismatis Rhizoma

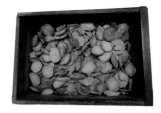

泽泻

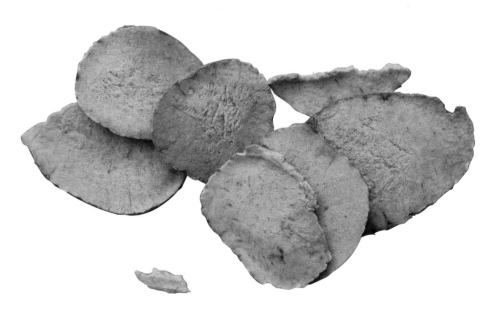

泽泻

【来源产地】 泽泻科植物泽泻 *Alisma orientale* (Sam.) Juzep. 的干燥块茎。主产于福建、四川、江西。

【采收加工】 冬季茎叶开始枯萎时采挖，除去茎叶、须根，削去粗皮，洗净，炕干，或装入竹筐中撞去须根及粗皮，晒干。切厚片。

【经验鉴别】 以切色黄白、粉性足者为佳。"岗纹"：指泽泻块茎表面不规则的横向隆起的环纹，由节和细小突起的须根痕形成。

【性味归经】 甘、淡，寒。归肾、膀胱经。

【功效主治】 利水渗湿，泄热。主治：①小便不利、水肿、淋浊、带下。②湿盛泄泻、痰饮。

【配伍应用】 ①泽泻配白术：适用于脾虚湿停所致的小便不利、水肿泄泻、淋浊带下。②泽泻配木通：适用于热淋、血淋、石淋、小便短赤涩痛、水肿、黄疸。③泽泻配牡丹皮：适用于虚火所致之头晕目眩、骨蒸潮热。

【药理作用】 本品有抗肾结石、利尿、抗氧化、抗肾纤维化、抗肺纤维化、降血脂、降糖、抗动脉粥样硬化、抗脂肪肝、减肥、抗血小板聚集、抗血栓、抗炎等作用。

【用法用量】 内服：煎汤，5~10g；或入丸散。

【使用注意】 肾虚精滑无湿热者禁服。

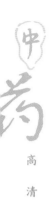

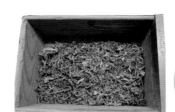

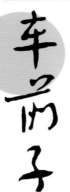

车前子

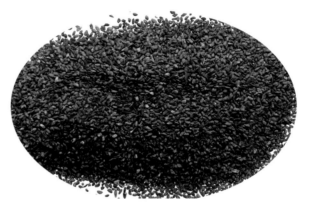

车前子

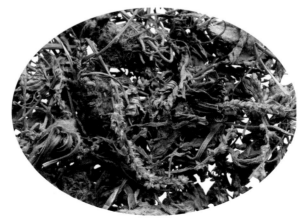

车前草

【来源产地】 车前科植物车前 *Plantago asiatica* L. 或平车前 *P. depressa* Willd. 的干燥成熟种子。全国大部分地区均产。

【采收加工】 夏、秋二季种子成熟时采收果穗，晒干，搓出种子，除去杂质。

【经验鉴别】 以粒大、饱满、色黑者为佳。①"开眼"：指车前子稍凸面的中部有一灰白色种脐小圆点。②"凤眼前仁"：指大粒车前子因其籽粒为长椭圆形，形似"凤眼"而名。

【性味归经】 甘，寒。归肾、肝、肺经。

【功效主治】 利水通淋，渗湿止泻，明目，清肺化痰。主治：①湿热淋证、小便不利、水肿兼热。②暑湿水泻。③肝热目赤肿痛、肝肾亏虚之目暗不明。④肺热咳嗽痰多。

【配伍应用】 ①车前子配木通：适用于湿热蕴结膀胱之小便短赤、淋漓涩痛、水肿。②车前子配苍术：适用于妇女带下或湿性泄泻。③车前子配熟地黄：适用于肝肾阴虚所致的目暗翳障、视物不清、小便短少。

【药理作用】 本品有利尿、降尿酸、抑制痛风性关节炎、通便、抗炎、祛痰、镇咳等作用。

【用法用量】 内服：煎汤，5~15g，宜包煎；或入丸散。

【使用注意】 本品甘寒滑利，故阳气下陷、肾虚遗精及内无湿热者禁服。

附：车前草

本品为车前及平车前的干燥全草。味甘，性寒。归肝、肾、肺、小肠经。清热利尿通淋、祛痰、凉血、解毒。

内服：煎汤，9~30g。

主治：热淋涩痛、水肿尿少、暑湿泄泻、痰热咳嗽、吐血衄血、痈肿疮毒。

Yumixu

Maydis Stigma

玉米须

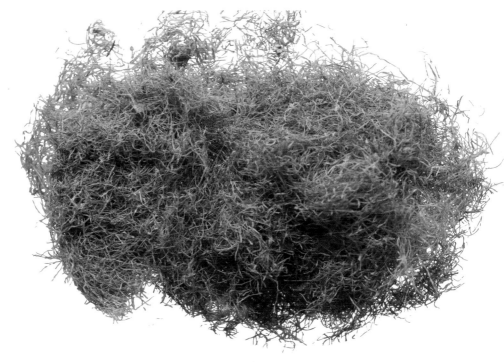

玉米须

【来源产地】禾本科植物玉蜀黍 *Zea mays* L. 的干燥花柱和柱头。全国大部分地区均产。

【采收加工】夏、秋二季果实成熟时收集，除去杂质，晒干。

【经验鉴别】以柔软、光亮者为佳。

【性味归经】甘，平。归膀胱、肝、胆经。

【功效主治】利尿消肿，利湿退黄。主治：①水肿尿少。②湿热黄疸。③头晕目昏。

【配伍应用】玉米须配金钱草：适用于湿热黄疸、石淋、水肿。

【药理作用】本品有利尿、降糖、改善免疫、抗肿瘤、抗菌、抗氧化、解热、肝保护、止血、降脂等作用。

【用法用量】内服：煎汤，30~60g。

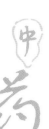

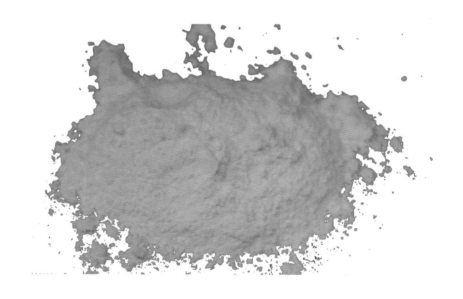

Huashi

Talcum

滑石

滑石

【来源产地】硅酸盐类矿物滑石族滑石，本品主含含水硅酸镁
　　　　　　［$Mg_3(Si_4O_{10})(OH)_2$］。主产于山东、江苏、陕西、山西。

【采收加工】采挖后，除去泥沙及杂石。粉碎或水飞成细粉。

【经验鉴别】以色白、滑润者为佳。

【性味归经】甘、淡，寒。归胃、膀胱经。

【功效主治】利尿通淋，清解暑热；外用清热祛湿敛疮。主治：
　　　　　　①湿热淋证、小便不利。②暑热烦渴、湿温胸闷、湿
　　　　　　热泄泻。③湿疮、湿疹、痱子。

【配伍应用】①滑石配黄柏：适用于湿热下注膀胱之淋证，外用适
　　　　　　用于湿疹、湿疮等皮肤病。②滑石配海浮石：适用于
　　　　　　石淋、热淋、癃闭。③滑石配甘草：适用于暑邪挟湿
　　　　　　之身热烦渴、小便不利、呕吐泄泻，以及膀胱湿热之
　　　　　　小便赤短、淋漓不爽、涩滞疼痛、砂淋等。

【药理作用】本品有抗炎、敛疮作用。

【用法用量】内服：煎汤，10~20g，块状者宜打碎先下，细粉者宜
　　　　　　布包；或入丸散。外用：适量，研细粉外敷。

【使用注意】本品寒滑清利，故脾气虚、精滑及热病伤津者忌服。

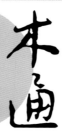

Mutong

Akebiae Caulis

本通

【来源产地】木通科植物木通 *Akebia quinata* （Thunb.） Decne.、三叶木通 *A. trifoliata* （Thunb.） Koidz. 或白木通 *A. trifoliata* （Thunb.） Koidz. var. *australis* (Diels) Rehd. 的干燥藤茎。主产于江苏、湖南、湖北。

【采收加工】秋季采收，截取茎部，除去细枝，阴干。切片。

【经验鉴别】以切面黄白色、具放射状纹者为佳。

【性味归经】苦，寒。归心、小肠、膀胱经。

【功效主治】利水通淋，泄热，通经下乳。主治：①湿热淋痛、水肿尿少。②心火上炎或下移小肠之口舌生疮、心烦尿赤。③产后乳汁不通或乳少。④湿热痹痛。

【配伍应用】①木通配地黄：适用于心热移于小肠之小便短涩刺痛或尿血，心经热盛之心胸烦热、口渴面赤、口舌生疮等。②木通配灯心草：适用于心经有热下移小肠，或热结膀胱，或湿热下注之小便淋漓涩痛。③木通配防己：适用于湿痹、寒痹之关节肿痛、屈伸不利。

【药理作用】 本品有抗炎、利尿、抑制血栓形成、降血脂、抗氧化应激等作用。

【用法用量】 内服：煎汤，3~6g；或入丸散。

【使用注意】 本品苦寒泄降通利，故脾胃虚寒者慎服，孕妇忌服。

附：川木通

　　本品为毛茛科植物小木通 *Clematis armandii* Franch. 或绣球藤 *C. montana* Buch. - Ham. 的干燥藤茎。其他同木通。

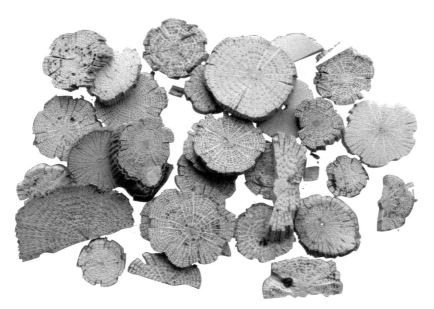

川木通

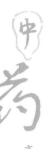

中药

高清原大图谱

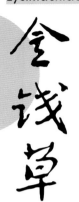

金钱草

【来源产地】报春花科植物过路黄 *Lysimachia christinae* Hance 的干燥全草。主产于四川。

【采收加工】夏、秋二季采收，除去杂质，晒干。切段。

【经验鉴别】以叶大、色绿者为佳。

【性味归经】甘、淡，微寒。归肝、胆、肾、膀胱经。

【功效主治】利水通淋，除湿退黄，解毒消肿。主治：①热淋、石淋。②湿热黄疸、肝胆结石。③热毒疮肿、毒蛇咬伤。

【配伍应用】金钱草配白花蛇舌草：适用于毒蛇咬伤、疮疡肿毒。

【药理作用】本品有利胆、抗泌尿系统结石、抗炎、抗氧化等作用。

【用法用量】内服：煎汤，15~60g，鲜者加倍；或入丸散。外用：适量，捣敷。治热毒痈疮或毒蛇咬伤，可取鲜品捣汁服，以渣外敷。

【使用注意】本品微寒，故脾胃虚寒者慎服。外用鲜品熏洗，有引起接触性皮炎的报道。

【第六章 利水渗湿药】

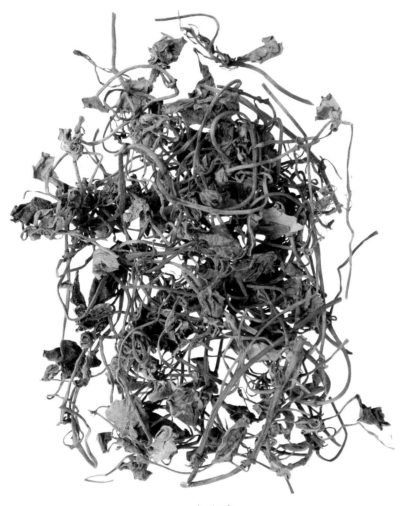

金钱草

附：广金钱草、连钱草

广金钱草

　　本品为豆科植物广金钱草 *Desmodium styracifolium* (Osb.) Merr. 的干燥地上部分。味甘、淡，性凉。归肝、肾、膀胱经。利湿退黄，利尿通淋。主治：黄疸尿赤、热淋、石淋、小便涩痛、水肿尿少。内服：煎汤，15~30g，鲜品 30~60g；或入丸散。本品甘淡渗利，故阴虚津伤者慎服。

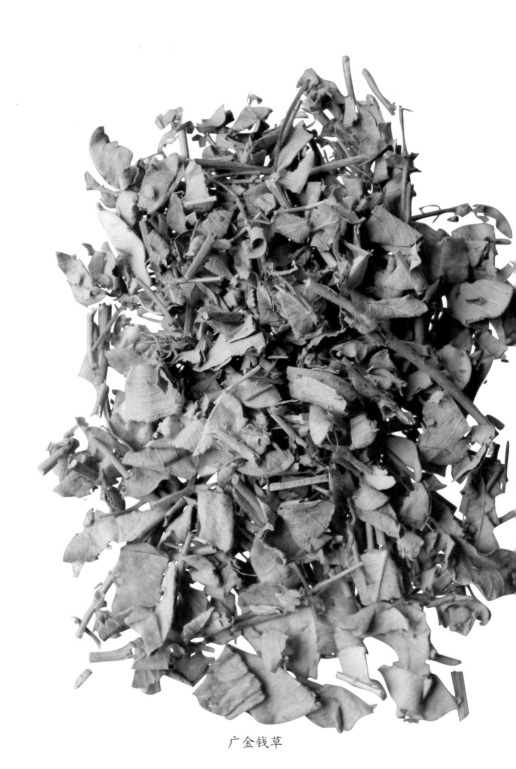

广金钱草

连钱草

本品为唇形科植物活血丹 *Glechoma longituba* (Nakai) Kupr. 的干燥地上部分。味辛、微苦，性微寒。归肝、肾、膀胱经。利湿通淋，清热解毒，散瘀消肿。主治：石淋、热淋、湿热黄疸、疮痈肿痛、跌打损伤。内服：煎汤，10~15g，鲜品 30~60g；或浸酒、绞汁。外用：适量，鲜品捣敷，或绞汁涂。

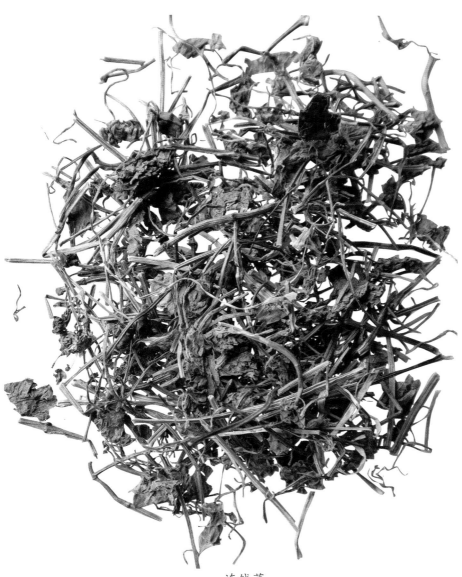

连钱草

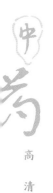

Yinchen

Artemisiae Scopariae Herba

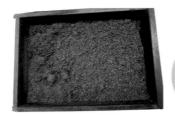

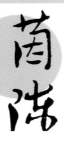

茵陈

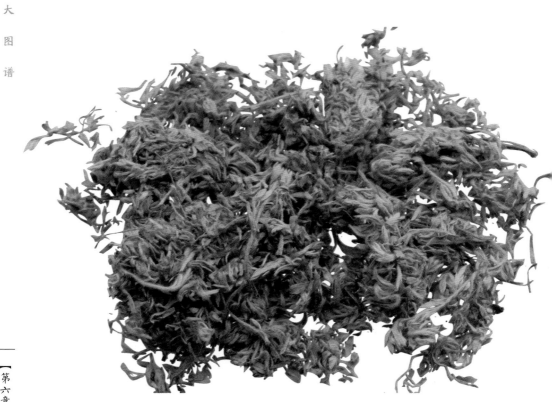

茵陈

【来源产地】 菊科植物茵陈蒿 *Artemisia capillaris* Thunb. 或滨蒿 *A. scoparia* Waldst. et Kit. 的干燥地上部分。主产于辽宁、山西、河北。

【采收加工】 春季幼苗高 6~10cm 时采收或秋季花蕾长成时采割，除去杂质及老茎，晒干。春季采收的习称"绵茵陈"，秋季采割的称为"花茵陈"。

【经验鉴别】 以质嫩、绵软、色灰白、香气浓者为佳。

【性味归经】 苦，微寒。归脾、胃、肝、胆经。

【功效主治】 清热利湿，退黄。主治：①黄疸。②湿疮、湿疹瘙痒。

【配伍应用】 ①茵陈配附子：适用于阴黄之黄色晦暗、胸痞脘胀、神疲畏寒、大便不实。②茵陈配大黄：适用于黄疸初起、热重于湿者。③茵陈配泽泻：适用于湿热黄疸、湿重于热而小便不利者。

【药理作用】 本品有抗肝损伤、利胆、抗病原微生物、抗肿瘤、抗氧化及镇痛等作用。

【用法用量】 内服：煎汤，10~30g；或入丸散。外用：适量，煎汤熏洗。

【使用注意】 本品微寒苦泄，故脾胃虚寒者慎服。

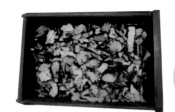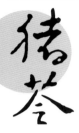

猪苓

【来源产地】多孔菌科真菌猪苓 *Polyporus umbellatus* (Pers.) Fries 的干燥菌核。主产于陕西、山西、河北、云南、河南。

【采收加工】春、秋二季采挖，除去泥沙，干燥。切厚片。

【经验鉴别】以皮黑光亮、肉白、粉性多者为佳。"铁结白肉"：专指体结、质重、皮黑、肉白的猪苓药材。

【性味归经】甘、淡，平。归肾、膀胱经。

【功效主治】利水渗湿。主治：①小便不利、水肿、淋浊、带下。②湿盛泄泻。

【配伍应用】①猪苓配白术：适用于水湿偏盛、清浊失调之水泻、尿少、身倦纳呆。②猪苓配大腹皮：适用于水肿胀满、小便不利。

【药理作用】本品有利尿、抗肾结石形成、抗肿瘤、调节免疫、抗诱变等作用。

【用法用量】内服：煎汤，5~12g；或入丸散。

【使用注意】本品甘淡渗利，有伤阴之虞，故水肿兼阴虚者不宜单用。

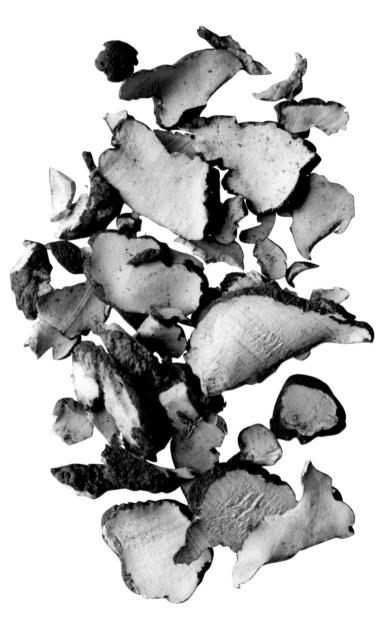

猪苓

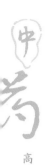

高
清
原
大
图
谱

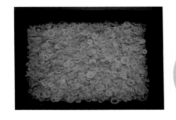

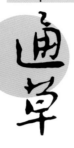

通草

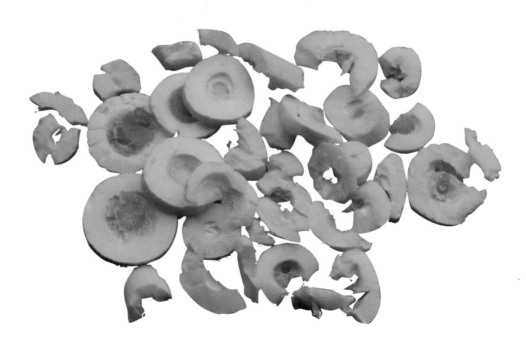

通草

【来源产地】 五加科植物通脱木 *Tetrapanax papyrifer* (Hook) K. Koch 的干燥茎髓。主产于广西、贵州、云南、四川。

【采收加工】 秋季割取茎，截成段，趁鲜取出髓部，理直，晒干。切厚片。

【经验鉴别】 以色洁白、有弹性者为佳。

【性味归经】 甘、淡，微寒。归肺、胃经。

【功效主治】 利水清热，通气下乳。主治：①湿热淋证。②湿温证、水肿尿少。③产后乳汁不下。

【配伍应用】 通草配滑石：适用于湿热蕴蒸所致之头痛身重、胸闷、小便涩滞不爽。

【药理作用】 本品有利尿、抗炎、解热、调节免疫、抗氧化、增加哺乳期乳汁分泌等作用。

【用法用量】 内服：煎汤，2~5g；或入丸散。

【使用注意】 本品甘淡渗利，故气阴两虚者、孕妇慎服。

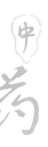

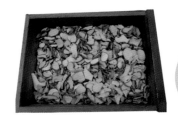

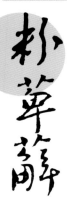

粉萆薢

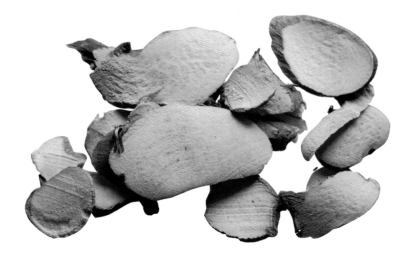

粉萆薢

【来源产地】 薯蓣科植物粉背薯蓣 *Dioscorea hypoglauca* Palibin 的干燥根茎。主产于浙江、安徽、江西、福建。

【采收加工】 秋、冬二季采挖，除去须根，洗净，切片，晒干。

【经验鉴别】 以片大而薄、切面色黄白、质松者为佳。

【性味归经】 苦，平。归肾、胃经。

【功效主治】 利湿浊，祛风湿。主治：①膏淋、白浊。②湿盛带下。③风湿痹痛。

【配伍应用】 ①粉萆薢配益智仁：适用于肾虚而见小便频数而少、浑浊不清、淋沥不畅，妇女带下诸证。②粉萆薢配牛膝：适用于风湿痹证之肢体重痛、腰膝酸软。

【药理作用】 本品有抗痛风、改善骨质疏松等作用。

【用法用量】 内服：煎汤，9~15g；或入丸散。

【使用注意】 本品味苦泄降，故肾虚阴亏者慎服。

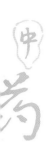

Shiwei

Pyrrosiae Folium

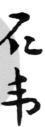

石韦

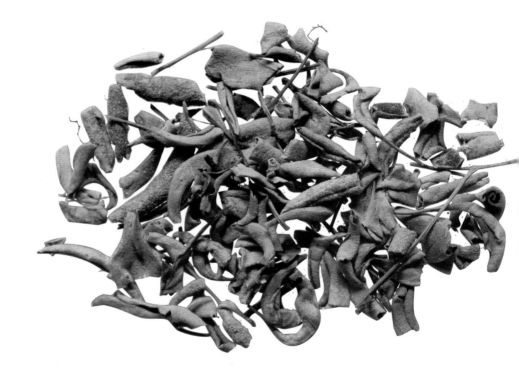

石韦

【来源产地】水龙骨科植物庐山石韦 *Pyrrosia sheareri* (Bak.) Ching、石韦 *P. lingua*（Thunb.）Farwell 或有柄石韦 *P. petiolosa*（Christ）Ching 的干燥叶。主产于东北、华东、华中。

【采收加工】全年均可采收，除去根茎及根，晒干或阴干。切段。

【经验鉴别】以叶大而厚、完整、背面色发红、有金星点者佳。"金星点"：指蕨类植物体被有的金黄色孢子囊。

【性味归经】苦、甘，微寒。归肺、膀胱经。

【功效主治】利尿通淋，凉血止血，清肺止咳。主治：①血淋、热淋、石淋。②血热崩漏、尿血、吐血、衄血。③肺热咳喘。

【配伍应用】①石韦配海金沙：适用于石淋、热淋、血淋。②石韦配蒲黄：适用于小便涩痛、血淋。

【药理作用】本品有肾保护、镇咳祛痰、降血糖、抗I型单纯疱疹病毒、抗炎镇痛、抑菌、抗尿路感染和抗心律失常等作用。

【用法用量】内服：煎汤，5~12g；或入丸散。外用：适量，研末涂敷。

【使用注意】本品苦寒清泄，故阴虚及无湿热者禁服。

Haijinsha

Lygodii Spora

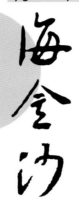

海金沙

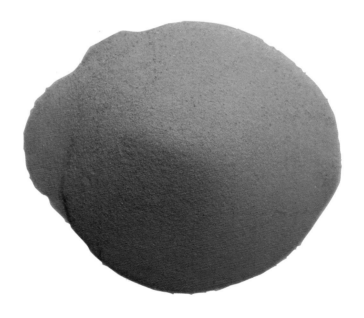

海金沙

【来源产地】海金沙科植物海金沙 *Lygodium japonicum* (Thunb.) Sw. 的干燥成熟孢子。主产于广东、浙江、江苏、湖北、湖南。

【采收加工】秋季孢子未脱落时采割藤叶，晒干，揉搓或打下孢子，除去藤叶。

【经验鉴别】以粒细、质轻、色黄棕、有光滑感者为佳。

【性味归经】甘、淡，寒。归膀胱、小肠经。

【功效主治】利尿通淋，止痛。主治：①热淋、血淋、石淋、膏淋。②水肿。

【配伍应用】①海金沙配金钱草：适用于尿路结石、胆道结石。②海金沙配海浮石：适用于砂淋、石淋、湿热蕴结下焦之小便淋沥不畅、热涩刺痛。③海金沙配甘草：适用于湿热蕴结膀胱所致的各种淋证。

【药理作用】本品有利尿排石、抗菌、抗氧化等作用。

【用法用量】内服：煎汤，5~15g，包煎；或研末，每次 2~3g。

【使用注意】本品甘淡渗利，故阴虚者慎服。

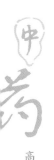

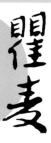

瞿麦

【来源产地】石竹科植物石竹 *Dianthus chinensis* L. 或瞿麦 *D. superbus* L. 的干燥地上部分。主产于辽宁、河北。

【采收加工】夏、秋二季花果期采割，除去杂质，干燥。

【经验鉴别】以色青绿、花未开放者为佳。

【性味归经】苦，寒。归心、小肠、膀胱经。

【功效主治】利尿通淋，破血通经。主治：①热淋、血淋、石淋。②瘀血经闭。

【配伍应用】①瞿麦配海金沙：适用于热淋或石淋之茎中疼痛、血尿。②瞿麦配栀子：适用于下焦湿热之小便淋漓热痛、血尿等。

【药理作用】本品有利尿、兴奋肠管、兴奋子宫、降血压、抗菌、抗血吸虫、溶血、镇痛等作用。

【用法用量】内服：煎汤，5~15g；或入丸散。外用：适量，煎汤洗或研末撒。

【使用注意】本品苦寒通利，故孕妇忌服，妇女经期慎服；脾肾气虚者慎用。

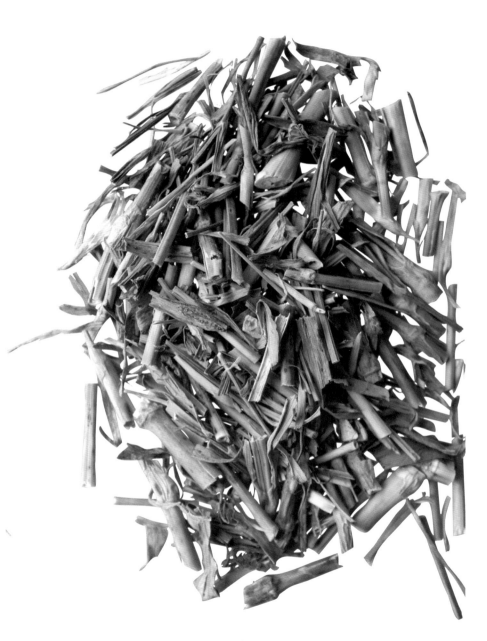

瞿 麦

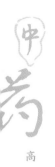

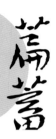

萹蓄

【来源产地】蓼科植物萹蓄 *Polygonum aviculare* L. 的干燥地上部分。全国大部分地区均产。

【采收加工】夏季叶茂盛时采收，除去根及杂质，晒干。切段。

【经验鉴别】以色灰绿、叶多、质嫩者为佳。

【性味归经】苦，微寒。归膀胱经。

【功效主治】利尿通淋，杀虫止痒。主治：①热淋涩痛。②蛔虫病、蛲虫病。③湿疹、阴痒。

【配伍应用】萹蓄配车前子：适用于热淋、癃闭。

【药理作用】本品有利尿、抗菌、降脂减肥、抗肝纤维化等作用。

【用法用量】内服：煎汤，9~15g；或入丸散。外用：适量，煎汤洗，或绞汁涂。

【使用注意】本品苦微寒而泄降清利，能缓通大便，故脾虚便溏者慎服。

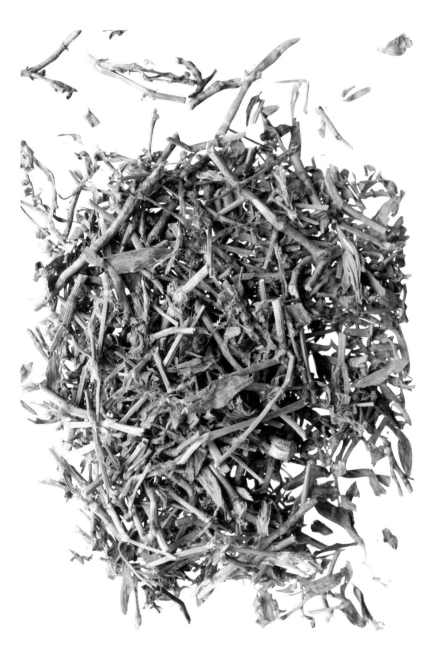

萹蓄

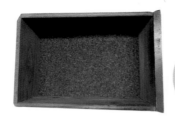

地肤子

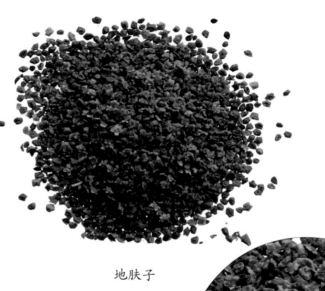

地肤子

【来源产地】 藜科植物地肤 *Kochia scoparia* (L.) Schrad. 的干燥成熟果实。主产于山东、江苏、河南、河北。

【采收加工】 秋季果实成熟时采收植株，晒干，打下果实，除去杂质。

【经验鉴别】 以饱满、色灰绿者为佳。

【性味归经】 苦、辛，寒。归肾、膀胱经。

【功效主治】 利尿通淋，祛风止痒。主治：①热淋。②风疹、湿疹、阴痒、湿疮。

【配伍应用】 地肤子配蛇床子：适用于阴部瘙痒、湿疮湿疹、疥癣等。

【药理作用】 本品有抗菌、抗过敏、调节胃肠运动和心肌保护等作用。

【用法用量】 内服：煎汤，9~15g；或入丸散。外用：适量，煎汤熏洗，或研末敷。

【使用注意】 本品苦寒清利，故内无湿热，小便过多者忌服。

【第六章 利水渗湿药】

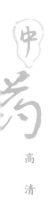

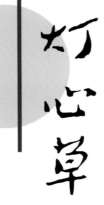

Dengxincao

Junci Medulla

灯心草

【来源产地】灯心草科植物灯心草 *Juncus effusus* L. 的干燥茎髓。主产于江苏、四川、福建、贵州。

【采收加工】夏末至秋季割取茎，晒干，取出茎髓，理直，扎成小把。剪段。

【经验鉴别】以色白、粗细均匀、有弹性者为佳。

【性味归经】甘、淡，微寒。归心、肺、小肠经。

【功效主治】利尿通淋，清心除烦。主治：①热淋。②心烦失眠、小儿夜啼、口舌生疮。

【配伍应用】灯心草配车前子：适用于热淋涩痛。

【药理作用】本品有镇静、抗焦虑、抗菌和抗氧化等作用。

【用法用量】内服：煎汤，1~3g；或入丸散。外用：适量，煅存性研末调敷，或用于灯火灸。

【使用注意】本品甘寒清利，故下焦虚寒、小便失禁者忌服。

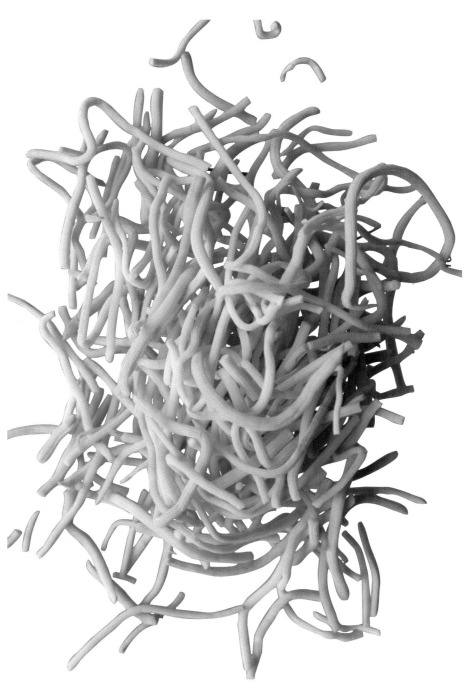

灯心草

Dongguapi

Benincasae Exocarpium

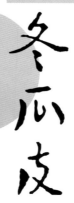

冬瓜皮

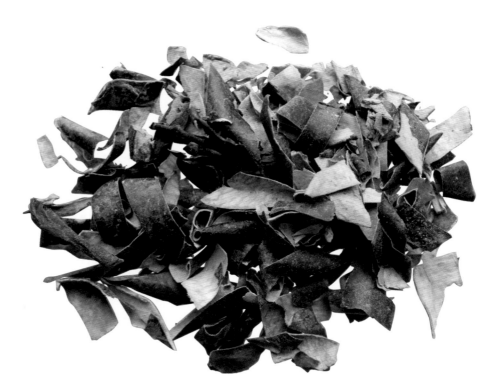

冬瓜皮

【来源产地】葫芦科植物冬瓜 *Benincasa hispida* (Thunb.) Cogn. 的干燥外层果皮。全国大部分地区均产。

【采收加工】食用冬瓜时，洗净，削取外层果皮，晒干。切块或宽丝。

【经验鉴别】以片薄、色灰绿者为佳。

【性味归经】甘，凉。归脾、小肠经。

【功效主治】利尿消肿。主治：①水肿胀满。②小便不利、小便短赤。③暑热口渴。

【药理作用】本品有消除水肿、利尿等作用。

【用法用量】内服：煎汤，9~30g。

附：冬瓜子

本品为冬瓜的干燥种子。味甘，性微寒。归肺、脾、小肠经。清热化痰，排脓，利湿。主治：痰热咳嗽，肺痈，肠痈，带下，淋证，水肿。内服：煎汤，10~15g。

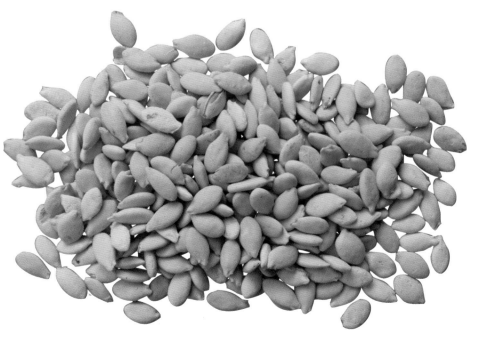

冬瓜子

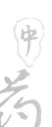

Chixiaodou

Vignae Semen

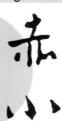

赤小豆

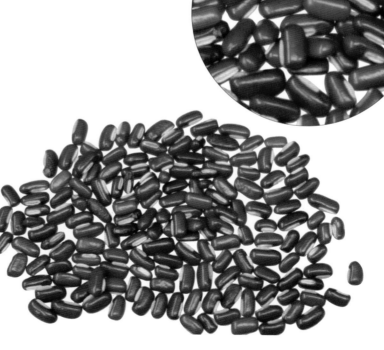

赤小豆

【来源产地】豆科植物赤小豆 *Vigna umbellata* Ohwi et Ohashi. 或赤
豆 *V. angularis* Ohwi et Ohashi 的干燥成熟种子。主产
于浙江、江西、湖南、广东。

【采收加工】秋季果实成熟而未开裂时拔取全株，晒干，打下种子，
除去杂质，再晒干。

【经验鉴别】以颗粒饱满、色紫红发暗者为佳。

【性味归经】甘、酸，平。归心、小肠经。

【功效主治】利水消肿，解毒排脓。主治：水肿胀满、脚气浮肿、
黄疸尿赤、风湿热痹、痈肿疮毒、肠痈腹痛。

【配伍应用】赤小豆配当归：适用于清热利湿，活血解毒。

【药理作用】本品有抗氧化、降血糖、降血脂等作用。

【用法用量】内服：煎汤，9~30g。外用：适量，研末调敷。

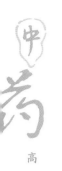

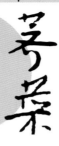

Jicai

Capsellae Bursa-pastoris Herba

荠菜

【来源产地】 十字花科植物荠菜 *Capsella bursa-pastoris* (L.) Medie. 的干燥全草。全国各地均产。

【采收加工】 春末夏初采收，晒干。切段。

【经验鉴别】 以茎叶色绿、带果实者为佳。

【性味归经】 甘、淡，凉。归肝、胃、膀胱经。

【功效主治】 清热利湿，明目退翳，凉血止血。主治：①水肿、尿浊。②泄泻、痢疾。③目赤翳障。④吐血、衄血、尿血、便血。⑤月经过多。

【药理作用】 本品有抗炎、止血、抗氧化、抗菌等作用。

【用法用量】 内服：煎汤，15~30g。

【第六章 利水渗湿药】

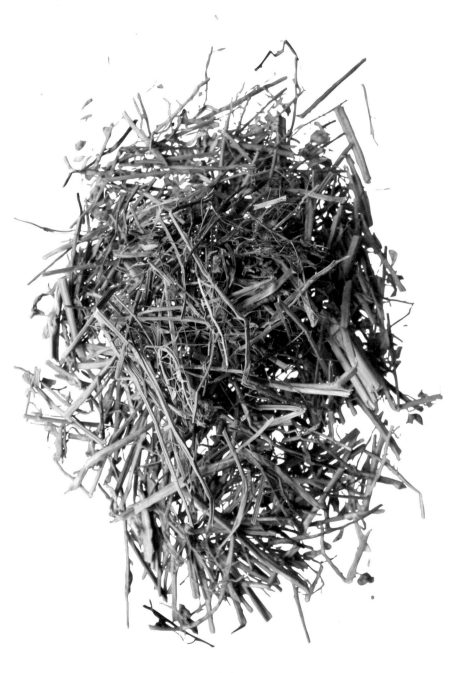

荠菜

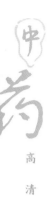

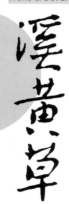

【来源产地】 唇形科植物线纹香茶菜 *Rabdosia Lophanthoides* (Buch. -Ham. ex D. Don) Hara 的干燥地上部分。主产于广东、广西、湖南。

【采收加工】 夏、秋二季采收，除去杂质，晒干。切段。

【经验鉴别】 以叶多，水浸呈黄色液体者为佳。

【性味归经】 苦，寒。归肝、胆、大肠经。

【功效主治】 清热利湿，凉血散瘀。主治：①湿热黄疸、胆胀胁痛。②痢疾、泄泻。③跌打损伤。

【配伍应用】 溪黄草配大黄：适用于湿热黄疸、热重于湿者。

【药理作用】 本品有抗肝损伤、利胆、抗菌、抗炎、抗肿瘤等作用。

【用法用量】 内服：煎汤，15~30g。

【使用注意】 脾胃虚寒者慎服。

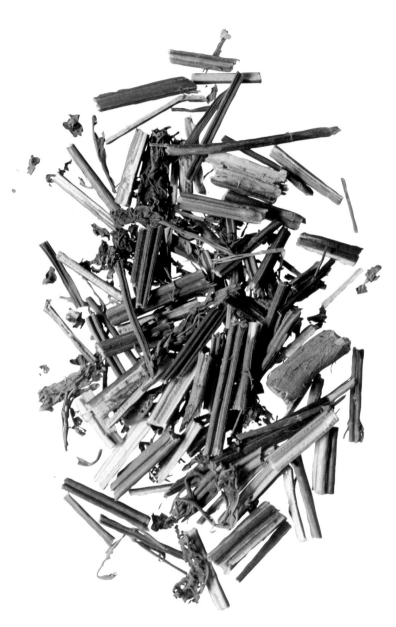

溪黄草

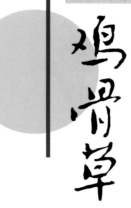

Jigucao

Abri Herba

鸡骨草

【来源产地】 豆科植物广州相思子 *Abrus cantoniensis* Hance 的干燥全株。主产于广东、广西。

【采收加工】 全年均可采挖，除去荚果及杂质，晒干。切段。

【经验鉴别】 以根茎结节、茎叶全者为佳。本品种子有毒，用时必须把豆荚全部摘除。

【性味归经】 甘、微苦，凉。归肝、胃经。

【功效主治】 利湿退黄，清热解毒，疏肝止痛。主治：①湿热黄疸。②胁肋不舒、胃脘胀痛。③乳痈肿痛。

【配伍应用】 ①鸡骨草配茵陈：适用于湿热黄疸、胁肋不舒。②鸡骨草配白芍：适用于胸胁疼痛、心烦易怒、纳少化迟等肝胃不和之证。

【药理作用】 本品有降血脂、保肝、抗肝纤维化、抗菌、抗病毒、抗炎、抗氧化等作用。

【用法用量】 内服：煎汤，15~30g。

【使用注意】 虚寒体弱者慎用。

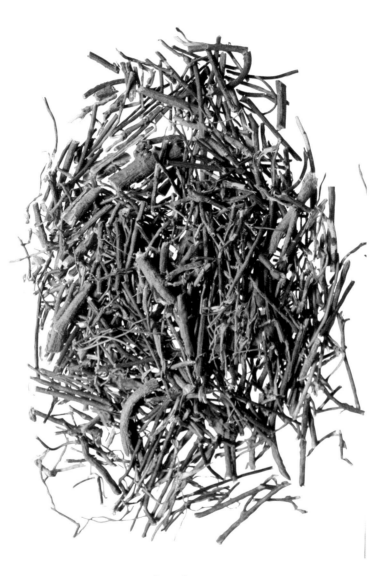

鸡骨草

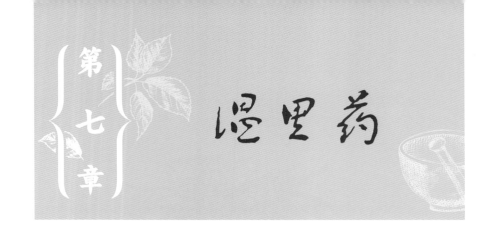

第七章

温里药

Rougui

Cinnamomi Cortex

肉桂

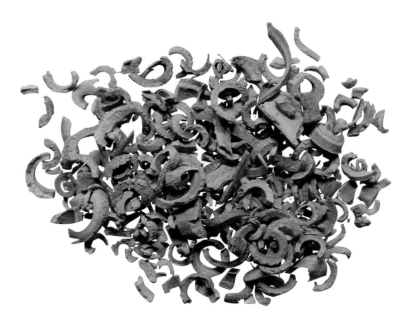

肉桂

【来源产地】樟科植物肉桂 *Cinnamomum cassia* Presl 的干燥树皮。主产于广东、广西、海南、福建。

【采收加工】多于秋季剥取，阴干。

【经验鉴别】以皮厚、油性大、香气浓、味甜浓而微辛、嚼之渣少者为佳。

【性味归经】辛、甘，热。归肾、脾、心、肝经。

【功效主治】补火助阳，引火归原，散寒止痛，温通经脉。主治：①肾阳不足、命门火衰之阳痿、宫冷、畏寒肢冷。②下元虚冷、虚阳上浮之上热下寒证。③阳虚中寒之脘腹冷痛、食少便溏。④经寒血滞之痛经、闭经，寒疝腹痛，寒湿痹痛，腰痛。⑤阴疽、痈肿脓成不溃或久溃不敛。

【配伍应用】①肉桂配附子：适用于肾阳不足、命门火衰之阳痿宫冷、腰膝冷痛、夜尿频多等。②肉桂配黄连：适用于心肾不交引起的心烦、失眠。③肉桂配大黄：适用于脾阳不足、大便不通。

【药理作用】本品有抗消化性溃疡、止泻、利胆、镇痛等作用。

【用法用量】内服：煎汤，2~5g，后下；研末，每次1~2g；或入丸散。采自粗枝条或幼树干皮者称官桂，作用较弱，用量可适当增加。

【使用注意】本品辛热助火动血，故孕妇及里有实热、血热妄行者忌服，阴虚火旺者不宜单用。不宜与赤石脂同用。

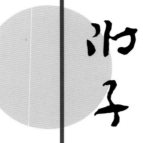

Fuzi

Aconiti Lateralis Radix Praeparata

附子

附片（黑顺片）

【来源产地】毛茛科植物乌头 *Aconitum carmichaelii* Debx. 的子根的加工品。主产于四川、云南、陕西。

【采收加工】6 月下旬至 8 月上旬采挖，除去母根、须根及泥沙，习称"泥附子"，加工成"盐附子""黑顺片""白附片"。

【经验鉴别】黑顺片，以片大、厚薄均匀、表面油润光泽者佳。"钉角"：一般是指附子、川乌、草乌周围瘤状突起的支根。

【性味归经】辛，大热。有毒。归心、肾、脾经。

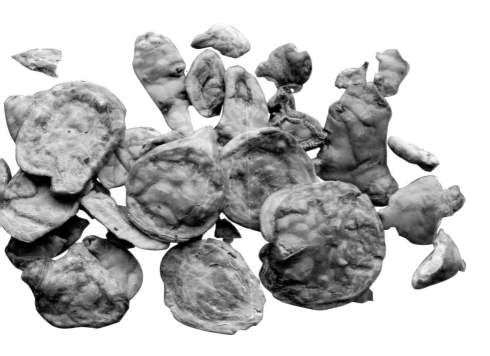

炮附片（炮天雄）

【功效主治】回阳救逆，补火助阳，散寒止痛。主治：①亡阳欲脱。
②肾阳不足、命门火衰之畏寒肢冷、阳痿、宫冷、尿频。
③脾肾阳虚之脘腹冷痛、泄泻、水肿。④心阳虚衰之
心悸、胸痹。⑤寒湿痹痛，阳虚外感。

【配伍应用】①附子配当归：适用于脾胃虚寒大便下血，以及阳虚
寒凝兼挟瘀血之痛经、经闭等。②附子配桂枝：适用
于阳虚外感风寒。③附子配人参：适用于四肢厥逆、
冷汗淋漓、脉微欲绝之阳气暴脱证。

【药理作用】本品有强心、升高血压、扩张血管、保护心肌、促进
能量代谢、抗炎、镇痛等作用。

【用法用量】内服：煎汤，3~15g，先煎30~60分钟，以减弱其毒性；
或入丸散。

【使用注意】本品辛热有毒，故孕妇忌服。不宜与半夏、瓜蒌、天花粉、
川贝母、浙贝母、白蔹、白及同用。热证、阴虚阳亢
者忌用。

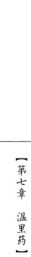

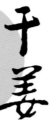

干姜

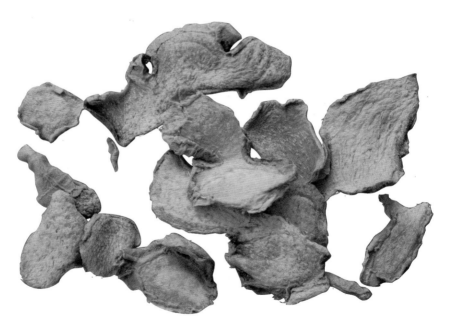

干姜

【第七章 温里药】

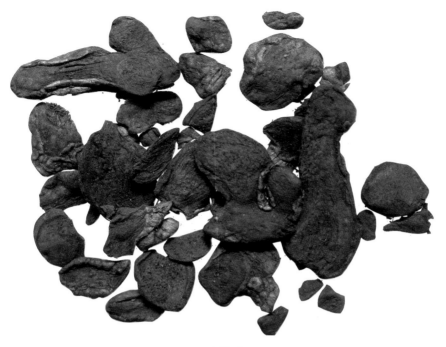

干姜炭

【来源产地】姜科植物姜 *Zingiber officinale* Rosc. 的干燥根茎。主产于四川、贵州。

【采收加工】冬季采挖，除去泥沙及须根，晒干或低温干燥。趁鲜切片晒干或低温干燥者称为"干姜片"。

【经验鉴别】以切面色黄白、粉性足、气味浓者为佳。

【性味归经】辛，热。归脾、胃、心、肺经。

【功效主治】温中，回阳，温肺化饮。主治：①脾胃受寒或虚寒所致腹痛、呕吐、泄泻。②亡阳欲脱。③寒饮咳喘。

【配伍应用】①干姜配黄连：适用于上热下寒、寒热格拒、食入即吐者。②干姜配五味子：适用于寒饮咳喘、形寒背冷、痰多清稀之证。③干姜配厚朴：适用于脾胃寒湿证。

【药理作用】本品有抗胃溃疡、调节胃肠运动、改善心脏功能、抗缺氧、抗应激等作用。

【用法用量】内服：煎汤，3~10g；或入丸散。外用：适量，研末调敷。

【使用注意】本品燥热助火，故孕妇慎服。

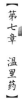

Wuzhuyu

Euodiae Fructus

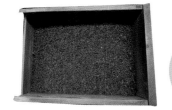

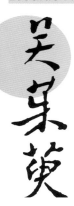

吴茱萸

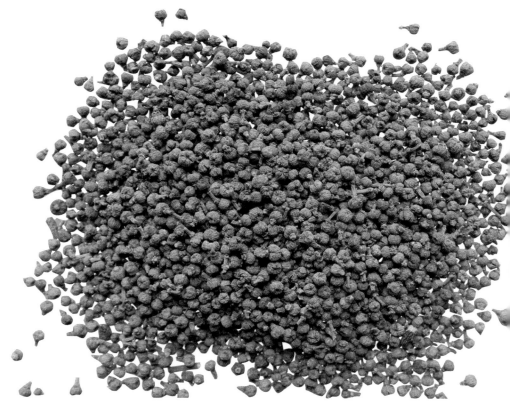

吴茱萸

【来源产地】 芸香科植物吴茱萸 *Euodia rutaecarpa* (Juss.) Benth.、石虎 *E. rutaecarpa* (Juss.) Benth. var. *officinalis* (Dode) Huang 或疏毛吴茱萸 *E. rutaecarpa* (Juss.) Benth. var. *bodinieri* (Dode) Huang 的干燥近成熟果实。主产于广西、贵州、云南、四川、湖南。

【采收加工】 8~10月果实尚未开裂时，剪下果枝，晒干或低温干燥，除去枝、叶、果梗等杂质。

【经验鉴别】 以饱满、色绿、香气浓烈者为佳。"子眼"：指吴茱萸药材表面具有多数点状突起或凹下的腺点，即油室。

【性味归经】 辛、苦，热。有小毒。归肝、脾、胃经。

【功效主治】 散寒止痛，疏肝下气，燥湿止泻。主治：①中寒肝逆之头痛、吐涎沫。②寒湿脚气肿痛，或上冲入腹之腹胀、困闷欲死。③寒疝腹痛、经寒痛经。④呕吐吞酸。⑤虚寒腹痛泄泻。

【配伍应用】 ①吴茱萸配生姜：适用于厥阴头痛、干呕吐涎、苔白脉迟。②吴茱萸配川楝子：适用于寒热郁结、肝胃不和之头痛、疝气等。③吴茱萸配木瓜：适用于寒湿脚气、小腹胀满冷痛、吐泻等。

【药理作用】 本品有抑制胃肠运动、抗溃疡、止泻、抗心肌损伤、降血压、抗炎镇痛、抗肿瘤、抗血栓等作用。

【用法用量】 内服：煎汤，2~5g；或入丸散。外用：适量，研末调敷。

【使用注意】 本品辛热燥烈有小毒，易损气动火，故不宜多服久服，阴虚有热者忌服；孕妇慎用。

花椒

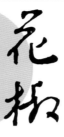

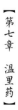

中药

高清原大图谱

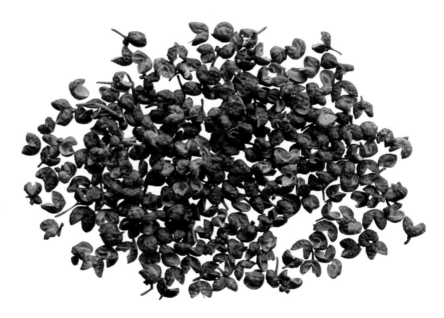

花椒

【来源产地】芸香科植物花椒 *Zanthoxylum bungeanum* Maxim. 或青椒 *Z. schinifolium* Sieb. et Zucc. 的干燥成熟果皮。主产于四川、陕西、山东、河北。

【采收加工】秋季采收成熟果实，晒干，除去种子及杂质。

【经验鉴别】花椒色紫红、青椒以色灰绿、粒大、油性足、香气浓者为佳。

【性味归经】辛，热。有小毒。归脾、胃、肾经。

【功效主治】温中止痛，杀虫止痒。主治：①脘腹冷痛、中寒呕吐、泄泻。②虫积腹痛，蛔、蛲虫所致者尤宜。③湿疹、阴痒。

【配伍应用】①花椒配肉豆蔻：适用于夏伤湿冷、泄泻不止。②花椒配乌梅：适用于蛔虫症。③花椒配苍术：适用于脾胃虚寒、湿邪内阻所致的泄泻。

【药理作用】本品有调节胃肠运动、抗溃疡、镇痛、抗菌、抗肿瘤、降血脂等作用。

【用法用量】内服：煎汤，2~6g；或入丸散。外用：适量，煎汤熏洗，或含漱，或研末调敷。

【使用注意】本品辛热香燥，有小毒，故内服不宜过量，阴虚火旺者忌服，孕妇慎服。

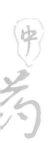

中药

Dingxiang

Caryophylli Flos

丁香

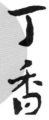

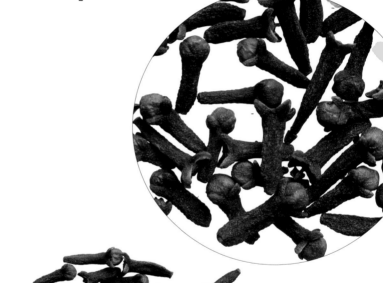

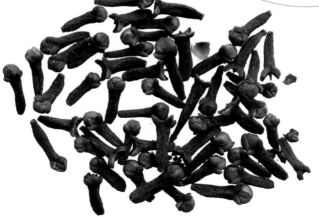

丁香

【来源产地】桃金娘科植物丁香 *Eugenia caryophyllata* Thunb. 的干燥花蕾。主产于坦桑尼亚的桑给巴尔岛、马来西亚、印度尼西亚，现我国海南、广东有引种栽培。

【采收加工】花蕾由绿转红时采摘，晒干。

【经验鉴别】以个大、色棕褐、香气浓、油性足、入水下沉者为佳。
①公丁香：指丁香的花蕾，芳香气味浓烈，质佳。
②母丁香：指丁香的果实，芳香气味稍淡，质量较次，又称"鸡舌香"，其指母丁香子叶两片相对抱合呈倒卵形，似鸡舌状。

【性味归经】辛，温。归脾、胃、肾经。

【功效主治】温中降逆，温肾助阳。主治：①中寒呃逆、呕吐、泄泻、脘腹冷痛。②肾阳虚之阳痿、宫冷。

【配伍应用】①丁香配柿蒂：适用于脾胃虚寒、胃气上逆、呕吐。②丁香配白术：适用于脾胃虚寒之吐泻、食少。③丁香配延胡索：适用于胃寒脘腹冷痛。

【药理作用】本品有调节胃肠运动、抗溃疡、抗炎、镇痛、抗菌、改善学习记忆等作用。

【用法用量】用时捣碎。内服：煎汤，1~3g；或入丸散。外用：适量，研末敷，或煎汤熏洗，或浸酒外涂。

【使用注意】本品辛温香燥，易伤阴助火，故热证及阴虚火旺者慎服。不宜与郁金同用。

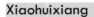

Xiaohuixiang

Foeniculi Fructus

小茴香

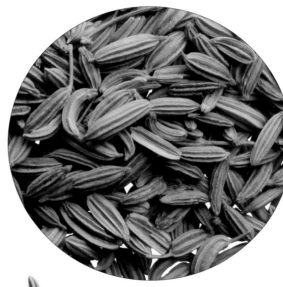

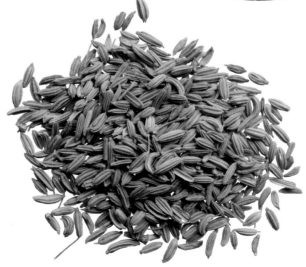

小茴香

【来源产地】 伞形科植物茴香 *Foeniculum vulgare* Mill. 的干燥成熟果实。主产于山西、内蒙古。

【采收加工】 秋季果实初熟时采割植株，晒干，打下果实，除去杂质。

【经验鉴别】 以粒大饱满、色黄绿、气味浓者为佳。

【性味归经】 辛，温。归肝、肾、脾、胃经。

【功效主治】 散寒止痛，理气和胃。主治：①寒疝腹痛、睾丸偏坠胀痛、经寒痛经。②胃寒呕吐、寒凝气滞之脘腹胀痛。

【配伍应用】 ①小茴香配乌药：适用于寒疝腹痛。②小茴香配香附：适用于胃寒气滞之脘腹胀痛。③小茴香配肉桂：适用于睾丸冷痛、少腹疼痛、疝气痛等。

【药理作用】 本品有镇痛、抗菌、保肝、抗糖尿病、抗焦虑等作用。

【用法用量】 内服：煎汤，3~6g；或入丸散。外用：适量，研末敷。

【使用注意】 本品辛香温散，故热证及阴虚火旺者忌服。

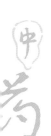
Gaoliangjiang
Alpiniae Officinarum Rhizoma

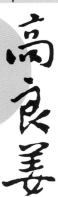

高良姜

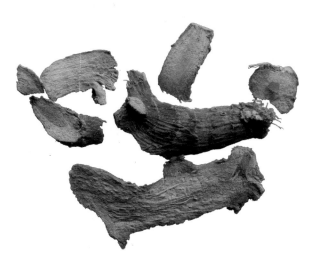

高良姜

【来源产地】姜科植物高良姜 *Alpinia officinarum* Hance 的干燥根茎。主产于广东、海南。

【采收加工】夏末秋初采挖，除去须根及残留的鳞片，洗净，切段，晒干。切薄片。

【经验鉴别】以色红棕、气香味辣者为佳。

【性味归经】辛，热。归脾、胃经。

【功效主治】散寒止痛，温中止呕。主治：中寒腹痛、呕吐、泄泻。

【配伍应用】①高良姜配炮姜：适用于脘腹冷痛。②高良姜配香附：适用于肝郁气滞、胃中寒滞之胃脘疼痛、口吐清涎、喜温喜按、胸闷胁痛。③高良姜配白术：适用于虚寒呕吐。

【药理作用】本品有调节胃肠运动、抗胃溃疡、保肝、镇痛、抗菌、脑保护、抗肿瘤等作用。

【用法用量】内服：煎汤，3~6g；或入丸散，每次1~3g。

【使用注意】本品辛热助火伤阴，故热证及阴虚火旺者忌服。

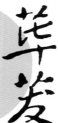

Bibo

Piperis Longi Fructus

荜茇

中药

高清原大图谱

【第七章 温里药】

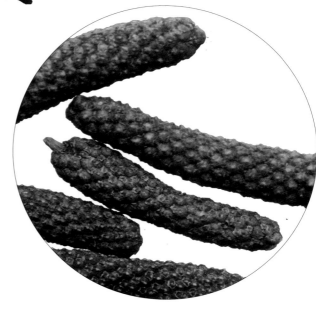

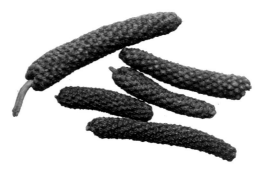

荜茇

【来源产地】 胡椒科植物荜茇 *Piper longum* L. 的干燥近成熟或成熟果穗。国外主产于印度尼西亚、菲律宾、越南，我国主产于云南、广东、海南。

【采收加工】 果穗由绿变黑时采收，除去杂质，晒干。用时捣碎。

【经验鉴别】 以肥大饱满、气味浓者为佳。

【性味归经】 辛，热。归胃、脾、大肠经。

【功效主治】 温中散寒，行气止痛。主治：①脘腹冷痛、中寒呕吐、泄泻。②胸痹冷痛、龋齿牙痛。

【配伍应用】 ①荜茇配干姜：适用于胃脘、脘腹冷痛、呕吐、呃逆等。②荜茇配厚朴：适用于寒湿内阻、脾胃失和所致的脘腹胀满、呕逆等。③荜茇配白术：适用于脾胃虚寒之腹痛冷泻。

【药理作用】 本品有调节胃肠运动、抗胃溃疡、保肝、降血脂、抗糖尿病等作用。

【用法用量】 内服：煎汤，1~3g；或入丸散。外用：适量，研末塞龋齿孔中，或调敷。

【使用注意】 本品辛热，能助火伤阴，故热证及阴虚火旺者忌服；孕妇慎服。

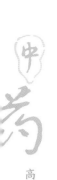

第八章

理气药

高清原大图谱

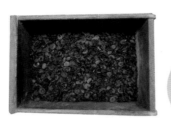

Zhishi

Aurantii Fructus Immaturus

枳实

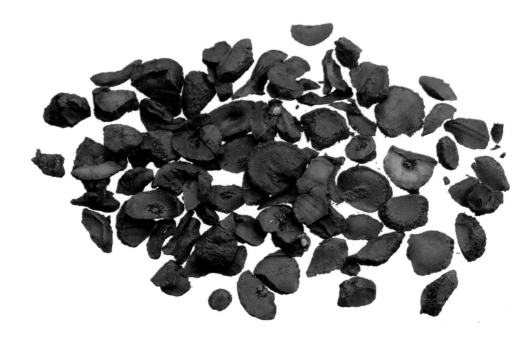

蒸枳实

【来源产地】芸香科植物酸橙 *Citrus aurantium* L. 及其栽培变种或甜橙 *C. sinensis* Osbeck 的干燥幼果。主产于四川、湖南、江西。

【采收加工】5~6月收集自落的果实，除去杂质，自中部横切为两半，晒干或低温干燥；较小者直接晒干或低温干燥，习称"鹅眼枳实"。切薄片。

【经验鉴别】以皮青黑肉厚色白、囊小、香气浓者为佳。"鹅眼枳实"：指枳实药材中圆球形而个小者，形如鹅眼。其最小的四川品种又称"枪子枳实"。

【性味归经】苦、辛，微寒。归脾、胃、大肠经。

【功效主治】破气消积，化痰除痞。主治：①食积便秘胀痛。②泻痢里急后重。③痰湿阻滞之胸脘痞满、痰滞胸痹证。④胃扩张、胃下垂、脱肛、子宫脱垂。

【配伍应用】①枳实配黄连：适用于湿热泄泻、痢疾。②枳实配瓜蒌：适用于气结不化、痰浊内阻之心下痞坚、胸腹满闷作痛而偏热者。③枳实配白术：适用于脾胃虚弱、气机阻滞、脘腹痞胀、消化不良、大便不爽、脏器脱垂。

【药理作用】本品有调节胃肠道运动、增强心肌收缩力、镇痛等作用。

【用法用量】内服：煎汤，3~10g，大剂量可用至15g；或入丸散。
外用：适量，研末调涂或炒热熨。

【使用注意】本品破气，故脾胃虚弱者及孕妇慎服。

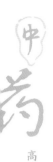

高清原大图谱

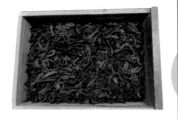

Zhiqiao

Aurantii Fructus

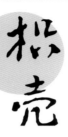

枳壳

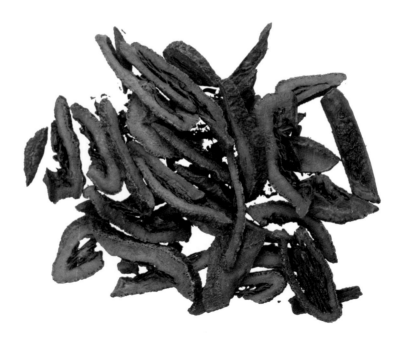

蒸枳壳

【第八章 理气药】

【来源产地】芸香科植物酸橙 *Citrus aurantium* L. 及其栽培变种的干燥未成熟果实。主产于江西、四川、湖南。

【采收加工】7 月果皮尚绿时采收,自中部横切为两半,晒干或低温干燥。切薄片。

【经验鉴别】以外皮色绿褐、果肉厚、香气浓者为佳。

【性味归经】苦、辛,微寒。归脾、胃、大肠经。

【功效主治】理气宽中,行滞消胀。主治:①脾胃气滞、脘腹胀满。②气滞胸闷。

【配伍应用】①枳壳配升麻:适用于胸腹痞满胀闷、大便秘结,以及久泻久痢、大便黏滞不下、肛门坠胀者。②枳壳配郁金:适用于气滞血瘀、胁肋胀痛刺痛、胁下痞块等。③枳壳配荆芥穗:适用于产后恶露不下血渗入大肠而便血者。

【药理作用】本品有调节胃肠道运动、心血管系统、子宫,抗溃疡、抗血栓、降脂等作用。

【用法用量】内服:煎汤,3~10g;或入丸散。

【使用注意】本品苦泄辛散,大量、久服有耗气之虞。孕妇慎用。

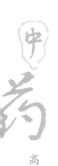

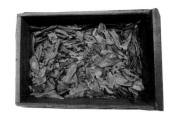

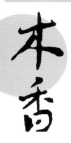

木香

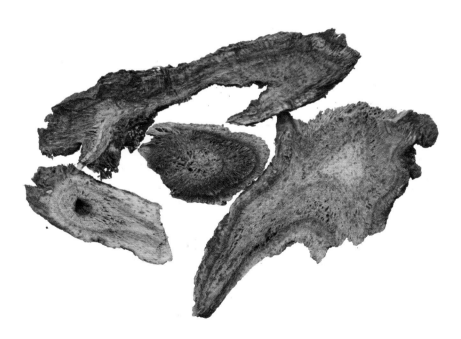

木香

【来源产地】菊科植物木香 *Aucklandia lappa* Decne. 的干燥根。主产于云南。木香原产于印度、缅甸，因从广州进行贸易进口者，习称"广木香"；我国云南等地引种成功的木香，质量亦佳，习称"云木香"。

【采收加工】秋、冬二季采挖，除去泥沙及须根，切段，大的再纵剖成瓣，干燥后撞去粗皮。切厚片。

【经验鉴别】以香气浓、油性足者为佳。①"鳝鱼筒"：指云木香根呈圆柱形、半圆柱形或枯骨形，形如烹调好的鳝鱼段。②"朱砂点"：指药材平整横切面上可见散在的棕色或黄橙色油点，即油室。

【性味归经】辛、苦，温。归脾、胃、大肠、三焦、胆经。

【功效主治】行气止痛，健脾消食。主治：①脾胃气滞之脘腹胀痛。②下痢腹痛、里急后重。③脾运失常、肝失疏泄之胁肋胀痛、泄泻。④脾虚气滞之食少吐泻。

【配伍应用】①木香配大黄：适用于腹胀胁满、大便不下。②木香配陈皮：适用于脾胃气机呆滞之脘腹胀满、纳呆、吐泻。③木香配人参：适用于脾胃气虚兼有气滞腹胀者。

【药理作用】本品有调节胃肠运动、抗胃溃疡、抗炎、镇痛、利胆及抗肿瘤等作用。

【用法用量】内服：煎汤，3~6g；或入丸散。生用专行气滞，煨熟用实肠止泻。

【使用注意】本品辛温香燥，能伤阴助火，故阴虚火旺者慎服。

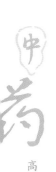

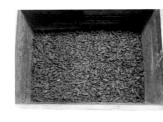

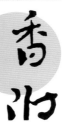

香附

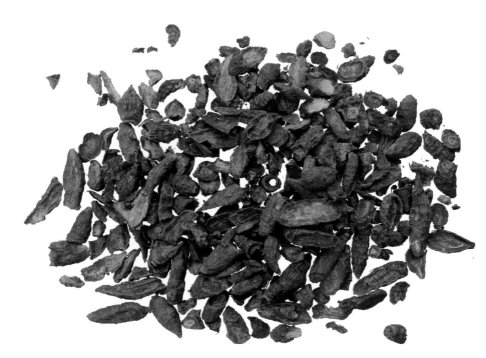

醋香附（蒸）

【来源产地】 莎草科植物莎草 *Cyperus rotundus* L. 的干燥根茎。主产于山东、浙江、福建、湖南、河南。

【采收加工】 秋季采挖，燎去毛须，置沸水中略煮或蒸透后晒干，或燎后直接晒干。习称"光香附"，不经火燎直接晒干，习称"毛香附"。

【经验鉴别】 以色棕褐、香气浓者为佳。"棕毛"：指香附药材节上的棕色毛须。

【性味归经】 辛、微苦、微甘，平。归肝、三焦经。

【功效主治】 疏肝理气，调经止痛。主治：①肝气郁滞之胸胁、脘腹胀痛、疝气痛。②肝郁月经不调、痛经、乳房胀痛。③脾胃气滞、脘腹胀痛。

【配伍应用】 ①香附配川芎：适用于气郁血滞所致的胸胁脘腹疼痛、痛经等。②香附配当归：适用于肝郁气滞血瘀所致的胁肋胀痛、月经不调或痛经。③香附配广藿香：适用于湿郁或气郁致湿之胁痛脘胀、呕吐酸水、不思饮食等。

【药理作用】 本品有镇痛、抗氧化、抗抑郁等作用。

【用法用量】 内服：煎汤，6~10g；或入丸散。外用：适量，研末撒、调敷或做饼热熨用。醋制止痛力增强。

【使用注意】 本品虽平和，但终属辛香之品，故气虚无滞及阴虚血热者慎服。

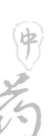
Chenxiang

Aquilariae Lignum Resinatum

沉香

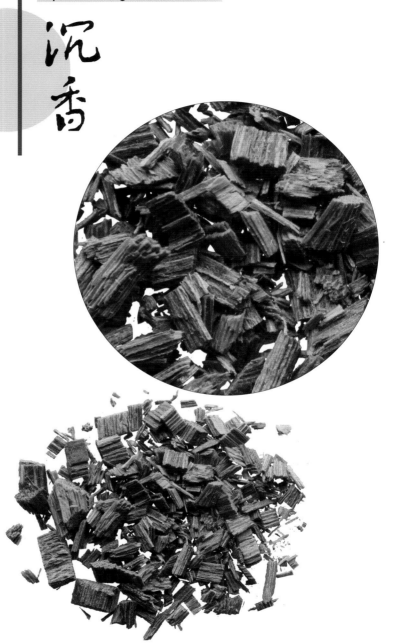

沉香

【来源产地】瑞香科植物白木香 *Aquilaria sinensis* (Lour.) Gilg 含有树脂的木材。主产于广东、海南、广西。

【采收加工】全年均可采收，割取含树脂的木材，除去不含树脂的部分，阴干。用时捣碎。

【经验鉴别】以体重、色棕黑油润、燃之有油渗出、香气浓烈者为佳。

【性味归经】辛、苦，温。归脾、胃、肾经。

【功效主治】行气止痛，温中止呕，温肾纳气。主治：①寒凝气滞之胸腹胀闷作痛。②胃寒呕吐。③下元虚冷、肾不纳气之虚喘，痰饮咳喘属上盛下虚者。

【配伍应用】①沉香配阿胶：适用于肺阴亏虚、火灼肺络、咳嗽咯血。②沉香配麝香：适用于小儿因湿浊闭阻、脾胃气滞所致的吐逆。③沉香配附子：适用于冷痰虚热、诸劳寒热。

【药理作用】本品有调节胃肠运动、镇痛、抗炎、平喘和抑制中枢神经等作用。

【用法用量】内服：煎汤，1~5g，后下；研末，每次 0.5~1.5g；亦入丸散或磨汁服。

【使用注意】本品辛温助热，故阴虚火旺及气虚下陷者慎服。

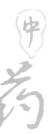

高清原大图谱

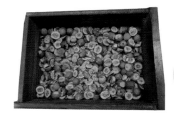

Toosendan Fructus

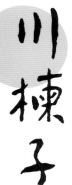

川楝子

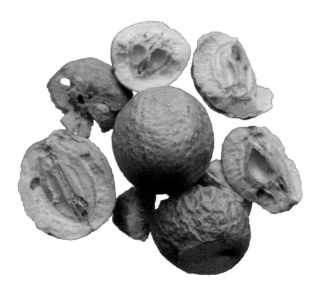

川楝子

【来源产地】棟科植物川楝 *Melia toosendan* Sieb. et Zucc. 的干燥成熟果实。主产于四川。

【采收加工】冬季果实成熟时采收，除去杂质，干燥。用时捣碎。

【经验鉴别】以个大、饱满、外皮金黄色、肉黄白色者为佳。

【性味归经】苦，寒。有小毒。归肝、胃、小肠、膀胱经。

【功效主治】行气止痛，杀虫，疗癣。主治：①肝气郁滞或肝胃不和之胸胁、脘腹胀痛，疝气痛。②虫积腹痛。③头癣。

【配伍应用】①川楝子配小茴香：适用于寒凝肝脉和妇女行经小腹坠胀疼痛、疝气疼痛。②川楝子配香附：适用于肝气郁结所致胸闷胁胀、乳房胀痛、善太息、月经不调。③川楝子配地黄：适用于肝肾阴虚、肝气郁滞所致的胸脘胁痛、吞酸口苦、咽干口燥、舌红少津、脉细弱或虚眩。

【药理作用】本品有镇痛、抗炎、驱虫、抗菌、抗病毒、抗肿瘤等作用。

【用法用量】内服：煎汤，3~10g；或入丸散。外用：适量，研末调涂。

【使用注意】本品苦寒，有小毒，故不宜超量服用，脾胃虚寒者慎服。

薤白

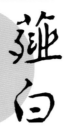

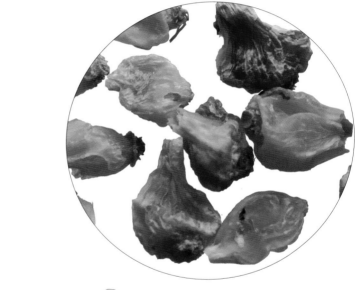

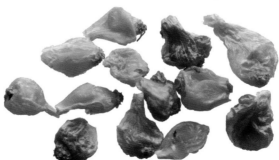

薤白

【来源产地】百合科植物小根蒜 *Allium macrostemon* Bge. 或薤 *A. chinense* G. Don 的干燥鳞茎。主产于东北、河北、江苏、湖北。

【采收加工】夏、秋二季采挖，洗净，除去须根，蒸透或置沸水中烫透，晒干。

【经验鉴别】以个大、饱满、坚实、黄白色、半透明者为佳。

【性味归经】辛、苦，温。归肺、心、胃、大肠经。

【功效主治】通阳散结，行气导滞。主治：①痰浊闭阻胸阳之胸痹证。②胃肠气滞、泻痢里急后重。

【配伍应用】①薤白配黄柏：适用于湿热疫毒壅滞肠中而致的泻痢厚重、大便滞涩。②薤白配瓜蒌：适用于痰浊闭阻、胸阳不振之胸痹证。③薤白配枳实：适用于胸痹、咳唾不舒、脘腹痞结、大便不爽或泄泻不畅。

【药理作用】本品有保护血管内皮、抗心肌缺血、抗血栓形成、调脂、抗氧化、抗炎、平喘等作用。

【用法用量】内服：煎汤，5~10g；或入丸散。外用：适量，捣敷，或捣汁涂。

【使用注意】本品辛散苦泄温通，并有蒜味，故气虚无滞、阴虚发热及不耐蒜味者慎服。

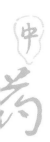
Huajuhong

Citri Grandis Exocarpium

化橘红

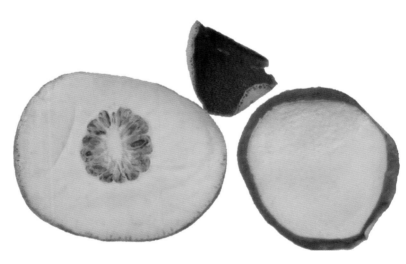

化橘红

【来源产地】芸香科植物化州柚 *Citrus grandis* 'Tomentosa' 或柚 *C. grandis* (L.) Osbeck 的未成熟或近成熟的干燥外层果皮。习称"毛橘红"或"光七爪""光五爪"。主产于广东。

【采收加工】夏季果实未成熟时采收，置沸水中略烫后，将果皮割成 5 或 7 瓣，除去果瓤及部分中果皮，压制成形，干燥。切薄片或切丝。

【经验鉴别】以片薄均匀、色绿、茸毛多、香气浓者为佳。

【性味归经】辛、苦，温。归肺、脾、胃经。

【功效主治】理气宽中，燥湿化痰，消食。主治：①风寒咳嗽、喉痒痰多。②食积伤酒。

【配伍应用】本品有止咳、祛痰、平喘、免疫调节和抗氧化等作用。

【用法用量】内服：煎汤，3~6g；或入丸散。

【使用注意】本品辛香温燥，耗气伤阴，故内有实热者慎服，气虚及阴虚燥咳者不宜服。

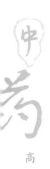

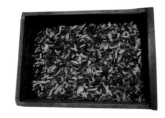

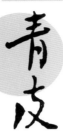

青皮

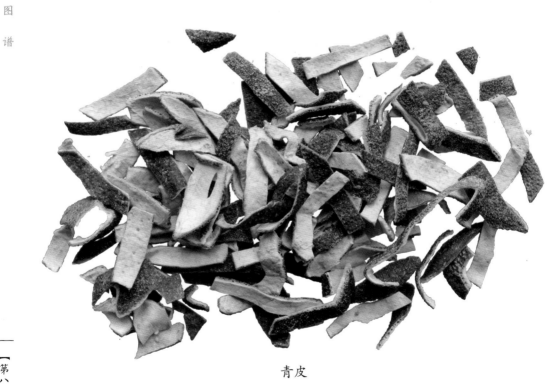

青皮

【来源产地】芸香科植物橘 *Citrus reticulata* Blanco 及其栽培变种的干燥幼果或未成熟果实的果皮。主产于广东、福建、浙江、江苏。

【采收加工】5~6 月收集自落的幼果，晒干，习称"个青皮"；7~8 月采收未成熟的果实，在果皮上纵剖成四瓣至基部，除尽瓤瓣，晒干，习称"四花青皮"。切厚片或丝。

【经验鉴别】个青皮以色黑绿、质硬、香气浓者为佳；四花青皮以外皮黑绿色、内面黄白色、香气浓者为佳。

【性味归经】苦、辛，温。归肝、胆、胃经。

【功效主治】疏肝破气，消积化滞。主治：①肝气郁滞之胸胁、乳房胀痛或结块，乳痈，疝气痛。②食积脘腹胀痛。③癥瘕积聚、久疟癖块。

【配伍应用】①青皮配陈皮：适用于肝郁气滞、胃气不和所致的两胁胀痛、胸腹满闷、胃脘胀痛。②青皮配柴胡：适用于肝经气郁羁久、气滞血瘀所致的胸胁胀痛或刺痛、痛处不移。③青皮配木香：适用于食积气滞、脘腹胀痛。

【药理作用】本品有调节胃肠运动功能、保肝利胆、保护缺血性脑损伤等作用。

【用法用量】内服：煎汤，3~10g；或入丸散。醋制疏肝止痛力强。

【使用注意】本品辛散苦降，性烈耗气，故气虚津伤者慎服；孕妇慎用。

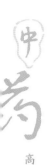

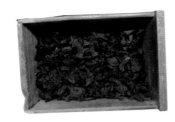

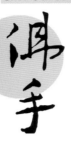

佛手

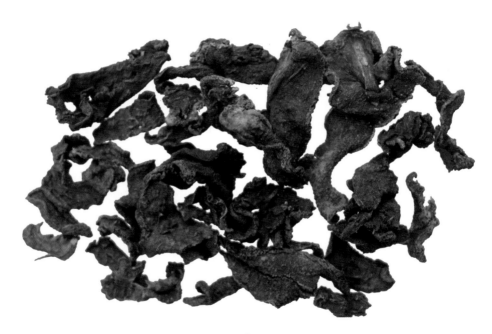

佛手

【来源产地】芸香科植物佛手 *Citrus medica* L. var. *sarcodactylis* Swingle 的干燥果实。主产于广东、四川。

【采收加工】秋季果实尚未变黄或变黄时采收，纵切成薄片，晒干或低温干燥。

【经验鉴别】广佛手片，以片大而薄、黄皮白肉、气味香甜者为佳；川佛手片，以片张完整、厚薄均匀、绿皮白肉、气清香者为佳。"金边白肉"：指广佛手药材切片边缘呈黄色，内瓤呈白色。

【性味归经】辛、苦，温。归肝、脾、胃、肺经。

【功效主治】疏肝理气，和中，化痰。主治：①肝郁气滞之胸闷胁痛。②脾胃气滞之脘腹胀痛。③咳嗽痰多。

【配伍应用】①佛手配陈皮：适用于脾胃气滞、肝胃不和、湿痰咳嗽。②佛手配生姜：适用于胃气上逆、呕吐、嗳气等。③佛手配青皮：适用于肝郁气滞、胃气不和所致的两胁胀痛、胸腹满闷。

【药理作用】本品有调节胃肠运动、抗炎、平喘、祛痰、抗抑郁、抗肿瘤等作用。

【用法用量】内服：煎汤，3~10g；或沸水泡饮；或入丸散。

【使用注意】本品辛温苦燥，能耗气伤阴，故气虚阴亏、阴虚火旺而无气滞者慎服。

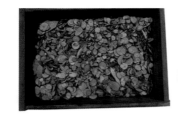

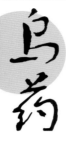

乌药

中药

高清原大图谱

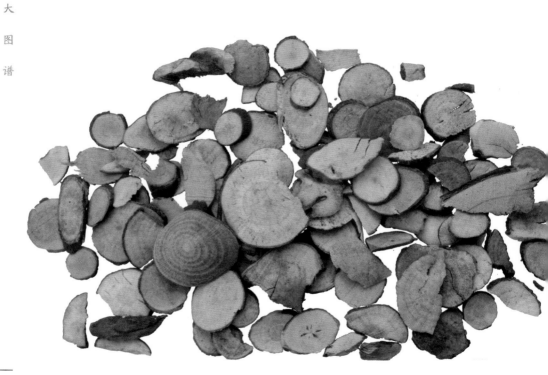

乌药

【来源产地】 樟科植物乌药 *Lindera aggregate* (Sims) Kosterm. 的干燥块根。主产于浙江、安徽、湖南、湖北。

【采收加工】 全年均可采挖，除去细根，洗净，趁鲜切片，晒干，或直接晒干。

【经验鉴别】 以质嫩、粉性大、断面浅棕色、香气浓者为佳。"乌药珠"：是指乌药纺锤状块根，有的中部收缩成连珠状。

【性味归经】 辛，温。归肺、脾、肾、膀胱经。

【功效主治】 行气止痛，温肾散寒。主治：①寒郁气滞之胸闷胁痛、脘腹胀痛、疝痛及痛经。②肾阳不足、膀胱虚寒之小便频数、遗尿。

【配伍应用】 ①乌药配益智仁：适用于下元虚冷之小便频数、小儿遗尿等。②乌药配香附：适用于寒凝气滞之腹满胀痛、肠鸣腹泻。③乌药配木香：适用于脾胃寒湿气滞所致之脘腹胀满疼痛、呕吐嗳气、不思饮食。

【药理作用】 本品有调节胃肠运动、镇痛、抗炎、抗微生物、抗肿瘤等作用。

【用法用量】 内服：煎汤，6~10g；或入丸散。

【使用注意】 本品辛温香散，能耗气伤阴，故气阴不足或有内热者慎服。

荔枝核

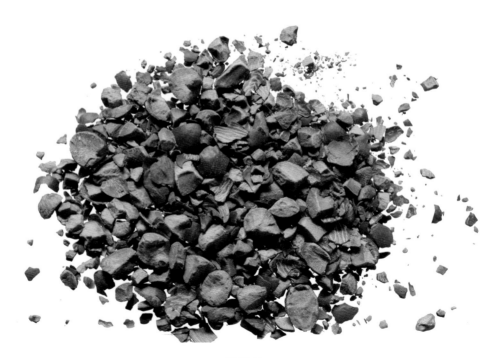

荔枝核

中

药

【来源产地】 无患子科植物荔枝 *Litchi chinensis* Sonn. 的干燥成熟种子。主产于福建、广东、广西。

【采收加工】 夏季采摘成熟果实，除去果皮及肉质假种皮，洗净，晒干。用时捣碎。

【经验鉴别】 以粒大、饱满、光亮者为佳。

【性味归经】 甘、微苦，温。归肝、胃经。

【功效主治】 行气散结，祛寒止痛。主治：①寒疝腹痛、睾丸肿痛。②痛经、产后腹痛。③肝胃不和之胃脘痛。

【配伍应用】 ①荔枝核配橘核：适用于疝气疼痛、睾丸肿胀疼痛。②荔枝核配小茴香：适用于寒疝疼痛。③荔枝核配川楝子：适用于肝胃气痛及疝气痛。

【药理作用】 本品有降糖、调脂、抗肝损伤、抗肝纤维化、抗病原微生物、抗肿瘤、调节免疫、抗氧化和改善学习记忆等作用。

【用法用量】 内服：煎汤，5~10g；或入丸散。

【使用注意】 本品微苦泄散、温通，能耗气助热，故气虚或有内热者慎服。

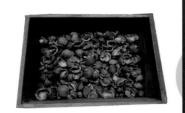

Dafupi

Arecae Pericarpium

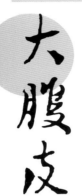

大腹皮

【来源产地】棕榈科植物槟榔 *Areca catechu* L. 的干燥果皮。主产于海南、云南、广东，国外主产于菲律宾、印度尼西亚、印度、斯里兰卡。

【采收加工】冬季至翌春采收未成熟的果实，煮后干燥，纵剖两瓣，剥取果皮，习称"大腹皮"；春末至秋初采收成熟果实，煮后干燥，剥取果皮，打松，晒干，习称"大腹毛"。

【经验鉴别】以色黄白、质柔韧者为佳。

【性味归经】辛，微温。归脾、胃、大肠、小肠经。

【功效主治】行气宽中，行水消肿。主治：①湿阻气滞、脘腹胀闷、大便不爽。②水肿胀满、脚气浮肿、小便不利。

【配伍应用】①大腹皮配陈皮：适用于气滞湿阻之水肿胀满。②大腹皮配槟榔：适用于腹水、腹大如鼓、面目浮肿、下肢水肿、小便不利，以及食积气滞、脘腹胀满、食欲不振、嗳腐口臭等。③大腹皮配白术：适用于脾胃气虚、纳运无力、湿阻气滞所致的胃脘胀满、食少倦怠、腹满水肿等。

【药理作用】本品有促进胃肠运动等作用。

【用法用量】内服：煎汤，5~10g。

【使用注意】气虚体弱者慎用。

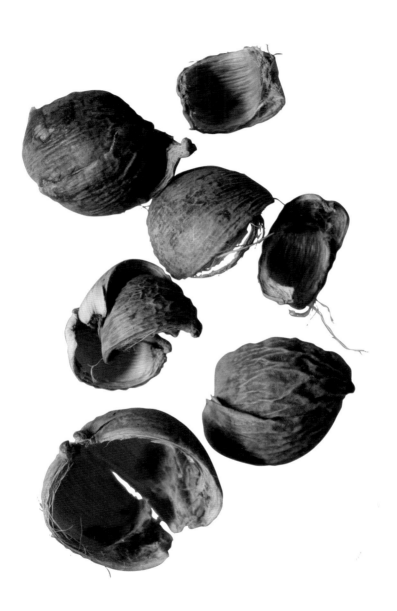

大腹皮

Gansong

Nardostachyos Radix et Rhizoma

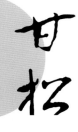

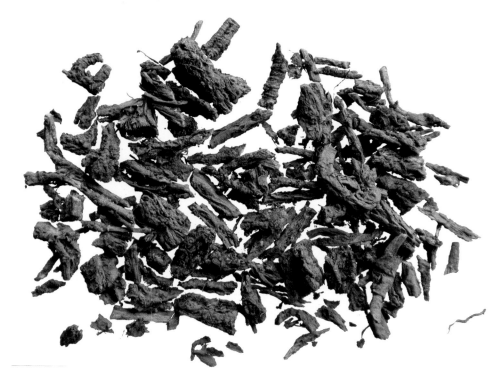

甘松

【来源产地】败酱科植物甘松 *Nardostachys jatamansi* DC. 的干燥根及根茎。主产于四川、青海、甘肃。

【采收加工】春、秋二季采挖，除去泥沙及杂质，晒干或阴干。切长段。

【经验鉴别】以主根肥壮、香气浓者为佳。

【性味归经】辛、甘，温。归脾、胃经。

【功效主治】行气止痛，开郁醒脾。主治：①思虑伤脾或寒郁气滞引起的胸闷、脘腹胀痛、不思饮食。②湿脚气。

【配伍应用】①甘松配山柰：适用于脾郁胃寒、脘腹胀痛、呕吐、胸闷气郁、食欲不振、久泻。②甘松配白芷：适用于风邪恶气卒中之心腹痛。③甘松配荷叶：适用于脚气肿痛。

【药理作用】本品有调节胃肠运动、抗溃疡、镇痛、抗脑缺血和提高学习记忆能力、抗心律失常等作用。

【用法用量】内服：煎汤，3~6g；或入丸散。外用：适量，煎汤熏洗。

【使用注意】本品辛香温燥，能耗气伤阴，故不宜超大量服用，气虚及阴伤有热者慎服。

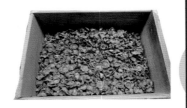

Shidi

Kaki Calyx

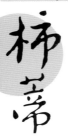

柿蒂

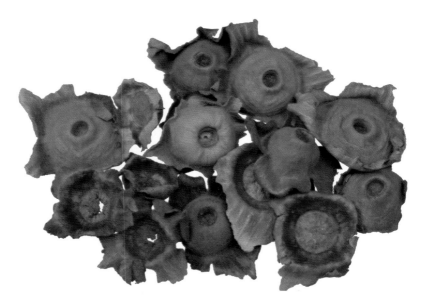

柿蒂

【来源产地】柿树科植物柿 *Diospyros kaki* Thunb. 的干燥宿萼。主产于河北、河南、山东。

【采收加工】冬季果实成熟时采摘，食用时收集，洗净，晒干。

【经验鉴别】以个大而厚、质硬、色黄褐者为佳。

【性味归经】苦，平。归胃经。

【功效主治】降气止呃。主治：胃失和降之呃逆证。

【配伍应用】①柿蒂配旋覆花：适用于胃寒挟湿之呕恶、噫气、心下痞满。②柿蒂配刀豆：适用于胃寒呃逆、气不得降。③柿蒂配枇杷叶：适用于胃热呃逆。

【药理作用】本品有抗心律失常、镇静、抗生育、促进胃液分泌、兴奋肠道平滑肌等作用。

【用法用量】内服：煎汤，5~10g；或入丸散。

【使用注意】本品苦降，故气虚下陷者慎服。

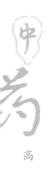
Tanxiang

Santali Albi Lignum

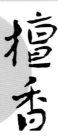

檀香

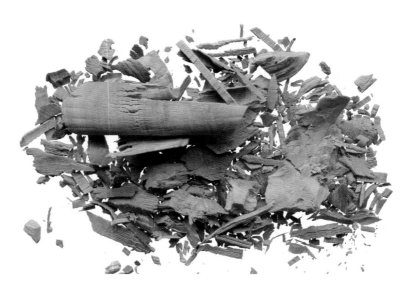

檀香

【来源产地】 檀香科植物檀香 *Santalum album* L. 树干的干燥心材。主产于印度、印度尼西亚、马来西亚。

【采收加工】 植后 30～40 年采伐，锯成段，砍去色淡的边材，心材干燥入药。镑片或锯成小块。

【经验鉴别】 以色黄、质坚实、显油性、香气浓郁而持久、烧之气香者为佳。

【性味归经】 辛，温。归脾、胃、心、肺经。

【功效主治】 行气温中，开胃止痛。主治：寒凝气滞、胸膈不舒、胸痹心痛、脘腹疼痛、呕吐食少。

【配伍应用】 ①檀香配丹参：适用于气滞血瘀、心腹疼痛。②檀香配香附：适用于肝郁脾虚、脘腹胀痛、嗳气叹息、纳谷不香、呕吐。③檀香配砂仁：适用于脾胃湿阻及气滞所致的脘腹胀痛、不思饮食、胸膈痞满。

【药理作用】 本品有调节胃肠运动、抗心律失常、镇静等作用。

【用法用量】 内服：煎汤，2～5g。

【使用注意】 阴虚火旺，实热吐衄者慎用。

Yuzhizi

Akebiae Fructus

预知子

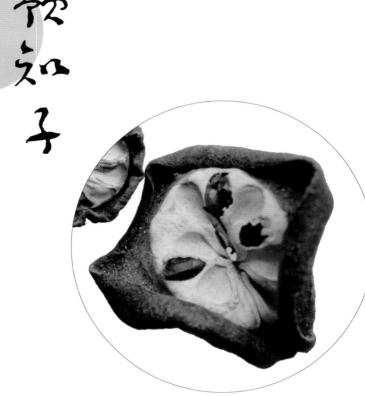

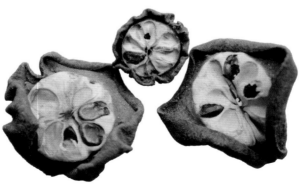

预知子

【来源产地】木通科植物木通 *Akebia quinata* (Thunb.) Decne.、三叶木通 *A. trifoliata* (Thunb.) Koidz. 或白木通 *A. trifoliata* (Thunb.) Koidz. var. *australis* (Diels) Rehd. 的干燥近成熟果实。主产于江苏、湖南、湖北。

【采收加工】夏、秋二季果实绿黄时采收，晒干，或置沸水中略烫后晒干。用时打碎。

【经验鉴别】以色黄棕、皮皱者为佳。

【性味归经】苦，寒。归肝、胆、胃、膀胱经。

【功效主治】疏肝理气，活血止痛，散结，利尿。主治：①脘胁胀痛。②痛经经闭。③痰核痞块。④小便不利。

【配伍应用】预知子配梅花：适用于肝胃不和、胁痛、胃痛、嗳腐吞酸等。

【药理作用】本品有抗忧郁、抗肿瘤等作用。

【用法用量】内服：煎汤，3～9g。

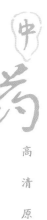

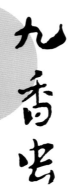

Jiuxiangchong

Aspongopus

九香虫

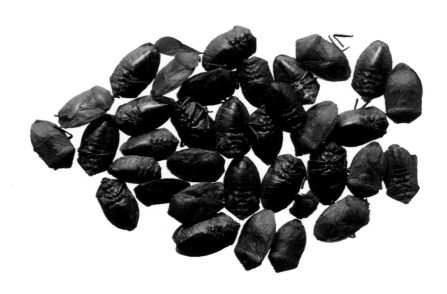

九香虫

【来源产地】蝽科昆虫九香虫 *Aspongopus chinensis* Dallas 的干燥体。主产于云南、四川、贵州。

【采收加工】11 月至次年 3 月前捕捉，置适宜容器内，用酒少许将其闷死，取出，阴干；或置沸水中烫死，取出，干燥。

【经验鉴别】以完整、色棕褐、发亮、油性大者为佳。

【性味归经】咸，温。归肝、脾、肾经。

【功效主治】理气止痛，温中助阳。主治：①胃寒胀痛、肝胃气痛。②肾虚阳痿。③腰膝酸痛。

【配伍应用】①九香虫配甘松：适用于寒郁气滞之胸闷、脘痛、腹胀。②九香虫配补骨脂：适用于肾阳不足、阳痿早泄、夜尿频多。

【药理作用】本品有抗菌、抗胃溃疡、抗肿瘤、抗凝血等作用。

【用法用量】内服：煎汤，3～9g。

【使用注意】阴虚内热者慎用。

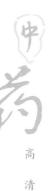

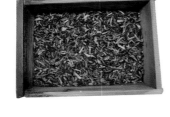

Chenpi
Citri Reticulatae Pericarpium

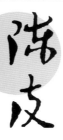

陈皮

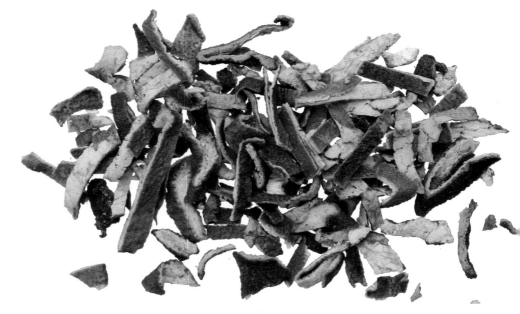

陈皮

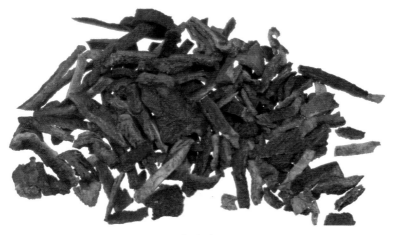

广陈皮

【来源产地】 芸香科植物橘 *Citrus reticulata* Blanco 及其栽培变种的
干燥成熟果皮。主产于广东、重庆、四川、福建、江西。
分"陈皮"和"广陈皮"。

【采收加工】 采摘成熟果实，剥取果皮，晒干或低温干燥。

【经验鉴别】 以色鲜艳、油润、香气浓者为佳。"鬃眼"，指果实
类药材果皮表面的油室，为紧密排列的小圆点，对光
照射清晰透明。

【性味归经】 辛、苦，温。归脾、肺经。

【功效主治】 理气调中，燥湿化痰。主治：①脾胃气滞之脘腹胀满、
疼痛、嗳气、恶心呕吐。②湿浊阻中之胸闷腹胀、纳
呆便溏。③痰湿壅肺之咳嗽气喘。

【配伍应用】 ①陈皮配苍术：适用于湿滞脾胃证。②陈皮配半夏：
适用于咳嗽痰多、色白易咳，胸膈痞闷、肢体困重之
湿痰证。③陈皮配茯苓：适用于湿痰证。

【药理作用】 本品有调节胃肠道功能、降脂、保肝、改善心血管功能、
抗过敏、抗肺纤维化、抗抑郁、降糖等作用。

【用法用量】 内服：煎汤，3~10g；或入丸散。

【使用注意】 本品辛散苦燥而温，能助热伤津，故舌红少津、内有
实热者慎服。

附：橘核

本品为橘的干燥成熟种子。味苦，性平。归肝、肾经。理气，散结，止痛。主治：疝气疼痛、睾丸肿痛、乳痈乳癖。内服：煎汤，3~9g。

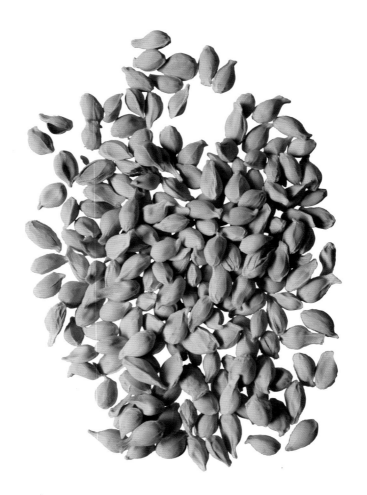

橘核

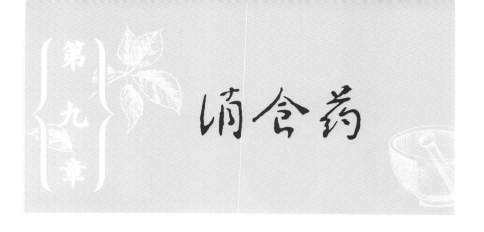

消食药

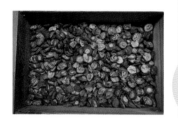

第九章

Shanzha

Crataegi Fructus

山楂

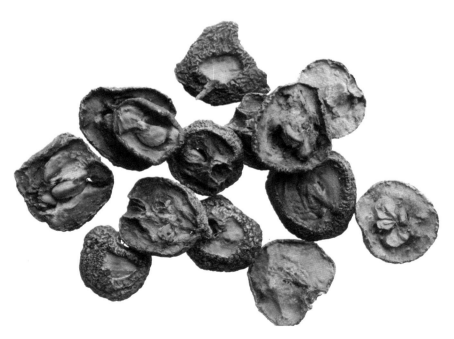

山楂

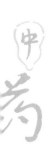
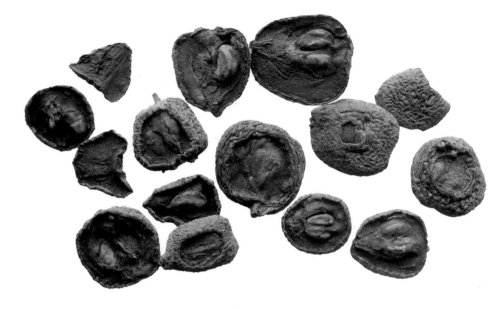

炒山楂

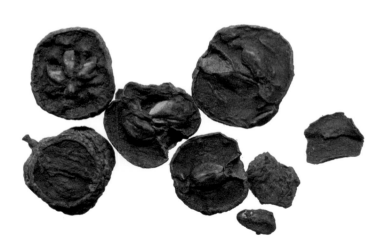

山楂炭

【来源产地】蔷薇科植物山里红 *Crataegus pinnatifida* Bge. var. *major* N. E. Br. 或山楂 *C. pinnatifida* Bge. 的干燥成熟果实。主产于山东、河南、河北、山西。

【采收加工】秋季果实成熟时采收，切片，干燥。

【经验鉴别】以片大、皮红、肉厚、核小者为佳。"石榴嘴"：指正品山楂顶端所具有的残存宿萼，其中央凹陷，形如石榴的宿萼。

【性味归经】酸、甘，微温。归脾、胃、肝经。

【功效主治】消食化积，活血散瘀。主治：①食滞不化、肉积不消、泻痢腹痛。②瘀血痛经、经闭，产后瘀阻腹痛，胸痹心痛。③疝气偏坠胀痛。

【配伍应用】①山楂配神曲、麦芽：三药合用，炒焦香气大出，称"焦三仙"。适用于饮食停滞之脘腹胀痛、嗳气腐臭、矢气频频或腹泻、大便臭如败卵。②山楂配白术：适用于脾胃虚弱、饮食内停或夹水湿内蓄之积滞证。③山楂配丹参：适用于气滞血瘀所致的胸痹心痛、心悸、头痛眩晕、脘腹刺痛等。

【药理作用】本品有降脂、抗心肌缺血、调节免疫和抗菌等作用。

【用法用量】内服：煎汤，9~12g，大剂量30g；或入丸散。消食导滞宜用焦山楂。

【使用注意】本品味酸，故胃酸过多者忌服，脾胃虚弱者慎服。

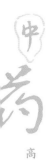

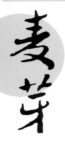

Maiya

Hordei Fructus Germinatus

麦芽

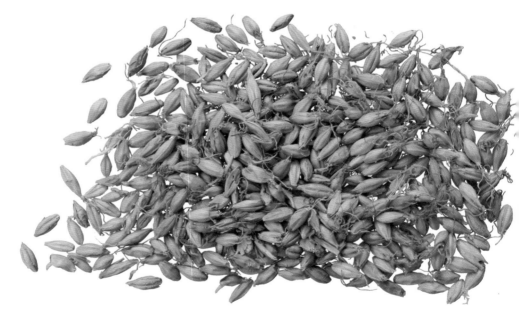

麦芽

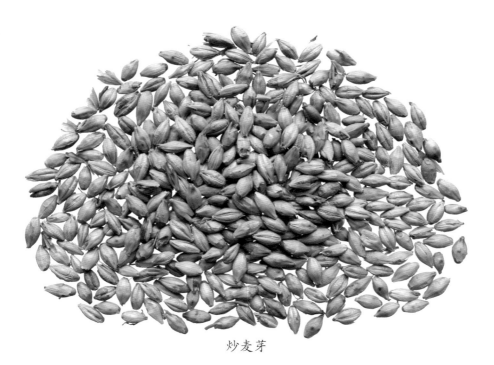

炒麦芽

【来源产地】 禾本科植物大麦 *Hordeum vulgare* L. 的成熟果实经发芽干燥的炮制加工品。全国大部分地区均产。

【采收加工】 将大麦粒用水浸泡后,保持适宜的温度、湿度,待幼芽长至约 5mm 时,晒干或低温干燥。

【经验鉴别】 以色淡黄、胚芽完整者为佳。

【性味归经】 甘,平。归脾、胃、肝经。

【功效主治】 消食和中,回乳,疏肝。主治:①食积不化、消化不良。②妇女断乳或乳汁郁积之乳房胀痛。③肝郁气滞、肝胃不和。

【配伍应用】 ①麦芽配山楂:适用于诸食积内停所致的食欲不振、消化不良、脘腹胀闷等。②麦芽配白术:适用于脾胃虚弱、饮食积滞所致的脘腹胀满、食少便溏。

【药理作用】 本品有助消化、抑制催乳素分泌及降血糖,改善肾脏和生殖器功能等作用。

【用法用量】 内服:煎汤,10~15g,大剂量 30~120g;或入丸散。消积宜炒焦用,疏肝宜生用。回乳可用至 60g。

【使用注意】 本品能回乳,故妇女授乳期不宜服。

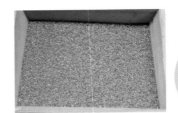

Laifuzi

Raphani Semen

莱菔子

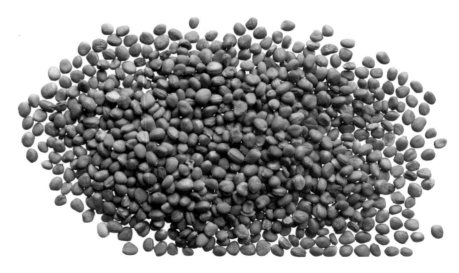

莱菔子

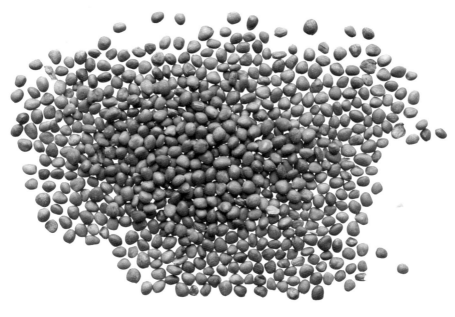

炒莱菔子

【来源产地】 十字花科植物萝卜 *Raphanus sativus* L. 的干燥成熟种子。全国各地均产。

【采收加工】 夏季果实成熟时采割植株，晒干，搓出种子，除去杂质，再晒干。

【经验鉴别】 以粒大、饱满、坚实、色红棕者为佳。

【性味归经】 辛、甘，平。归脾、胃、肺经。

【功效主治】 消食除胀，降气化痰。主治：①食积气滞之脘腹胀满。②痰涎壅盛之气喘咳嗽。

【配伍应用】 ①莱菔子配木香：适用于食积气滞之胃脘痞满胀痛、嗳气酸腐、腹胀肠鸣、矢气频频等。②莱菔子配半夏：适用于食积腹胀、恶食嗳腐、脘腹痞满胀痛及痰壅气逆、咳嗽气喘。③莱菔子配紫苏子、芥子：适用于寒痰喘咳、食积便秘。

【药理作用】 本品有镇咳、祛痰、调节胃肠道运动、降血脂等作用。

【用法用量】 内服：煎汤，5~12g，打碎入煎；或入丸散。消食宜炒用。

【使用注意】 本品辛散耗气，故气虚及无食积、痰滞者慎服。

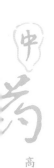

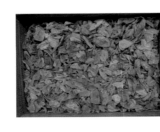

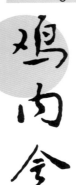

鸡内金

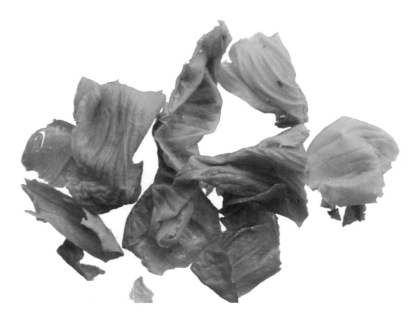

鸡内金

【来源产地】 雉科动物家鸡 *Gallus gallus domesticus* Brisson 的干燥沙囊内壁。全国各地均产。

【采收加工】 杀鸡后，取出鸡肫，立即剥取内壁，洗净，干燥。

【经验鉴别】 以色黄、完整少破碎者为佳。

【性味归经】 甘，平。归脾、胃、小肠、膀胱经。

【功效主治】 运脾消食，固精止遗，化坚消石。主治：①食积不化、消化不良、小儿疳积。②遗尿、遗精。③泌尿系统或肝胆结石。

【配伍应用】 ①鸡内金配白术：适用于脾虚湿困或食积阻滞之食少纳呆、脘腹胀满、呕吐泄泻。②鸡内金配使君子：适用于乳食积滞内停或夹有虫积、脾胃虚损之食欲减退、面色萎黄、脘腹胀满、烦躁多动，睡眠不宁。③鸡内金配金钱草、海金沙：适用于湿热蕴结下焦所致的石淋涩痛。

【药理作用】 本品有调节胃肠功能、抗动脉粥样硬化、降低血脂和血糖等作用。

【用法用量】 内服：煎汤，3~10g；研末，每次 1.5~3g；或入丸散。研末服效果较佳。

【使用注意】 本品消食化积力强，故脾虚无积滞者慎服。

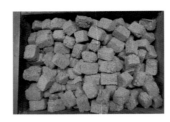

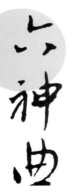

六神曲

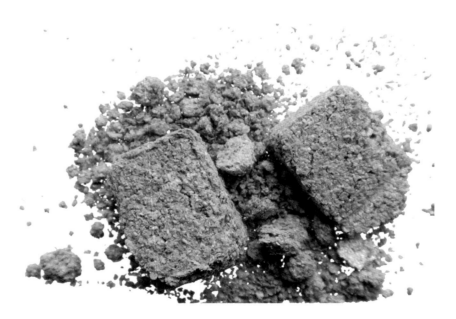

六神曲

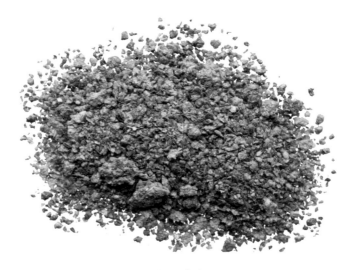

炒六神曲

【来源产地】鲜辣蓼、鲜青蒿、苦杏仁等药味加入面粉或麸皮混合，经发酵的炮制加工品。全国各地均产。

【采收加工】将苦杏仁粉碎成粗粉，赤小豆煮烂，再将鲜青蒿、鲜苍耳、鲜辣蓼加水适量打汁，与面粉或麸皮混匀，使干湿适宜，放入筐内，覆以麻叶或楮叶。待发酵至表面长出白霉衣时，取出，除去麻叶，切成小块，干燥。

【经验鉴别】以色黄棕，具香气者为佳。

【性味归经】甘、辛，温。归脾、胃经。

【功效主治】消食和胃。主治：食积不化、脘腹胀满、不思饮食及肠鸣泄泻。

【配伍应用】①六神曲配陈皮：适用于饮食积滞、胃失和降之腹痛腹胀、嗳腐吞酸，以及痰湿停滞所致之恶心呕吐、脘腹胀闷，或咳嗽气逆、胸闷等。②六神曲配苍术：适用于食积内停、湿阻脾胃之食欲不振、脘闷腹胀、恶心呕吐、胸膈痞闷。

【药理作用】本品有调节肠道菌群和肠道运动功能的作用。

【用法用量】内服：煎汤，6~15g；或入丸散。消食宜炒焦用。

【使用注意】本品性温，故胃阴虚、胃火盛者不宜用。

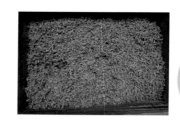

Daoya

Oryzae Fructus Germinatus

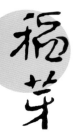

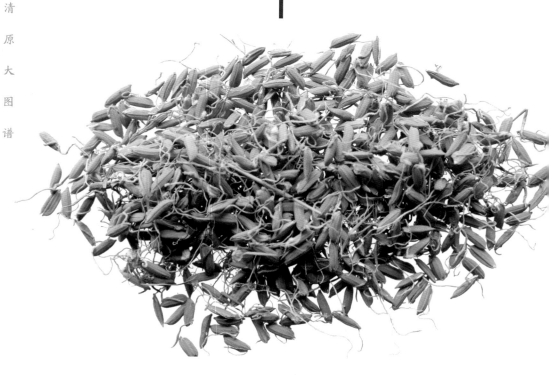

稻芽

【来源产地】禾本科植物稻 *Oryza sativa* L. 的成熟果实经发芽干燥的
炮制加工品。全国大部分地区均产。

【采收加工】将稻谷用水浸泡后，保持适宜的温度、湿度，待须根
长至约 1cm 时，干燥。

【经验鉴别】以粒饱满、色黄、胚芽完整者为佳。

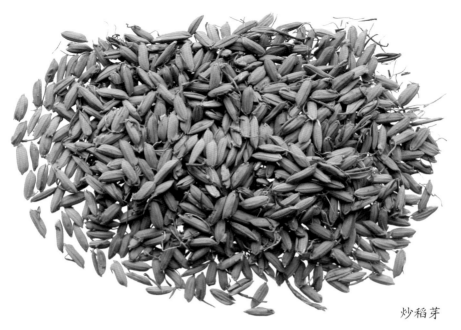

炒稻芽

【性味归经】 甘，温。归脾、胃经。

【功效主治】 消食和中，健脾开胃。主治：①食积证。②脾虚食少证。

【配伍应用】 ①稻芽配鸡内金：适用于脾胃虚弱、食积不消、食欲
不振或久病之后不饥食少等。②稻芽配木香：适用于
食积不消、脘腹胀痛。

【药理作用】 本品有促进消化的作用。

【用法用量】 内服：煎汤，9~15g，大剂量30g；或入丸散。生用长
于和中，炒用偏于消食，炒焦消食力强。

附：谷芽

本品为禾本科植
物粟 *Setaria italica* (L.)
Beauv. 的成熟果实经发
芽干燥的炮制加工品。
味甘，性微温，消食和
中，健脾开胃。主治：
食积不消、腹胀口臭、
脾胃虚弱、不饥食少。

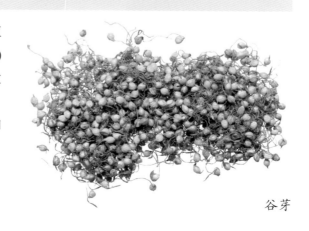

谷芽

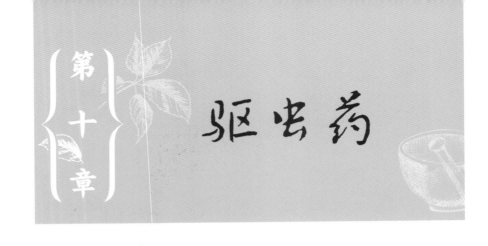

第十章 驱虫药

Shijunzi

Quisqualis Fructus

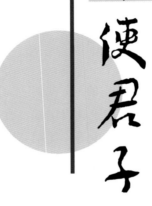

使君子

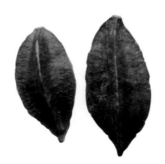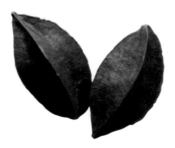

使君子

【来源产地】使君子科植物使君子 *Quisqualis indica* L. 的干燥成熟果实。主产于四川、广东。

【采收加工】秋季果皮变紫黑色时采收，除去杂质，干燥。

【经验鉴别】以个大、色紫黑、具光泽、仁饱满、色黄白者为佳。

【性味归经】甘，温。归脾、胃经。

【功效主治】杀虫消积。主治：①蛔虫病、蛲虫病。②小儿疳积。

【配伍应用】①使君子配槟榔：适用于虫积腹痛、小儿疳积。②使君子配六神曲：适用于小儿疳积之面色萎黄、形瘦腹大、腹痛有虫。③使君子配厚朴：适用于小儿五疳、心腹膨胀、不进饮食。

【药理作用】本品有驱虫、抗肿瘤等作用。

【用法用量】内服：煎汤，9~12g，去壳取仁，捣碎。小儿每岁每天1~1.5粒，每日总量不超过20粒。或入丸散，或炒香嚼服。空腹服，连用2~3天。

【使用注意】本品大量服用可致呃逆、眩晕、呕吐等不良反应，故不宜超量服。若与热茶同服，亦可引起呃逆，故服药时忌饮茶。

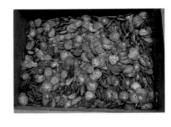

Binglang

Arecae Semen

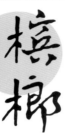

槟榔

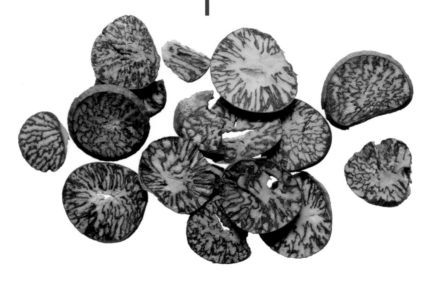

槟榔

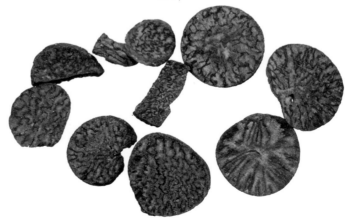

焦槟榔

【来源产地】棕榈科植物槟榔 *Areca catechu* L. 的干燥成熟种子。主产于海南、云南、广东，国外主产于菲律宾、印度尼西亚、印度、斯里兰卡。

【采收加工】春末至秋初果实成熟时采收，经水煮后，干燥，除去果皮，取出种子，干燥。

【经验鉴别】以切面大理石花纹明显者为佳。槟榔纹：指药材表面或断面呈深浅色相间的花纹，如槟榔断面的纹理，又称"大理石花纹"。

【性味归经】苦、辛，温。归胃、大肠经。

【功效主治】杀虫，消积，行气，利水，截疟。主治：①绦虫病、姜片虫病、蛔虫病、蛲虫病、钩虫病等。②食积气滞之腹胀、便秘、泻痢里急后重。③水肿、脚气浮肿。④疟疾。

【配伍应用】①槟榔配木香：适用于胃肠积滞之脘腹胀满疼痛、食欲不振、大便不爽，以及虫积腹痛、时聚时散、痢疾初起等。②槟榔配沉香：适用于肺肾气虚、痰浊壅阻、胸闷咳喘等。③槟榔配半夏：适用于水湿毒邪上冲于心、心神被扰、烦闷气急、坐卧不安。

【药理作用】本品有驱虫、促进肠胃运动、抑菌等作用。

【用法用量】内服：煎汤，3~10g；单用驱杀绦虫、姜片虫，须用30~60g；或入丸散。外用：适量，煎水洗，或研末调敷。焦槟榔长于消积。

【使用注意】本品行气、缓通大便，故脾虚便溏及气虚下陷者不宜服。

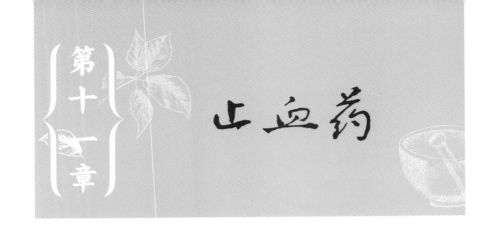

止血药

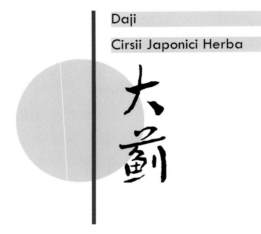

Daji

Cirsii Japonici Herba

大蓟

【来源产地】 菊科植物蓟 *Cirsium japonicum* Fisch. ex DC. 的干燥地上部分。全国大部分地区均产。

【采收加工】 夏、秋二季花开时采割地上部分,除去杂质,晒干。切段。

【经验鉴别】 以色灰绿,叶多者为佳。

【性味归经】 甘、苦,凉。归心 肝经。

【功效主治】 凉血止血,散瘀消痈。主治:①血热咯血、衄血、吐血、崩漏、尿血、外伤出血。②热毒痈肿。

【配伍应用】 ①大蓟配大黄:适用于血热妄行之吐血、便血等出血证。②大蓟配牡丹皮:适用于血热妄行之出血证。③大蓟配金银花:适用于热毒疮疡、内痈外痈。

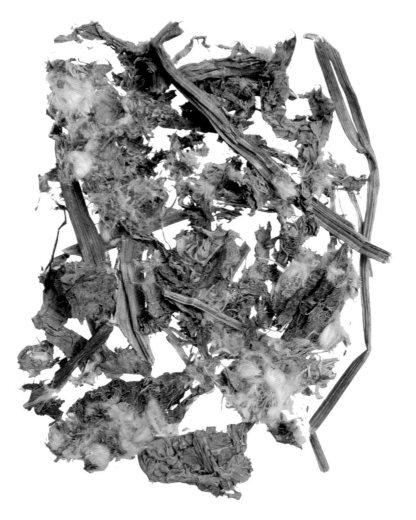

大蓟

【药理作用】　本品有止血、降压、抗菌等作用。

【用法用量】　内服：煎汤，9~15g，鲜品 30~60g；或入丸散。外用：
适量，研末调敷，或鲜品捣敷，或绞汁涂搽。

【使用注意】　本品清泄散瘀，故孕妇及无瘀滞者慎服，脾胃虚寒者
忌服。

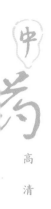

Xiaoji

Cirsii Herba

小蓟

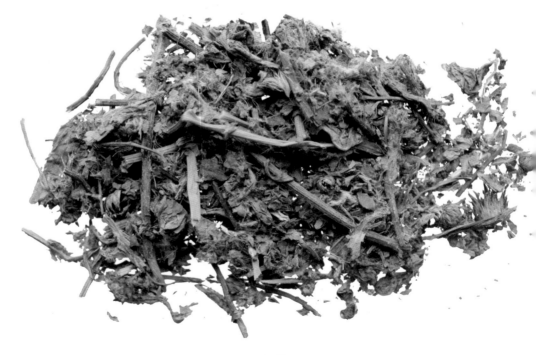

小蓟

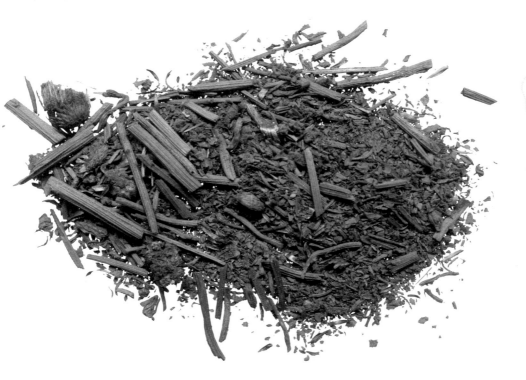

小蓟炭

【来源产地】 菊科植物刺儿菜 *Cirsium setosum* (Willd.) MB. 的干燥地
上部分。全国大部分地区均产。

【采收加工】 夏、秋二季花开时采割，除去杂质，晒干。切段。

【经验鉴别】 以色灰绿、叶多者为佳。

【性味归经】 甘、苦，凉。归心、肝经。

【功效主治】 凉血止血，散瘀消痈。主治：①血热尿血、血淋、咯血、
衄血、吐血、崩漏、外伤出血。②热毒痈肿。

【配伍应用】 ①小蓟配大蓟：适用于血热出血诸证及热毒疮疡。
②小蓟配栀子：适用于热结下焦、络伤血溢之血淋、
尿血。③小蓟配地黄：适用于血热妄行之出血诸证，
尤适用于下焦血热之尿血、血淋。

【药理作用】 本品有止血、降压、抗菌、抗肿瘤等作用。

【用法用量】 内服：煎汤，5~12g，鲜品 30~60g；或入丸散；或捣汁。
外用：适量，研末撒或调敷，或煎汤洗，或鲜品捣敷。

【使用注意】 本品性凉，故脾虚便溏或泄泻者慎服。

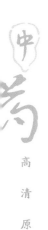

Diyu

Sanguisorbae Radix

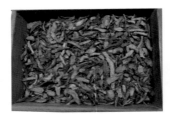

地榆

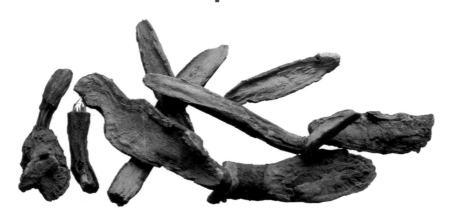

地榆

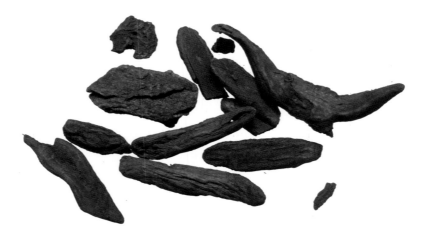

地榆炭

【来源产地】蔷薇科植物地榆 *Sanguisorba officinalis* L.或长叶地榆 *S. officinalis* L. var. *longifolia* (Bert.) Yü et Li 的干燥根。前者主产于东北，内蒙古、山西、陕西，后者习称"绵地榆"，主产于安徽、浙江、江苏、江西。

【采收加工】春季将发芽时或秋季植株枯萎后采挖，除去须根，洗净，干燥，或趁鲜切片，干燥。

【经验鉴别】前者以切面粉红色者为佳；后者以皮部有绵状纤维，切面黄棕色者为佳。

【性味归经】苦、酸，微寒。归肝、胃、大肠经。

【功效主治】凉血止血，解毒敛疮。主治：①血热咯血、衄血、吐血、尿血、便血、痔血、崩漏及月经过多。②烫伤、湿疹、皮肤溃烂、疮疡肿毒。

【配伍应用】①地榆配茜草：适用于血热出血之便血、痔血、崩漏等下部出血。②地榆配槐角：适用于血热出血诸证，痔疮出血及便血尤宜。

【药理作用】本品有止血、抗炎、抗肿瘤、促进造血、抗菌、抗烫伤等作用。

【用法用量】内服：煎汤，9~15g；或入丸散。外用：适量，研末涂敷患处。炒炭止血力强。

【使用注意】本品性凉苦涩，故虚寒及出血有瘀者慎服。对于大面积烧伤，不宜使用地榆制剂外涂，以防其所含水解型鞣质被身体大量吸收而引起中毒性肝炎。

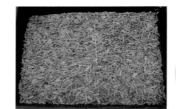

白茅根

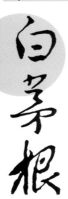

中药

高清原大图谱

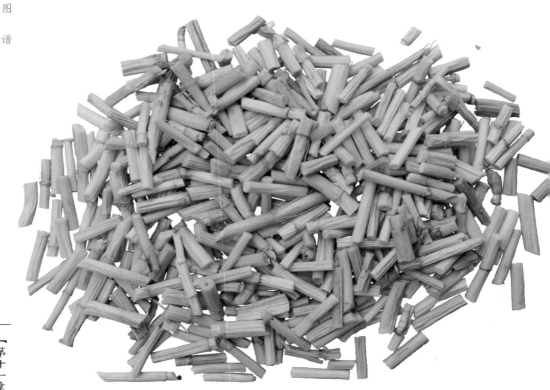

白茅根

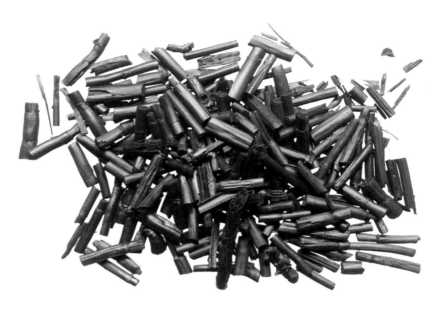

白茅根炭

【来源产地】 禾本科植物白茅 *Imperata cylindrica* Beauv. var. *major* (Nees) C. E. Hubb. 的干燥根茎。全国大部分地区均产。

【采收加工】 春、秋二季采挖，洗净，晒干，除去须根及膜质叶鞘，捆成小把。切段。

【经验鉴别】 以条粗、色白、味甜者为佳。

【性味归经】 甘，寒。归心、肺、胃、膀胱经。

【功效主治】 凉血止血，清热生津，利尿通淋。主治：①血热衄血、咯血、吐血及尿血。②热病烦渴、胃热呕哕、肺热咳嗽。③血淋、热淋、小便不利、水肿、湿热黄疸。

【配伍应用】 ①白茅根配车前子：适用于湿热内停或水热互结之尿少、尿痛及血尿。②白茅根配石膏：适用于胃热烦渴、肺热咳喘。

【药理作用】 本品有止血、抗炎、增强免疫、利尿等作用。

【用法用量】 内服：煎汤，9~30g，鲜品30~60g；或入丸散；或捣汁。外用：适量，煎汤外洗或鲜品捣敷。止血宜炒炭。

【使用注意】 本品性寒，故脾胃虚寒及血分无热者忌服。

白及

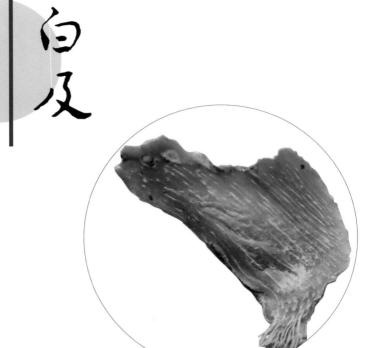

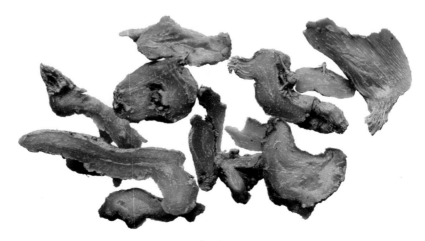

白及

中药

高清原大图谱

【第十一章 止血药】

【来源产地】兰科植物白及 *Bletilla striata* (Thunb.) Reichb. f. 的干燥块茎。主产于贵州、四川、云南、湖北。

【采收加工】夏、秋二季采挖，除去须根，洗净，置沸水中煮或蒸至无白心，晒至半干，除去外皮，晒干。切薄片。

【经验鉴别】以切面色白、角质样者为佳。

【性味归经】苦、甘、涩，微寒。归肺、肝、胃经。

【功效主治】收敛止血，消肿生肌。主治：①咯血、衄血、吐血、外伤出血。②疮痈肿毒、烫伤、手足皲裂、肛裂。③肺痈而咳吐腥痰脓血日渐减少者。

【配伍应用】①白及配枇杷叶：适用于肺虚有热之咳嗽咯血、劳嗽咯血。②白及配煅石膏：适用于疮疡不敛、湿疹瘙痒、水火烫伤、外伤出血等。③白及配三七：适用于各种出血，内服外用皆宜。

【药理作用】本品有止血、促进伤口愈合、抗胃溃疡、抗肿瘤、抗菌等作用。

【用法用量】内服：煎汤，6~15g；研末，每次3~6g。外用：适量，研末撒或调涂。

【使用注意】本品质黏性涩，故外感咯血、肺痈初起者慎服。反乌头，不宜与附子、川乌、草乌及其炮制品同用。

Sanqi
Notoginseng Radix et Rhizoma

三七

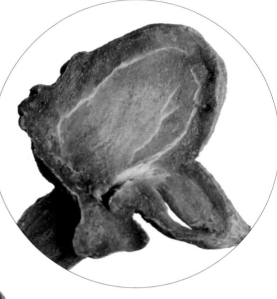

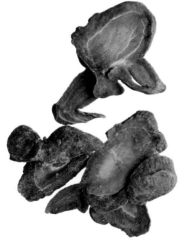

三七

【来源产地】 五加科植物三七 *Panax notoginseng* (Burk.) F. H. Chen 的干燥根及根茎。主产于云南、广西。

【采收加工】 秋季花开前采挖，洗净，分开主根、支根及根茎，干燥。支根习称"筋条"，根茎习称"剪口"。

【经验鉴别】 以个大、体重、质坚、断面灰绿色、"铜皮铁骨"者为佳。①"铜皮"：指三七药材的外皮呈灰黄色，似金属铜的颜色。②"铁骨"：指药材内部（中心）似铁色，质坚硬如骨，体重而坚实不易折断。③"丁头"：专指三七药材上部生有若干瘤状隆起的支根痕，又称"乳包"。

【性味归经】 甘、微苦，温。归肝、胃经。

【功效主治】 化瘀止血，活血定痛。主治：①咯血、吐血、衄血、便血、崩漏、外伤出血。②跌打损伤、瘀滞肿痛。③胸腹刺痛。

【配伍应用】 ①三七配丹参：适用于血瘀诸痛证，心脉瘀阻之心痛彻背、背痛彻心者尤宜。②三七配当归：适用于产后瘀血不去、新血不生所致的恶露不尽、少腹疼痛。③三七配大黄：适用于热毒疮疡初起、红肿热痛者。

【药理作用】 本品有抗血栓形成、抗脑缺血、抗心肌损伤、抗心律失常、抗炎、改善学习记忆、抗疲劳等作用。

【用法用量】 内服：煎汤，3~9g；研粉吞服，每次1~3g。外用：磨汁涂，研末掺或调敷。

【使用注意】 本品性温活血，故孕妇慎服，血热及阴虚有火者不宜单用。

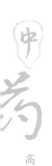

Qiancao

Rubiae Radix et Rhizoma

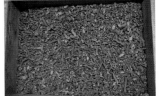

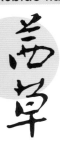

茜草

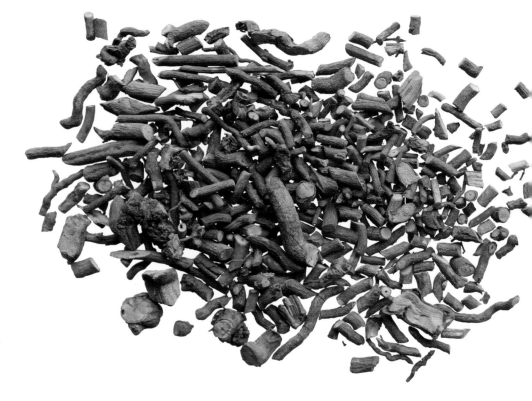

茜草

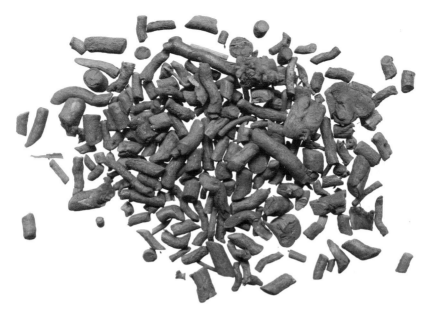

茜草炭

【来源产地】 茜草科植物茜草 *Rubia cordifolia* L. 的干燥根及根茎。
主产于陕西、山西、河南。

【采收加工】 春、秋二季采挖，除去泥沙，干燥。切厚片或段。

【经验鉴别】 以外皮色红棕、切面色黄棕者为佳。

【性味归经】 苦，寒。归肝经。

【功效主治】 凉血，祛瘀，止血，通经。主治：①吐血、衄血、崩漏、
尿血、便血等。②经闭、痛经、跌打肿痛、痹证关节痛。

【配伍应用】 ①茜草配白及：适用于血热妄行之咯血、吐血等肺胃
出血证。②茜草配黄芪：适用于脾气虚弱、失于统摄
之月经过多或崩漏。③茜草配当归：适用于血滞经闭、
跌打损伤。

【药理作用】 本品有止血、抗炎、抗肿瘤、抗氧化、抗菌、抗肝损
伤等作用。

【用法用量】 内服：煎汤，6~10g；或入丸散。止血宜炒炭用，活血
祛瘀宜生用或酒炒用。

【使用注意】 本品苦寒降泄，故脾胃虚寒及无瘀滞者慎服。

Puhuang

Typhae Pollen

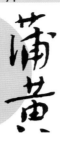

蒲黄

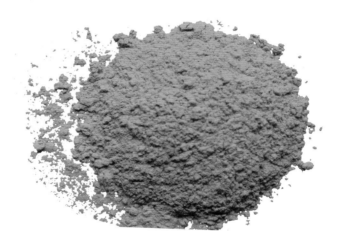

蒲黄

【来源产地】香蒲科植物水烛香蒲 *Typha angustifolia* L.、东方香蒲 *T. orientalis* Presl 或同属其他植物的干燥花粉。主产于江苏、浙江、山东、安徽、湖北。

【采收加工】夏季采收蒲棒上部的黄色雄花序，晒干后碾轧，筛取花粉。剪取雄花后，晒干，成为带有雄花的花粉，即为草蒲黄。

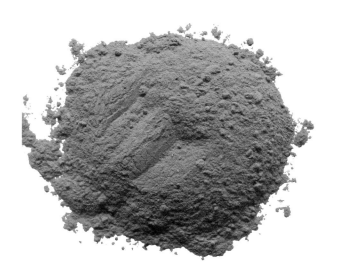

炒蒲黄

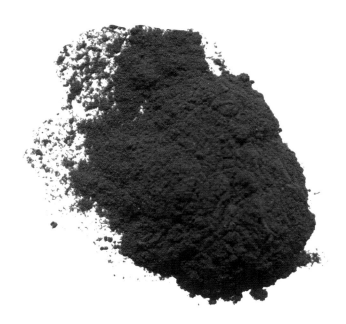

蒲黄炭

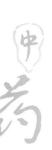

【经验鉴别】以粉细、体轻、色鲜黄、滑腻感强者为佳。"草蒲黄"：指杂有药丝的花粉，多呈棕黄色絮状，手捻之有粗糙感，易成团。

【性味归经】甘，平。入肝、心包经。

【功效主治】活血祛瘀，收涩止血，利尿通淋。主治：①咯血、吐血、衄血、便血、崩漏、外伤出血。②血瘀心腹疼痛、痛经、产后瘀阻腹痛。③血淋涩痛。

【配伍应用】①蒲黄配茜草：适用于血热瘀滞之诸出血证。②蒲黄配阿胶：适用于出血兼有血虚者。③蒲黄配五灵脂：适用于血瘀胸胁心腹诸痛及血瘀出血。

【药理作用】本品有抗血栓形成、止血、抗心肌缺血、抗脑缺血、调脂、镇痛、收缩子宫、抗炎等作用。

【用法用量】内服：煎汤，5~10g，包煎；或入丸散。外用：适量，干掺，或调敷。止血宜炒炭用，活血宜生用。

【使用注意】生蒲黄有收缩子宫作用，故孕妇慎用。

Aiye

Artemisiae Argyi Folium

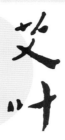

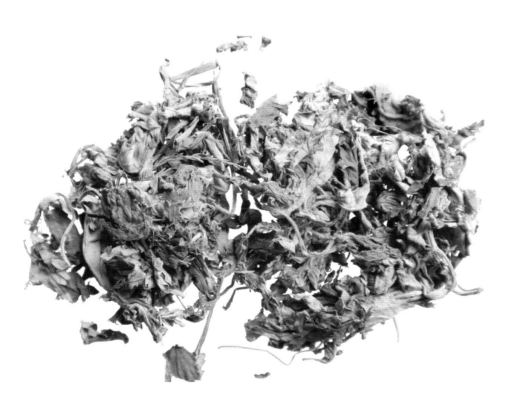

艾叶

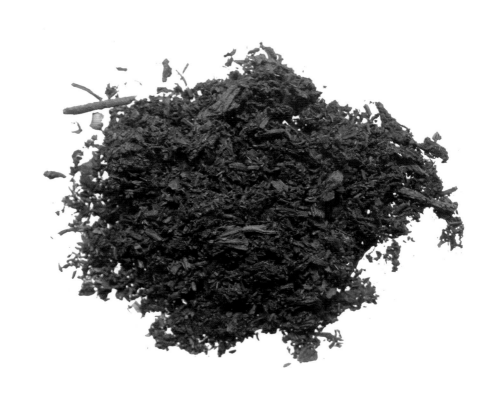

艾叶炭

【来源产地】菊科植物艾 *Artemisia argyi* Lévl. et Vant. 的干燥叶。主产于山东、安徽、湖北、河北、河南。

【采收加工】夏季花未开时采摘，除去杂质，晒干。

【经验鉴别】以色青、背面灰白色、绒毛多、叶厚、质柔而韧、香气浓郁者为佳。

【性味归经】 辛、苦，温。归肝、脾、肾经。

【功效主治】 温经止血，散寒止痛。主治：①虚寒性崩漏下血、胎漏。②经寒痛经、月经不调、带下清稀、宫冷不孕。③脘腹冷痛。④湿疹瘙痒（外用）。⑤温灸（外用）。

【配伍应用】 ①艾叶配阿胶：适用于下焦虚寒所致的月经过多、崩漏、胎漏。②艾叶配香附：适用于下焦虚寒气滞所致的月经不调、痛经，少腹冷痛、宫冷不孕、胎动不安等。③艾叶配苍术：适用于寒湿下注所致的带下清稀、淋漓不止者。

【药理作用】 本品有止血、镇咳、平喘、镇痛、抗炎、抗菌等作用。

【用法用量】 内服：煎汤，3~9g；或入丸散。外用：适量，温灸，或煎汤熏洗。温经止血宜炒炭用，散寒止痛宜生用。

【使用注意】 本品辛香温燥，故不可过量或持续服用，阴虚血热者忌服。

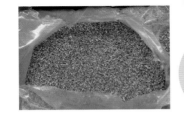

槐花

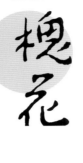

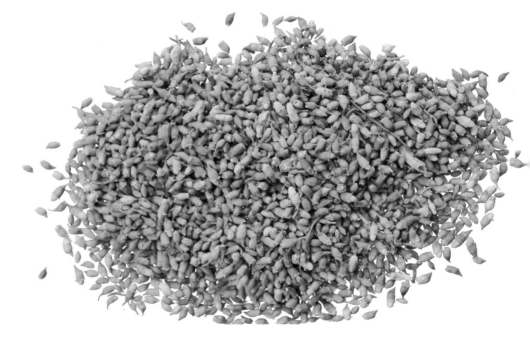

槐花

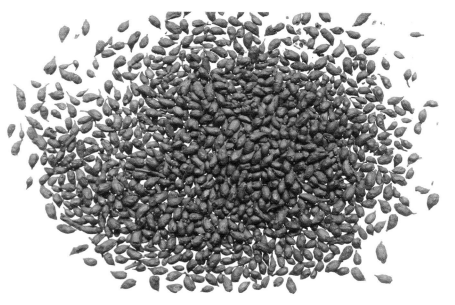

槐花炭

【来源产地】 豆科植物槐 *Sophora japonica* L. 的干燥花及花蕾。主产于山西、河北、河南、山东。

【采收加工】 夏季花开放或花蕾形成时采收，及时干燥，除去枝、梗。前者称"槐花"，后者习称"槐米"。

【经验鉴别】 槐花以整齐不碎、色黄者为佳；槐米以粒大、紧实、色黄绿者为佳。

【性味归经】 苦，微寒。归肝、大肠经。

【功效主治】 凉血止血，清肝泻火。主治：①血热妄行所致的各种出血征，便血、痔疮出血尤宜。②肝火上炎之头痛目赤。

【配伍应用】 ①槐花配荆芥穗：适用于痔疮出血及其他便血属血热者。②槐花配黄连：适用于湿热蕴结大肠，络伤血溢之痔血、便血，血色鲜红者。③槐花配夏枯草：适用于肝火上炎之头痛、眩晕、目赤肿痛。

【药理作用】 本品有止血、抗炎、抗病原微生物等作用。

【用法用量】 内服：煎汤，6~9g；或入丸散。止血宜炒炭用，泻火宜生用。

【使用注意】 本品苦而微寒，有伤阳生寒之弊，故脾胃虚寒者慎服。

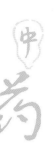

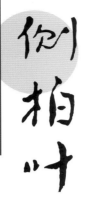

Cebaiye

Platycladi Cacumen

侧柏叶

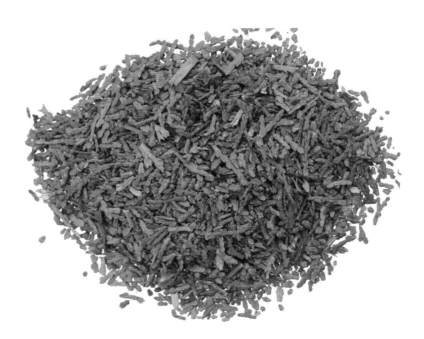

侧柏叶

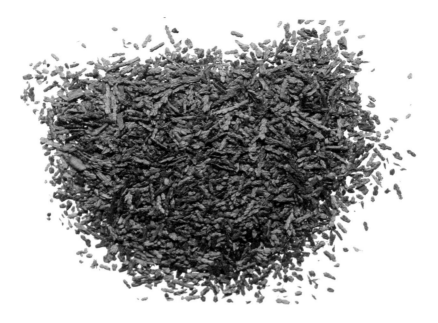

侧柏叶炭

【来源产地】 柏科植物侧柏 *Platycladus orientalis* (L.) Franco 的干燥枝梢及叶。全国大部分地区均产。

【采收加工】 多在夏、秋二季采收，阴干。

【经验鉴别】 以枝嫩、叶色深绿者为佳。

【性味归经】 苦、涩，微寒。归肺、肝、脾、大肠经。

【功效主治】 凉血止血，祛痰止咳，生发乌发。主治：①各种出血证。②肺热咳喘痰多。③血热脱发、须发早白。

【配伍应用】 ①侧柏叶配地黄：适用于血热妄行之出血诸证，兼有阴津耗伤者尤宜。②侧柏叶配荷叶：适用于血热妄行所致的出血、衄血等。③侧柏叶配地榆：适用于血热妄行的各种出血证。

【药理作用】 本品有止血、抗炎、抗菌等作用。

【用法用量】 内服：煎汤，6~12g；或入丸散。外用：适量，煎汤熏洗，或研末调敷。止血多炒炭用，化痰止咳宜生用。

【使用注意】 本品苦寒黏涩，故虚寒者不宜单用，出血有瘀血者慎服。

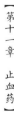

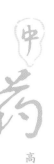

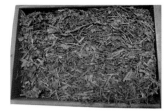

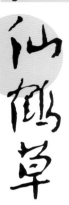

仙鶴草

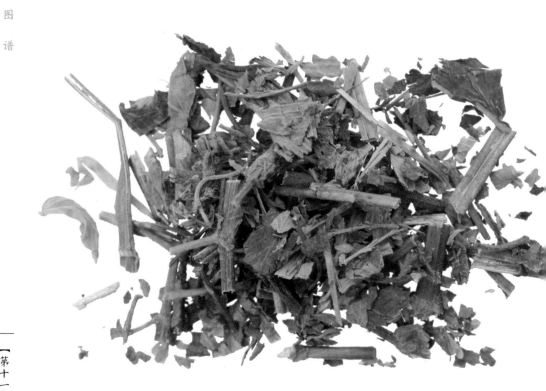

仙鶴草

【来源产地】蔷薇科植物龙芽草 *Agrimonia pilosa* Ledeb. 的干燥地上部分。主产于浙江、江苏。

【采收加工】夏、秋二季茎叶茂盛时采割，除去杂质，干燥。

【经验鉴别】以梗紫红色，叶青绿、多而完整者为佳。

【性味归经】苦，涩，平。归肺、肝、脾经。

【功效主治】收敛止血，止痢，截疟，解毒，杀虫，补虚。主治：①咯血、衄血、吐血、尿血、便血、崩漏。②久泻、久痢。③疟疾、痈肿疮毒。④滴虫性阴道炎所致的阴痒带下。⑤脱力劳伤。

【配伍应用】①仙鹤草配地黄：适用于血热妄行之诸出血证。②仙鹤草配大枣：适用于脾虚血少之脱力劳伤之证。

【药理作用】本品有抗炎、镇痛、止血、抗肿瘤、降糖、降压等作用。

【用法用量】内服：煎汤，6~12g，大剂量可用 30~60g；或入丸散。外用；适量，捣敷，或煎汤熏洗。

【使用注意】本品收敛，故泻痢兼表证发热者不宜服。

炮姜

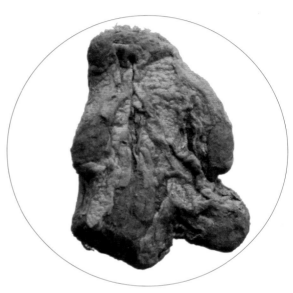

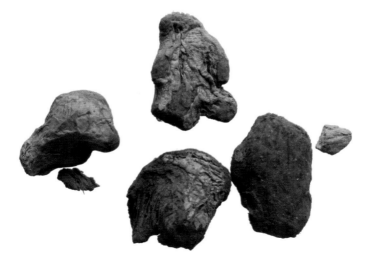

炮姜

【来源产地】姜科植物姜 *Zingiber officinale* Rosc. 的干燥根茎（干姜）的炮制加工品。干姜主产四川，全国大部分地区均可炮制加工。

【采收加工】取干姜，用沙烫至鼓起，表面棕褐色。

【经验鉴别】以表面鼓起、色棕褐、内部色棕黄、质疏松者为佳。

【性味归经】苦、辛，热。归脾、胃、肝经。

【功效主治】温经止血，温中止痛。主治：①虚寒性吐血、便血、崩漏。②脾胃虚寒腹痛、吐泻等。

【配伍应用】炮姜配蒲黄：适用于脾胃虚寒、失于固摄之吐血、便血。

【药理作用】本品有抗炎、抗菌、止血、镇痛等作用。

【用法用量】内服：煎汤，3~9g；或入丸散。外用：适量，研末调敷。

【使用注意】本品辛热温燥，故孕妇慎服，阴虚有热之出血者忌服。

棕榈

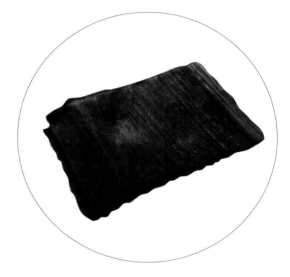

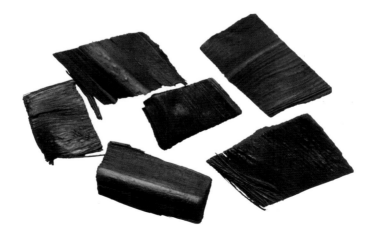

棕榈炭

【来源产地】 棕榈科植物棕榈 *Trachycarpus fortunei* (Hook.f.) H. Wendl. 的干燥叶柄。主产于长江流域以南各地。

【采收加工】 采收时，割取旧叶柄下延部分及鞘片，除去纤维状棕毛，晒干。切段。

【经验鉴别】 以色红棕、质厚者为佳。

【性味归经】 苦、涩，平。归肺、肝、大肠经。

【功效主治】 收敛止血。主治：崩漏、便血、吐血、咯血、尿血。

【配伍应用】 ①棕榈配侧柏叶：适用于血热妄行所致的出血证，尤多用于崩漏。②棕榈配艾叶：适用于虚寒性出血证，妇科崩漏尤为多用。

【药理作用】 本品有止血的作用。

【用法用量】 多制炭后入药。内服：煎汤，3~9g；研末，每次 1~1.5g。

【使用注意】 本品收敛力强，故出血兼瘀者慎服。

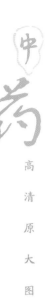

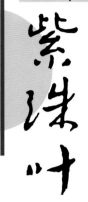

紫珠叶

【来源产地】马鞭草科植物杜虹花 *Callicarpa formosana* Rolfe 的干燥叶。主产于广东、广西。

【采收加工】夏、秋二季枝叶茂盛时采摘，干燥。切段。

【经验鉴别】以叶片完整、质嫩者为佳。

【性味归经】苦、涩，凉。归肝、肺、胃经。

【功效主治】收敛凉血止血，散瘀解毒消肿。主治：①咯血、衄血、吐血、尿血、便血、崩漏、外伤出血。②烧烫伤、疮疡肿毒。

【配伍应用】①紫珠叶配白及：适用于体内外多种出血证，咯血、呕血等肺胃出血证尤宜。②紫珠叶配地榆：适用于络伤血溢之多种出血证及水火烫伤、痈肿疮毒。

【药理作用】本品有止血、促进组织愈合、抗菌、抗炎、镇痛、抗氧化等作用。

【用法用量】内服：煎汤，3~15g；研末，1.5~3g。外用：适量，研末敷。

【使用注意】本品性凉，故虚寒性出血者慎服。

附：大叶紫珠

本品为马鞭草科植物大叶紫珠 *Callicarpa macrophylla* Vahl. 的干燥叶或带叶嫩枝。味辛、苦，性平。归肝、肺、胃经。散瘀止血，消肿止痛。主治：衄血、咯血、便血、吐血、外伤出血、跌扑肿痛。内服：煎汤，15~30g。外用：适量，研末敷于患处。

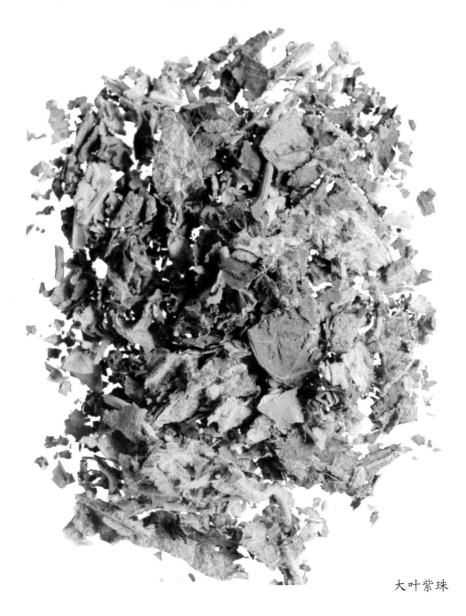

大叶紫珠

Oujie

Nelumbinis Rhizomatis Nodus

藕节

中药 高清原大图谱

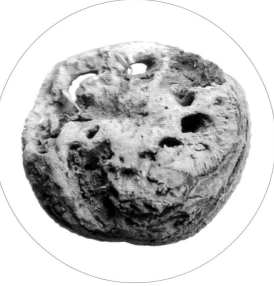

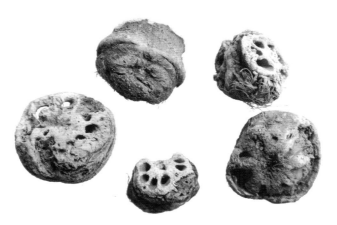

藕节

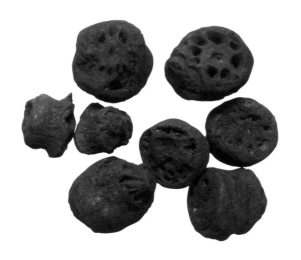

藕节炭

【来源产地】 睡莲科植物莲 *Nelumbo nucifera* Gaertn. 的新鲜或干燥根茎节部。主产于湖南、湖北、福建、江苏、浙江。

【采收加工】 秋、冬二季采挖根茎（藕），切取节部，洗净，晒干，除去须根。

【经验鉴别】 以表面色灰白、断面色类白者为佳。

【性味归经】 甘、涩，平。归肝、肺、胃经。

【功效主治】 收敛止血。主治：咯血、衄血、吐血、便血、尿血、崩漏、外伤出血。

【配伍应用】 ①藕节配地黄：适用于血热出血诸证。②藕节配蒲黄：适用于出血诸证。

【药理作用】 本品有止血作用。

【用法用量】 内服：煎汤，10~15g，大剂量可用至 30g，鲜品 30~60g；或入丸散；或捣汁饮。血热出血夹瘀宜生用；虚寒出血宜炒炭用。

Xueyutan

Crinis Carbonisatus

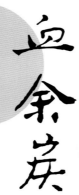

血余炭

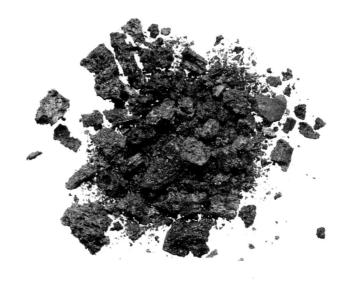

血余炭

【来源产地】 人发制成的炭化物。全国大部分地方均产。

【采收加工】 取头发，除去杂质，碱水洗去油垢，清水漂净，晒干，焖煅成炭，放凉。

【经验鉴别】 以体轻、色黑、光亮者为佳。

【性味归经】 苦、涩，平。归肝、胃、膀胱经。

【功效主治】 收敛化瘀止血，利尿。主治：①咯血、吐血、衄血、尿血、便血、崩漏、外伤出血。②小便不利、血淋。

【配伍应用】 ①血余炭配三七：适用于体内外诸出血证。②血余炭配滑石：适用于热结膀胱之尿血、血淋、小便不利。

【药理作用】 本品有止血、抗菌等作用。

【用法用量】 内服，煎汤，5~10g；研末，每次1.5~3g。外用：适量，研末敷。

【使用注意】 本品气浊，故胃弱者慎服。

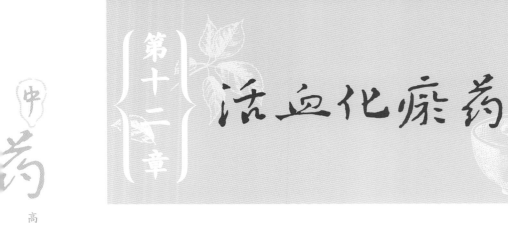

第十二章 活血化瘀药

Chuanxiong

Chuanxiong Rhizoma

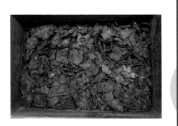

川芎

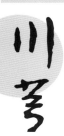

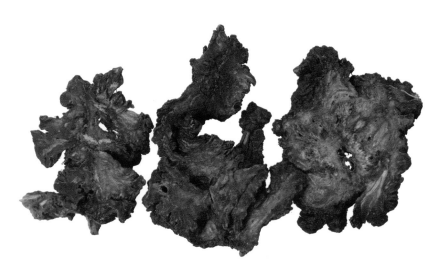

川芎

【来源产地】 伞形科植物川芎 *Ligusticum chuanxiong* Hort. 的干燥根茎。主产于四川。

【采收加工】 夏季当茎上的节盘显著突出，并略带紫色时采挖，除去茎叶及泥沙，凉至半干后再烘干，撞去须根。切厚片。

【经验鉴别】 以切面色黄白、油性大、香气浓者为佳。"蝴蝶片"：川芎为不规则结节状团块，加工纵切成饮片后，边缘不整齐，片形似蝴蝶。

【性味归经】 辛、温。归肝、胆、心包经。

【功效主治】 活血行气，祛风止痛。主治：①月经不调、痛经、闭经、难产、产后瘀阻腹痛。②胸痹心痛、胁肋作痛、肢体麻木、跌打损伤、疮痈肿痛。③头痛、风湿痹痛。

【配伍应用】 ①川芎配白芍：适用于血虚或阴虚有热之月经不调、痛经、经闭等。②川芎配柴胡：适用于肝郁气滞之胸胁疼痛、月经不调。③川芎配丹参：适用于心脉瘀阻之胸痹作痛。

【药理作用】 本品有改善血液流变性、扩血管、抗心肌缺血、抗脑缺血等作用。

【用法用量】 内服：煎汤，3~9g；研末，每次 1~1.5g。外用：适量，研末敷或煎汤洗。

【使用注意】 本品辛温升散，故阴虚火旺、气虚多汗、气逆呕吐、月经过多及出血性疾病者均不宜服；孕妇慎用。

Yanhusuo

Corydalis Rhizoma

延胡索

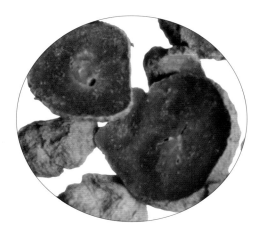

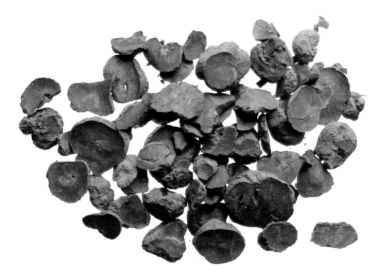

延胡索

【来源产地】罂粟科植物延胡索 *Corydalis yanhusuo* W. T. Wang 的干燥块茎。又称"元胡"。主产于浙江。

【采收加工】夏初茎叶枯萎时采挖，除去须根，洗净，置沸水中煮至恰无白心时，取出，晒干。切厚片或用时捣碎。

【经验鉴别】以切面色金黄、有蜡样光泽者为佳。

【性味归经】辛、苦，温。归心、肝、脾经。

【功效主治】活血，行气，止痛。主治：血瘀气滞之胸胁、脘腹疼痛、胸痹心痛、痛经、产后瘀阻腹痛、跌打伤痛等。

【配伍应用】①延胡索配小茴香：适用于寒客厥阴肝经、气血不畅之寒疝腹痛、睾丸偏坠或少腹冷痛等。②延胡索配川楝子：适用于肝郁化火所致的胸腹胁肋诸痛。

【药理作用】本品有镇痛、改善血液流变性、抗心肌缺血、抗心律失常、抗脑缺血等作用。

【用法用量】内服：煎汤，3~10g；研末，每次1.5~3g。醋制可增强止痛作用。

【使用注意】本品活血行气，故孕妇慎服。

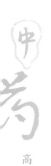

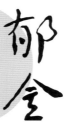

郁金

中药

高清原大图谱

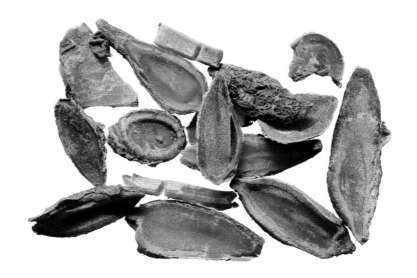

郁金

【来源产地】姜科植物温郁金 *Curcuma wenyujin* Y. H. Chen et C. Ling、姜黄 *C. longa* L.、广西莪术 *C. kwangsiensis* S. G. Lee et C. F. Liang 或蓬莪术 *C. phaeocaulis* Val. 的干燥块根。前两者习称"温郁金""黄丝郁金"，后两者按性状不同习称"桂郁金"或"绿丝郁金"。主产四川、浙江、广西、云南。

【采收加工】冬季茎叶枯萎后采挖，除去泥沙及细根，蒸或煮至透心，干燥。切薄片。

【经验鉴别】以切面角质样者为佳。

【性味归经】辛、苦、寒。归心、肝、胆、肺经。

【功效主治】活血止痛，行气解郁，凉血清心，利胆退黄。主治：①胸腹胁肋胀痛或刺痛、月经不调、痛经、癥瘕痞块。②热病神昏、癫痫发狂。③血热吐血、衄血、尿血、妇女倒经。④湿热黄疸、肝胆或泌尿系结石。

【配伍应用】①郁金配柴胡：适用于肝郁气滞、瘀血内停所致的胸胁胀痛或刺痛、月经不调、经行腹痛等。②郁金配木香：适用于气滞或气滞血瘀之痛证。③郁金配茵陈：适用于肝胆湿热内蕴之黄疸、胁痛等。

【药理作用】本品有抗凝血、抗肿瘤、抗肝损伤、调节胃肠动力、调脂等作用。

【用法用量】内服：煎汤，3~10g；研末，2~5g。

【使用注意】丁香畏郁金，不宜与丁香、母丁香同用。

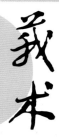

莪术

中药

高清原大图谱

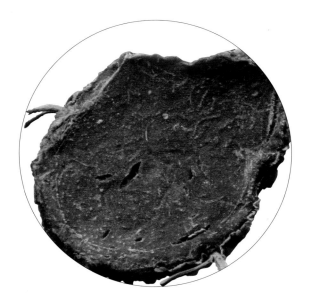

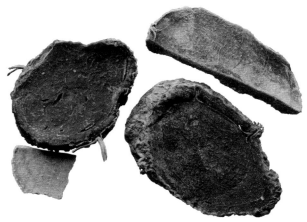

醋莪术

【第十二章 活血化瘀药】

【来源产地】姜科植物蓬莪术 *Curcuma phaeocaulis* Val.、广西莪术 *C. kwangsiensis* S. G. Lee et C. F. Liang 或温郁金 *C. wenyujin* Y. H. Chen et C. Ling 的干燥根茎。主产于四川、广西、浙江。

【采收加工】冬季茎叶枯萎后采挖，洗净，蒸或煮至透心，晒干或低温干燥后除去须根及杂质。切厚片。

【经验鉴别】以质坚实、气香者为佳。

【性味归经】辛、苦，温。归肝、脾经。

【功效主治】破血行气，消积止痛。主治：①经闭腹痛、癥瘕积聚、胸痹心痛。②积滞不化、脘腹胀痛。

【配伍应用】①莪术配大黄：适用于瘀血停滞、月经不行。②莪术配木香：适用于食积气滞之脘腹胀痛。③莪术配三棱：适用于血瘀及食积。

【药理作用】本品有抗凝血、改善血液流变性、抗血小板聚集、抗肿瘤、抗纤维化、镇痛等作用。

【用法用量】内服：煎汤，3~9g；或入丸散。外用：适量，研末敷。醋制增强其止痛之功。

【使用注意】本品破血行气，故月经过多及孕妇忌服。

附：片姜黄

本品为姜科植物温郁金 *Curcuma wenyujin* Y. H. Chen et C. Ling 的干燥根茎。性味辛、苦，温。归脾、肝经。破血行气，通经止痛。主治：胸胁刺痛、胸痹心痛、痛经闭经、癥瘕、风湿肩臂疼痛、跌扑肿痛。内服：煎汤，3~9g。孕妇慎用。

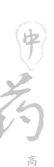

中药

高清原大图谱

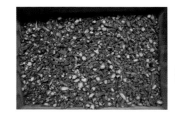

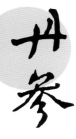

丹参

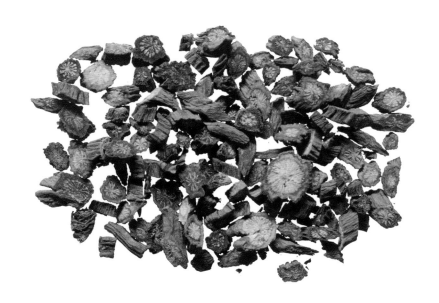

丹参

【来源产地】唇形科植物丹参 *Salvia miltiorrhiza* Bge. 的干燥根及根茎。主产于山东、四川、河南。

【采收加工】春、秋二季采挖，除去泥沙，干燥。

【经验鉴别】以条粗壮、色紫红者为佳。

【性味归经】苦，微寒。归心、肝经。

【功效主治】活血祛瘀，痛经止痛，清心除烦，凉血消痈。主治：①月经不调、血滞经闭、产后瘀滞腹痛。②胸痹心痛、脘腹疼痛、癥瘕积聚、肝脾肿大、热痹肿痛。③热病高热烦躁、内热心烦、斑疹、心悸怔忡、失眠。④疮痈肿痛。

【配伍应用】①丹参配赤芍：适用于血热瘀滞所致的月经不调、经闭痛经。②丹参配瓜蒌：适用于痰阻血瘀、胸阳不振的胸痹作痛。③丹参配砂仁：适用于气滞血瘀的胃脘、心腹疼痛。

【药理作用】本品有改善血液流变性、改善微循环、抗凝血、抗心肌缺血、抗脑缺血、抗肝纤维化、抗肿瘤等作用。

【用法用量】内服：煎汤，10~15g；或入丸散。酒炒可增强其活血之功。

【使用注意】本品活血通经，故月经过多者及孕妇慎服。反藜芦。

Huzhang

Polygoni Cuspidati Rhizoma et Radix

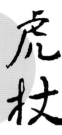

虎杖

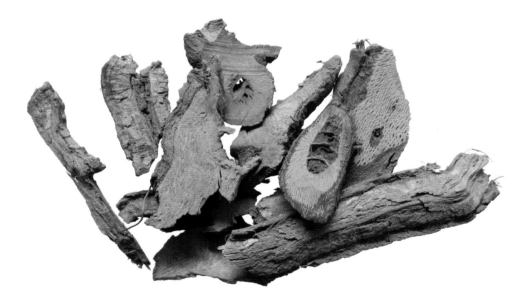

虎杖

【来源产地】蓼科植物虎杖 *Polygonum cuspidatum* Sieb. et Zucc. 的干燥根茎及根。主产于华东、西南。

【采收加工】春、秋二季采挖，除去须根，洗净，趁鲜切短段或厚片，晒干。

【经验鉴别】以粗壮、坚实、切面色黄者为佳。

【性味归经】苦，微寒。归肝、胆、肺经。

【功效主治】利湿退黄，清热解毒，活血祛瘀，化痰止咳，泻下通便。主治：①湿热黄疸、淋浊、带下。②水火烫伤、疮痈肿毒、毒蛇咬伤。③经闭、痛经、癥瘕、跌打损伤、风湿痹痛。④肺热咳嗽。⑤热结便秘。⑥肝胆及泌尿系统结石。

【配伍应用】虎杖配大黄：适用于热结便秘、燥热黄疸、痰阻经闭、跌打损伤、痈疡肿毒等。

【药理作用】本品有稳定血压、抗休克、抗心肌缺血和动脉粥样硬化、抗血栓、改善脑缺血、保护脑损伤、抗肺纤维化、降脂、保肝利胆、抗炎、抗氧化、抗病原微生物、抗肿瘤等作用。

【用法用量】内服：煎汤，9~15g；或入丸散。外用：适量，研末调敷，制成煎液或油膏涂敷。

【使用注意】本品苦寒泄降，故孕妇慎服，脾虚便溏者忌服。

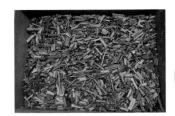

Yimucao

Leonuri Herba

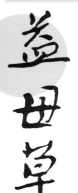

益母草

中

药

高
清
原
大
图
谱

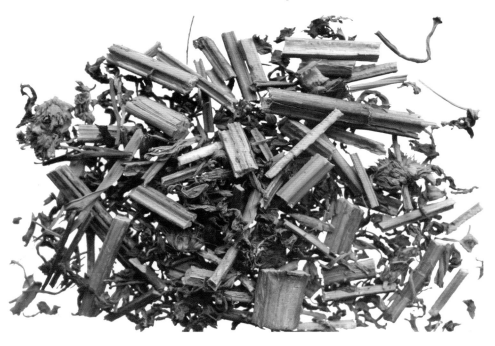

益母草

第
十
二
章

活
血
化
瘀
药

【来源产地】 唇形科植物益母草 *Leonurus japonicus* Houtt. 的新鲜或干
燥地上部分。全国各地均产。

【采收加工】 夏季茎叶茂盛、花未开或初开时采割,晒干,或切段晒干。

【经验鉴别】 以质嫩、叶多、色灰绿者为佳。

【性味归经】辛、苦，微寒。归心、肝、膀胱经。

【功效主治】活血祛瘀，利尿消肿，清热解毒。主治：①月经不调、痛经、经闭、产后瘀阻腹痛、跌打伤痛。②小便不利、水肿。③疮痈肿毒、皮肤痒疹。

【配伍应用】①益母草配香附：适用于肝郁气滞、瘀血阻滞所致的经前乳房胀痛、痛经、经闭，以及产后瘀阻腹痛。②益母草配当归：适用于血虚瘀滞所致的月经不调、经行腹痛或崩漏下血。③益母草配红花：适用于瘀阻痛经、经闭，以及产后瘀阻腹痛、跌扑肿痛。

【药理作用】本品有改善血流变性、改善微循环、抗心肌缺血、抗脑缺血、调节子宫、利尿等作用。

【用法用量】内服：煎汤，9~30g；或入丸散。外用：适量，鲜品捣烂外敷。

【使用注意】本品活血，故孕妇慎服。

附：茺蔚子

本品为益母草的干燥成熟果实。味辛、苦，性微寒。归心包、肝经。活血调经，清肝明目。主治：月经不调，经闭痛经，目赤翳障，头晕胀痛。内服：煎汤，5~10g。瞳孔散大者慎用。

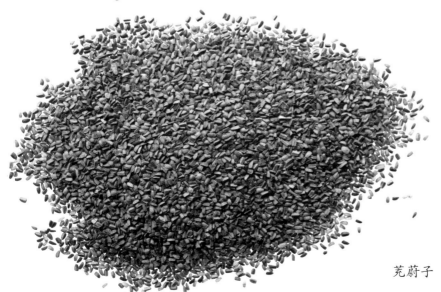

茺蔚子

Taoren

Persicae Semen

桃仁

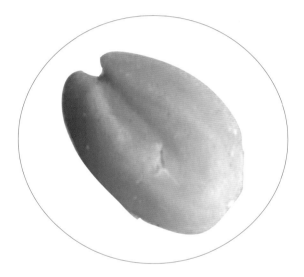

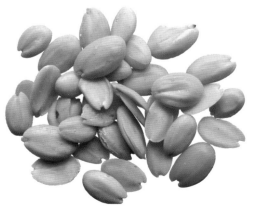

焯桃仁

【来源产地】 蔷薇科植物桃 *Prunus persica* (L.) Batsch 或山桃 *P. davidiana* (Carr.) Franch. 的干燥成熟种子。主产于北京、河北、山东、陕西、辽宁。

【采收加工】 果实成熟后采收，除去果肉及核壳，取出种子，晒干。用时捣碎。

【经验鉴别】 以颗粒均匀、饱满充实者为佳。

【性味归经】 苦、甘，平。归心、肝、肺、大肠经。

【功效主治】 活血祛瘀，润肠通便，止咳平喘。主治：①血滞经闭、痛经、产后腹痛、癥瘕、跌打肿痛。②肺痈、肠痈。③肠燥便秘。④咳喘。

【配伍应用】 ①桃仁配大黄：适用于下焦蓄血证。②桃仁配牡丹皮：适用于血瘀有热之月经不调、经闭痛经。③桃仁配红花：适用于瘀血阻滞所致的痛经经闭、产后腹痛、心腹疼痛、跌打损伤等。

【药理作用】 本品有抗凝血、抗血栓形成、抗心肌缺血、抗炎等作用。

【用法用量】 内服：煎汤，5~10g，捣碎；或入丸散。

【使用注意】 本品活血力强，孕妇慎用；润燥滑肠，脾虚便溏者慎用。

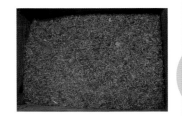

Honghua

Carthami Flos

红花

【来源产地】菊科植物红花 *Carthamus tinctorius* L.
的干燥花。主产于河南、四川、新疆。

【采收加工】夏季花由黄变红时采摘，阴干或晒干。

【经验鉴别】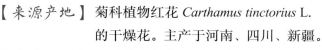以色红黄、鲜艳、质柔软者为佳。

【性味归经】辛、温。归心、肝经。

【功效主治】活血通经，祛瘀止痛。主治：①血滞经闭、痛经、产
后恶露不尽。②胸痹心痛、癥瘕积聚、跌打肿痛。③斑
疹色暗。

【配伍应用】①红花配柴胡：适用于气滞血瘀的胸胁疼痛、月经不
调、经行乳房胀痛。②红花配肉桂：适用于寒凝血脉
所致的月经不调、经闭痛经，以及胸阳被遏、瘀血阻
滞的胸痹心痛等。③红花配紫草：适用于热郁血瘀所
致的斑疹紫暗、色不红活。

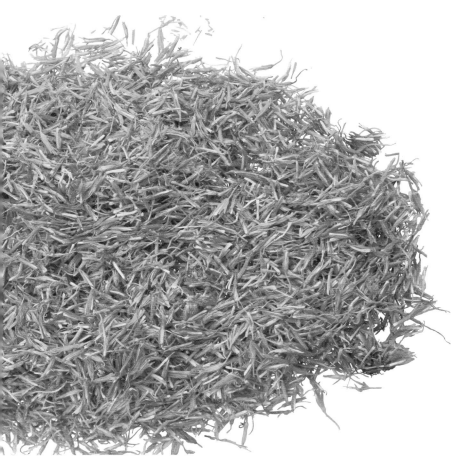

红花

【药理作用】本品有兴奋子宫、扩张血管、改善微循环、降低冠脉阻力、增加冠脉血流量、抗心肌缺血、抗凝血、抗血栓形成、降血脂及抗炎等作用。

【用法用量】内服：煎汤，3~10g；或入丸散。小剂量活血通经，大剂量破血催产。

【使用注意】本品辛温行散而活血力强，故孕妇及月经过多者忌服。

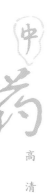

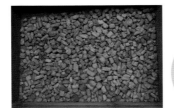

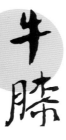

牛膝

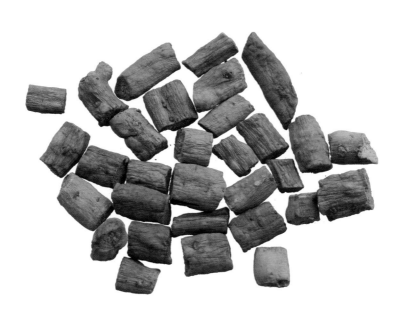

盐牛膝

【来源产地】苋科植物牛膝 *Achyranthes bidentata* Bl. 的干燥根。习称"怀牛膝"。主产于河南、河北、山西、山东。

【采收加工】冬季茎叶枯萎时采挖，除去须根及泥沙，捆成小把，晒至干皱后，将顶端切齐，晒干。切段。

【经验鉴别】以切面淡棕色、略呈角质样者为佳。

【性味归经】苦、甘、酸，平。归肝、肾经。

【功效主治】活血通经，利尿通淋，引血下行，补肝肾，强筋骨。主治：①月经不调、痛经、经闭、难产、产后瘀阻腹痛、癥瘕、跌打伤痛。②小便不利、淋证涩痛、湿热下注之足膝肿痛。③吐血、衄血、牙龈肿痛、口舌生疮。④肝阳上亢之头痛眩晕。⑤肝肾亏虚之腰膝酸软、筋骨无力、风湿痹痛、筋脉拘挛、痿证。

【配伍应用】①牛膝配丹参：适用于瘀血阻滞所致的经行腹痛，或挟有瘀块，以及产后瘀阻腹痛、恶露不尽等。②牛膝配威灵仙：适用于风寒湿所致的痹证，下半身风湿痹痛尤宜。③牛膝配山茱萸：适用于肝肾亏虚或风湿久痹所致的腰膝酸软、筋骨无力等。

【药理作用】本品有抗凝血、抗心肌缺血、抗衰老、增强免疫、抗肿瘤等作用。

【用法用量】内服：煎汤，5~12g；或入丸散。补肝肾、强筋骨当酒制用，余皆生用。

【使用注意】本品善下行逐瘀，故孕妇、月经过多及梦遗滑精者慎服。

水蛭

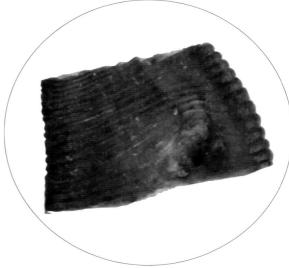

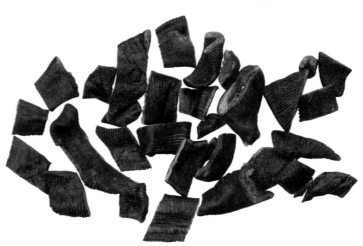

水蛭

【来源产地】水蛭科动物蚂蟥 *Whitmania pigra* Whitman、水蛭 *Hirudo nipponica* Whitman 或柳叶蚂蟥 *Whitmania acranulata* Whitman 的干燥全体。全国大部分地区均产。

【采收加工】夏、秋二季捕捉，用沸水烫死，晒干或低温干燥。切段。

【经验鉴别】以色黑褐者为佳。

【性味归经】咸、苦，平。有小毒。归肝经。

【功效主治】破血逐瘀，痛经。主治：血滞经闭，癥瘕积聚，跌打损伤。

【配伍应用】①水蛭配桃仁：适用于瘀血停滞所致的月经不通、经行腹痛、癥瘕积聚等。②水蛭配乳香：适用于跌打损伤之瘀肿作痛。

【药理作用】本品有抗凝血、抗血栓形成、改善血液流变性、抗脑出血、调脂等作用。

【用法用量】内服：煎汤，1~3g；或入丸散；焙干研末吞服，每次 0.3~0.5g。

【使用注意】本品有小毒，破血力强，故孕妇忌服。

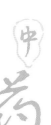

中药

高清原大图谱

Ruxiang

Olibanum

乳香

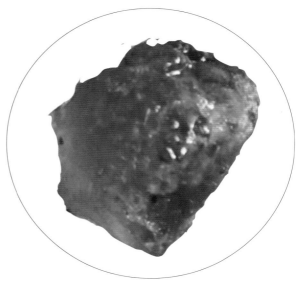

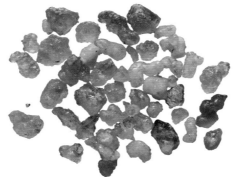

醋乳香

【来源产地】 橄榄科植物卡氏乳香树 *Boswellia carterii* Birdw 或鲍达乳香树 *B. bhaw-dajiana* Birdw. 的干燥树脂。主产于埃塞俄比亚、索马里、利比亚及阿拉伯半岛南部。

【采收加工】 春夏季均可采收，以春季为盛产期。采收时，于树干的皮部由下向上顺序切伤，并开一狭沟，使树脂从伤口中渗出，流入沟中，数天后凝成硬块，即可采取。落于地面者，常粘附沙土杂质，品质较次。

【经验鉴别】 以淡黄色、半透明、气芳香者为佳。

【性味归经】 辛、苦，温。归心、肝、脾经。

【功效主治】 活血止痛，消肿生肌。主治：①痛经、经闭、产后瘀阻腹痛、胸胁脘腹刺痛、跌打伤痛。②风湿痹痛、拘挛麻木。③肠痈，疮疡肿痛或溃久不收口。

【配伍应用】 ①乳香配当归：适用于气滞血瘀之心腹疼痛、癥瘕积聚等。②乳香配儿茶：适用于疮疡久溃不敛。

【药理作用】 本品有抗凝血、抗炎、抗胃溃疡等作用。

【用法用量】 内服：煎汤，3~5g；或入丸、散，宜炒去油用。外用：适量，研末敷。

【使用注意】 本品味苦活血，入煎剂常致汤液混浊，多服易致呕吐，故用量不宜过大，胃弱呕逆者慎服，孕妇及无血滞者不宜用；疮疡溃后勿服，脓多勿敷。

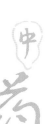

没药

高清原大图谱

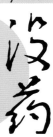

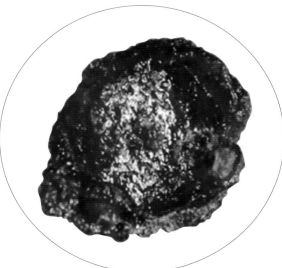

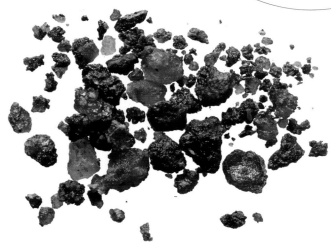

醋没药

【第十二章 活血化瘀药】

【来源产地】橄榄科植物地丁树 *Commiphora myrrha* Engl. 或哈地丁树 *C. molmol* Engl. 的干燥树脂。主产于索马里、埃塞俄比亚。

【采收加工】11 月至翌年 2 月采收，树脂由伤口或裂缝口自然渗出，初为淡黄白色黏稠液体，遇空气逐渐凝固成红棕色硬块。采后拣去杂质。

【经验鉴别】以黄棕色、半透明、显油润、香气浓而持久、味苦者为佳。

【性味归经】辛、苦，平。归心、肝、脾经。

【功效主治】活血止痛，消肿生肌。主治：①痛经、经闭、胸胁脘腹刺痛、跌打伤痛。②风湿痹痛、拘挛。③肠痈、疮疡肿痛或溃久不收口。

【配伍应用】①没药配乳香：适用于气滞血瘀之诸痛证，以及疮痈肿痛或疮痈久溃不敛。②没药配延胡索：适用于瘀阻气滞之胃脘疼痛。

【药理作用】本品有抗血栓、抗炎、镇痛、抗肿瘤等作用。

【用法用量】内服：煎服，3~5g；或入丸散，宜炒去油用。外用：适量，研末敷。

【使用注意】本品味苦活血，入煎剂常致汤液混浊，胃弱呕逆者慎服，孕妇及无血滞者不宜用，疮疡溃后勿服，脓多勿敷。

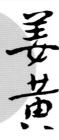

姜黄

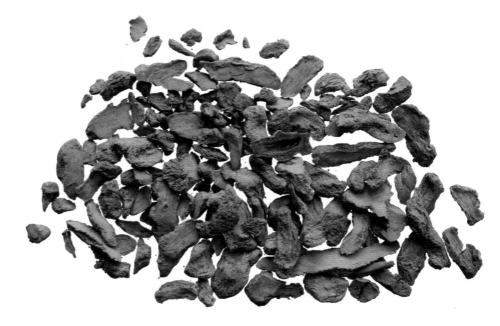

姜黄

【来源产地】姜科植物姜黄 *Curcuma longa* L.的干燥根茎。主产于四川。

【采收加工】冬季茎叶枯萎时采挖，洗净，煮或蒸至透心，晒干，除去须根。切厚片。

【经验鉴别】以切面色金黄、蜡样光泽、气香浓者为佳。"蝉肚姜黄"：指姜黄药材外表皮呈鲜黄色，多皱缩有明显的环节，状如蝉肚。

【性味归经】辛、苦，温。归肝、脾经。

【功效主治】破血行气，通经止痛。主治：①气滞血瘀所致的胸胁刺痛、经闭、痛经。②跌打瘀痛、风湿痹痛、肩臂痛。③疮肿。

【配伍应用】①姜黄配桂枝：适用于气滞血瘀或寒凝经脉所致的痛经、经闭、风寒湿痹。②姜黄配羌活：适用于风寒湿所致的肩臂疼痛，或寒湿客于筋骨、肌肤所致的关节不利、肌肤麻木等证。③姜黄配枳壳：适用于气滞血瘀所致的脘腹疼痛。

【药理作用】本品有抗心肌缺血、调脂、抗肿瘤、抗肺纤维化、抗组织损伤、调节免疫等作用。

【用法用量】内服：煎汤，3~10g；或入丸散。外用：适量，研末敷。

【使用注意】本品破血力较强，故孕妇慎服。

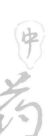

三棱

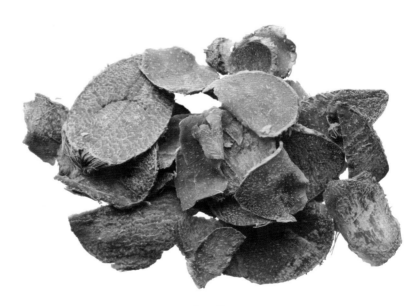

醋三棱

【第十二章 活血化瘀药】

高清原大图谱

【来源产地】黑三棱科植物黑三棱 *Sparganium stoloniferum* Buch.-Ham. 的干燥块茎。主产于江苏、河南、山东、江西。

【采收加工】冬季至次年春采挖，洗净，削去外皮，晒干。

【经验鉴别】以质坚实、色黄白者为佳。

【性味归经】苦、辛，平。归肝、脾经。

【功效主治】破血行气，消积止痛。主治：①经闭腹痛、癥瘕积聚、胸痹心痛。②积滞不化、脘腹胀痛。

【配伍应用】①三棱配槟榔：适用于食积不化、腹胀痞满、癥瘕积聚。②三棱配红花：适用于血瘀气滞所致的经闭、痛经、癥瘕积聚等。

【药理作用】本品有抗血栓、抗凝血、改善血液流变性、改善微循环、镇痛等作用。

【用法用量】内服：煎汤，3~10g；或入丸散。醋制可增强其止痛之功。

【使用注意】本品破血力强，故孕妇及月经过多者忌服。

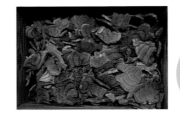

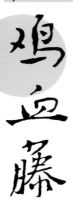

鸡血藤

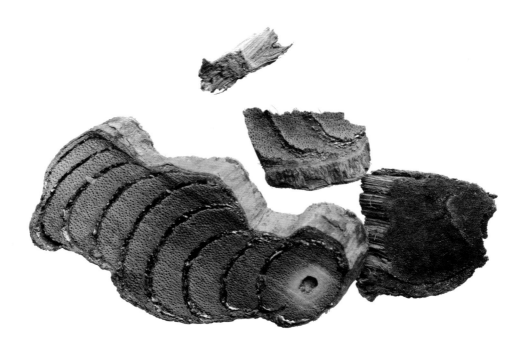

鸡血藤

【来源产地】豆科植物密花豆 *Spatholobus suberectus* Dunn 的干燥藤茎。主产于广西、广东、云南。

【采收加工】秋、冬二季采收，除去枝叶，切片，晒干。

【经验鉴别】以树脂状分泌物多者为佳。

【性味归经】苦、微甘，温。归肝、肾经。

【功效主治】活血补血，调经止痛，舒筋活络。主治：①月经不调、痛经、经闭、跌打损伤。②血虚萎黄。③手足麻木、肢体瘫痪、风湿痹痛。

【配伍应用】①鸡血藤配当归：适用于血瘀或血虚所致的月经不调、痛经、经闭。②鸡血藤配川牛膝：适用于风湿痹痛、经脉拘挛、关节不利，或久痹腰膝酸痛、足膝无力。

【药理作用】本品有抗血栓、抗肿瘤、促进造血、镇痛、抗病毒等作用。

【用法用量】内服：煎汤，9~15g，大剂量可用 30g；或入丸散；或浸酒服；或熬膏服。

【使用注意】本品活血通经，故孕妇及月经过多者慎服。

Chuanniuxi

Cyathulae Radix

川牛膝

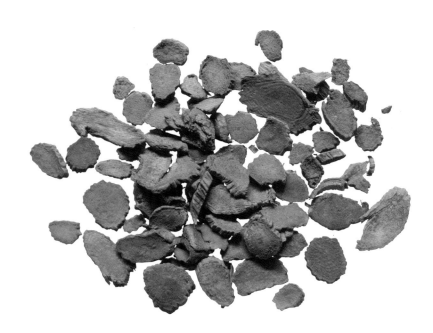

酒川牛膝

【来源产地】苋科植物川牛膝 *Cyathula officinalis* Kuan 的干燥根。主产于四川、云南、贵州。

【采收加工】秋、冬二季采挖，除去芦头、须根及泥沙，烘或晒至半干，堆放回润，再烘干或晒干。切薄片。

【经验鉴别】以切面浅黄色者为佳。

【性味归经】甘、微苦，平。归肝、肾经。

【功效主治】逐瘀通经，通利关节，利尿通淋，引血下行。主治：①月经不调、痛经、经闭、产后瘀阻、关节痹痛、跌打伤痛。②小便不利、淋浊涩痛。③吐血、衄血、尿血、牙龈肿痛、口舌生疮。④肝阳上亢、头痛眩晕。

【配伍应用】①川牛膝配红花：适用于郁滞经行腹痛或产后瘀阻腹痛，以及瘀血阻滞所致的跌打伤痛、心腹疼痛、痹症关节疼痛等。②川牛膝配黄柏：适用于湿热下注的脚膝红肿热痛或两脚麻木。③川牛膝配蒲黄：适用于尿血、血淋。

【药理作用】本品有改善微循环、降压、增强免疫等作用。

【用法用量】内服：煎汤，5~10g；或入丸散；或浸酒。

【使用注意】本品下行逐瘀，故孕妇慎服。

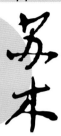

苏本

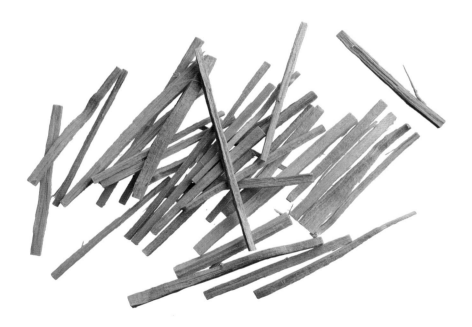

苏木

【来源产地】豆科植物苏木 *Caesalpinia sappan* L. 的干燥心材。主产于台湾、广东、广西。

【采收加工】多于秋季采伐，除去白色边材，干燥。劈成片或碾成粗粉。

【经验鉴别】以质坚硬、色黄红者为佳。

【性味归经】甘、咸、微辛，平。归心、肝、脾经。

【功效主治】活血祛瘀，消肿止痛。主治：①血滞经闭、痛经，产后瘀阻腹痛、胸腹刺痛。②跌打损伤、瘀滞肿痛。

【配伍应用】①苏木配大黄：适用于妇女瘀阻紧闭腹痛。②苏木配血竭：适用于跌打损伤、瘀肿疼痛甚者。

【药理作用】本品有改善血液流变性、免疫抑制、抗肿瘤、抗肾损伤等作用。

【用法用量】内服：煎汤，3~9g；或入丸散。外用：适量，研末敷。

【使用注意】本品活血通经，故孕妇忌服。

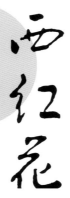
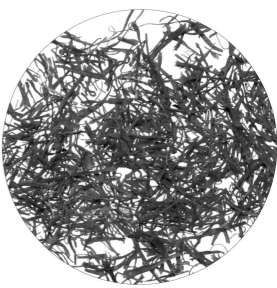

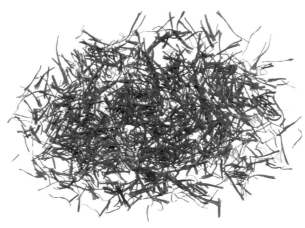

西红花

【第十二章　活血化瘀药】

【来源产地】鸢尾科植物番红花 *Crocus sativus* L. 的干燥柱头。主产于西班牙，我国上海引种成功。

【采收加工】开花时期晴天的早晨采花，摘取柱头，摊放在竹匾内，上盖一张薄吸水纸后晒干，或 40~50℃烘干或在通风处晾干。

【经验鉴别】以柱头色紫红、黄色花柱少者为佳。

【性味归经】甘，寒。归心、肝经。

【功效主治】活血祛瘀，凉血解毒，解郁安神。主治：①血滞经闭、痛经，产后瘀阻腹痛、癥瘕积聚、跌打伤痛。②热入营血、温毒发斑。③忧郁痞闷、惊悸发狂。

【配伍应用】①西红花配益母草：适用于瘀滞经闭或经行腹痛，以及产后腹痛。②西红花配紫草：适用于温毒斑疹、疹色不红活。③西红花配丹参：适用于忧郁气结、心神不安之惊悸恍惚。

【药理作用】本品有抗血栓形成、抗凝血、抗心肌缺血、抗脑缺血、抗炎等作用。

【用法用量】内服：煎汤，1~3g；或沸水泡服；或入丸散。外用：适量，研末调敷。

【使用注意】本品活血通经，故孕妇慎服。

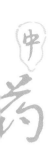

高清原大图谱

Tubiechong

Eupolyphaga Steleophaga

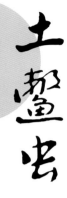

土鳖虫

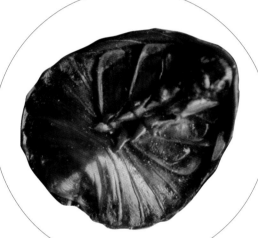

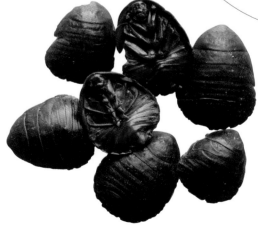

土鳖虫

【第十二章 活血化瘀药】

【来源产地】 鳖蠊科昆虫地鳖 *Eupolyphaga sinensis* Walker 或冀地鳖 *Steleophaga plancyi* (Boleny) 的雌虫干燥体。主产于江苏、浙江、河南、湖北、河北。

【采收加工】 捕捉后，置沸水中烫死，晒干或烘干。

【经验鉴别】 以完整、质轻、色紫褐者为佳。

【性味归经】 咸，寒。有小毒。归肝经。

【功效主治】 破血逐瘀，续筋接骨。主治：①血瘀经闭、产后瘀阻腹痛、癥瘕痞块。②跌打损伤、筋伤骨折。

【配伍应用】 ①土鳖虫配乳香：适用于跌打损伤、筋伤骨折之瘀肿作痛。②土鳖虫配大黄：适用于瘀血所致的闭经、腹痛拒按，或产后瘀滞腹痛等。

【药理作用】 本品有抗凝血、改善血液流变性、抗心肌缺血、调脂、抗肿瘤等作用。

【用法用量】 内服：煎汤，3~10g；研末，每次 1~1.5g；或入丸散。

【使用注意】 本品破血力强，故孕妇忌服。

中药

王不留行

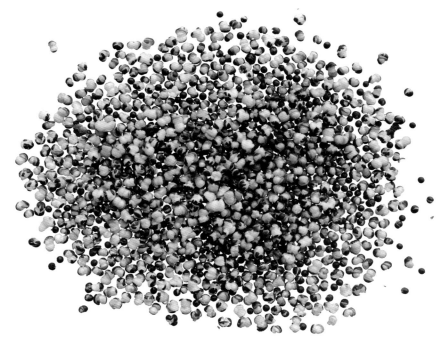

炒王不留行

【来源产地】 石竹科植物麦蓝菜 *Vaccaria segetalis* (Neck.) Garcke 的干燥成熟种子。主产于河北、江苏、河南、山东、辽宁。

【采收加工】 夏季果实成熟、果皮尚未开裂时采割植株，晒干，打下种子，除去杂质，再晒干。

【经验鉴别】 以粒饱满、色黑者为佳。

【性味归经】 苦，平。归肝、胃经。

【功效主治】 活血通经，下乳消肿，利尿通淋。主治：①血瘀痛经、经闭、难产。②乳汁不下、乳痈肿痛。③淋证涩痛、小便不利。

【配伍应用】 ①王不留行配红花：适用于瘀滞血行不畅之经行腹痛、经闭。②王不留行配当归：适用于产后血虚所致的乳汁不下。③王不留行配瞿麦：适用于瘀滞痛经、经闭、淋证之涩痛和小便不利。

【药理作用】 本品有抗肿瘤、抗炎镇痛等作用。

【用法用量】 内服：煎汤，5~10g；或入丸散。外用：适量，耳穴埋豆。

【使用注意】 本品善活血通利，故孕妇慎服。

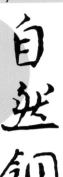

自然铜

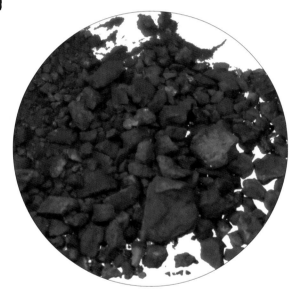

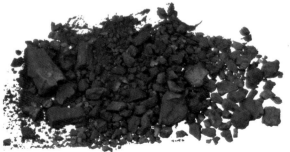

煅自然铜

【来源产地】硫化物类矿物黄铁矿族黄铁矿。主含二硫化铁（FeS_2）。主产于四川、广东、云南、湖南。

【采收加工】全年可采。采挖后，除去杂质。用时砸碎。

【经验鉴别】以色黄而光亮、断面有金属光泽者为佳。

【性味归经】辛，平。归肝经。

【功效主治】散瘀止痛，接骨疗伤。主治：跌打损伤、骨折肿痛。

【配伍应用】自然铜配土鳖虫：适用于跌打损伤、瘀肿作痛、骨折伤痛。

【药理作用】本品有促进骨折愈合、抑制肿瘤骨转移等作用。

【用法用量】内服：煎汤，3~9g，打碎先煎；或醋淬研细末入散剂，每次0.3g。外用：适量，研末调敷。

【使用注意】本品为金石之品，故不宜久服，血虚无滞者慎服。

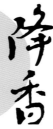

降香

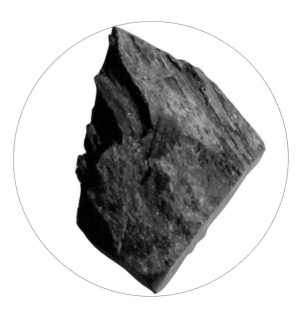

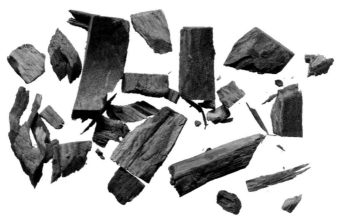

降香

【来源产地】 豆科植物降香檀 *Dalbergia odorifera* T. Chen 树干及根的干燥心材。主产于海南。

【采收加工】 全年均可采收，除去边材，阴干。研成细粉或镑片。

【经验鉴别】 以色紫红、质坚实、富油性、香气浓者为佳。点燃则香气浓烈，有油流出，烧完留有白灰。

【性味归经】 辛，温。归肝、脾经。

【功效主治】 化瘀止血，理气止痛。主治：①吐血、衄血、外伤出血。②肝郁胁痛、胸痹刺痛、跌扑伤痛、呕吐腹痛。

【配伍应用】 ①降香配五灵脂：适用于瘀血内阻、血不循经之出血，以及血瘀气滞诸痛症。②降香配广藿香：适用于湿阻中焦之呕吐腹痛。

【药理作用】 本品有抗血栓形成、抗凝血、抗惊厥、抗菌、镇痛、抗炎等作用。

【用法用量】 内服：煎汤，9~15g，后下。外用：适量，研细末敷患处。

【第十二章 活血化瘀药】

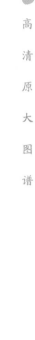

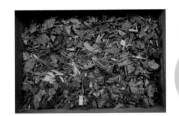

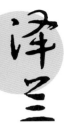

Zelan

Lycopi Herba

泽兰

【来源产地】唇形科植物毛叶地瓜儿苗 *Lycopus lucidus* Turcz. var. *hirtus* Regel 的干燥地上部分。全国大部分地区均产。

【采收加工】夏、秋二季茎叶茂盛时采割，晒干。切段。

【经验鉴别】以质嫩、叶多、色绿者为佳。

【性味归经】苦、辛，微温。归肝、脾经。

【功效主治】活血调经，祛瘀消痈，利水消肿。主治：①月经不调、经闭、痛经。②产后瘀血腹痛。③疮痈肿痛。④水肿腹水。

【配伍应用】①泽兰配当归：适用于血虚郁滞的月经不调、经闭痛经。②泽兰配红花：适用于瘀阻所致的月经不调、痛经经闭、跌打损伤、瘀肿疼痛等。③泽兰配丹参：适用于瘀阻所致的经行腹痛、经行不畅或有瘀块，以及产后瘀阻腹痛、恶露不尽等。

【药理作用】本品有改善血液流变性、抗凝血、改善微循环、镇痛等作用。

【用法用量】内服：煎汤，6~12g。

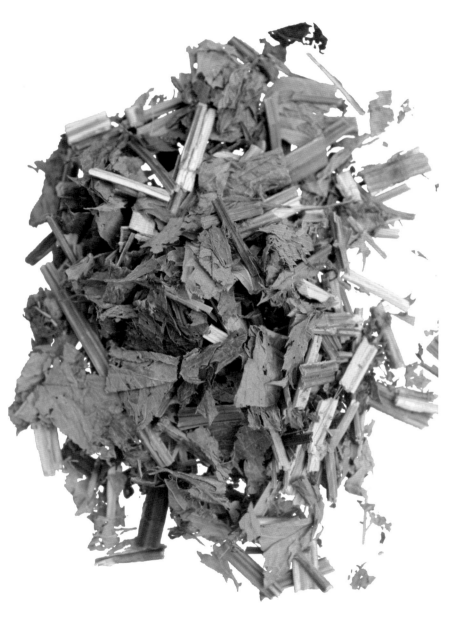

泽兰

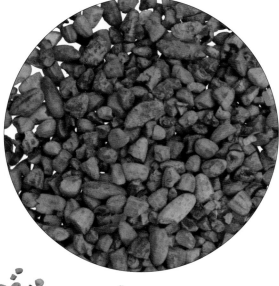

Hongqu

Oryzae Sativae et Monasci Ultivarie

红曲

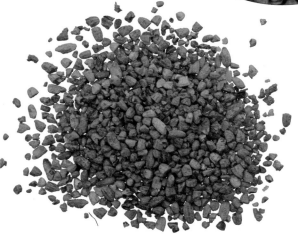

红曲

高清原大图谱

中药

第十二章 活血化瘀药

【来源产地】曲霉科真菌紫色红曲霉 *Monascus purpureus* Went 寄生在禾本科植物稻 *Oryza sativa* L. 的种仁上而成的红曲米。主产于福建、浙江。

【采收加工】取稻米，蒸煮灭菌，接种紫色红曲霉菌，发酵，干燥，除去灰屑等杂质。

【经验鉴别】以色紫红者为佳。

【性味归经】甘，微温。归脾、大肠、肝经。

【功效主治】活血祛瘀，健脾消食，化浊降脂。主治：①经闭腹痛。②产后瘀阻。③跌打损伤。④饮食积滞。⑤赤白带下。⑥高脂血症。

【配伍应用】①红曲配乳香：适用于产后瘀阻腹痛、心腹疼痛、跌打伤痛。②红曲配麦芽：适用于饮食停滞所致的脘腹胀满、嗳气酸腐。

【药理作用】本品有调血脂、改善血液流变性、抗炎等作用。

【用法用量】内服：煎汤，6~12g。外用：适量，捣敷患处。

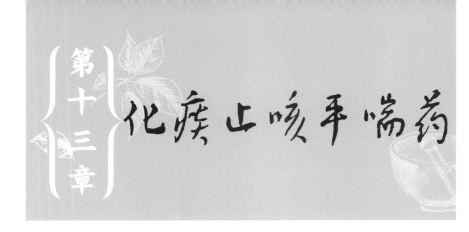

第十三章 化痰止咳平喘药

中药 高清原大图谱

第一节
化痰药

Banxia

Pinelliae Rhizoma

半夏

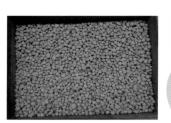

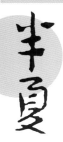

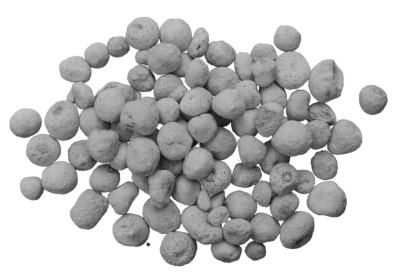

法半夏

【第十三章 化痰止咳平喘药】

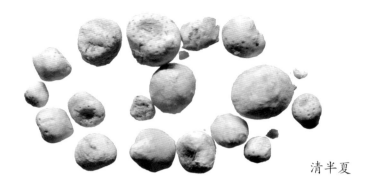

清半夏

【来源产地】 天南星科植物半夏 *Pinellia ternata* (Thunb.) Breit. 的干燥块茎。主产于四川、湖北、河南、安徽、贵州。

【采收加工】 夏、秋二季采挖，洗净，除去外皮及须根，晒干。

【经验鉴别】 以皮净、色白、质坚实、粉性足者为佳。① "凹窝"：指部分根及根茎类药材顶端的凹陷茎痕，为地上茎脱落后留下的痕迹。② "棕眼"：一般是指根茎类药材在其凹陷的茎基痕周围有很多麻点状须根痕。又称 "麻点"。

【性味归经】 辛，温。有毒。归脾、胃、肺经。

【功效主治】 燥湿化痰，降逆止呕，消痞散结。主治：①痰多咳喘、痰饮眩悸、风痰眩晕、痰厥头痛。②胃气上逆、恶心呕吐。③胸脘痞闷、梅核气、瘿瘤痰核、痈疽肿毒。

【配伍应用】 ①半夏配制天南星：适用于顽痰咳喘、风痰眩晕、中风扑倒、口眼歪斜、舌强语謇、癫痫惊风等。②半夏配旋覆花：适用于痰饮壅肺之咳喘及寒湿犯胃之呕吐噫气。③半夏配天麻：适用于风痰上扰之眩晕、头痛。

【药理作用】 本品有镇痰、祛痰、止吐、抗肿瘤等作用。

【用法用量】 内服：煎汤，5~9g；或入丸散。外用：适量，以生品研末调敷。内服用制半夏，不同炮制品功效有别。法半夏长于燥湿，姜半夏长于降逆止呕；清半夏长于化痰；竹沥半夏长于清热化痰。生半夏宜外用。

【使用注意】 本品温燥，故阴虚燥咳、出血证忌服，热痰慎服。生品毒大，一般不作内服。反乌头，不宜与附子、川乌、草乌及其炮制品同用。

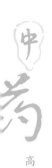

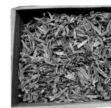

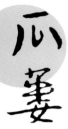

瓜蒌

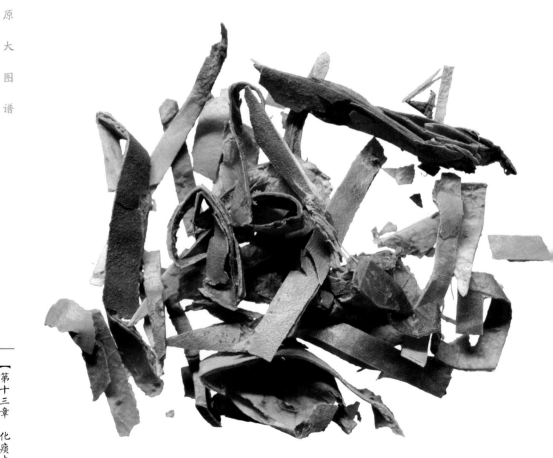

瓜蒌皮

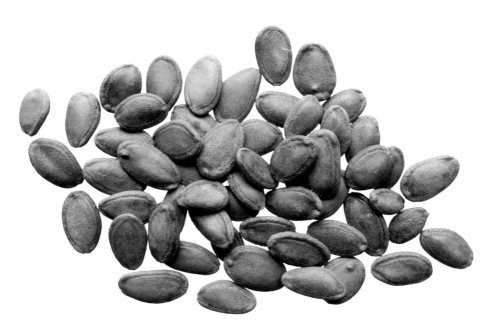

瓜蒌子

【来源产地】葫芦科植物栝楼 *Trichosanthes kirilowii* Maxim. 或双边栝楼 *T. rosthornii* Harms 的干燥成熟果实。果皮称瓜蒌皮，种子称瓜蒌子，皮、子合用称全瓜蒌。主产于山东、河南、河北、浙江。

【采收加工】秋季果实成熟时，连果梗剪下，置通风处阴干。切丝或切块。

【经验鉴别】以皱缩、皮厚、糖性足者为佳。瓜蒌子以饱满、油性足、味甘者为佳。

【性味归经】甘，寒。归肺、胃、大肠经。

【功效主治】清肺润燥化痰，利气宽胸，消肿散结，润肠通便。主治：
①肺热咳嗽、痰稠不易咳出。②胸痹、结胸。③乳痈肿痛、
肺痈、肠痈。④肠燥便秘。

【配伍应用】①瓜蒌配枳实：适用于咳嗽痰黄稠难咳、胸胁闷痛，
伴大便秘结；气结不行、痰热内阻之心下痞、胸腹满
闷作痛；大肠气滞不通、腹满便秘。②瓜蒌配半夏：
适用于痰热互结、气郁不通之胸脘痞满，或痰浊胶结
所致的胸痹疼痛、痰热壅肺之胸膈塞满、气逆咳嗽、
咳痰黄稠。③瓜蒌配川贝母：适用于痰热、燥热咳嗽、
咳痰不利、咽喉干燥。

【药理作用】本品有镇咳、祛痰、抗心肌缺血、抗缺氧、抗溃疡、抗菌、
抗血小板聚集、抗肿瘤等作用。

【用法用量】内服：煎汤，瓜蒌皮 6~12g，瓜蒌子 9~15g，全瓜蒌
9~15g；或入丸散。瓜蒌皮长于清肺化痰，利气宽胸；
瓜蒌子长于润肺化痰，滑肠通便；全瓜蒌兼具两者功效。

【使用注意】本品寒凉滑润，故脾虚便溏及寒痰、湿痰者忌服。反
乌头，不宜与附子、川乌、草乌及其炮制品同用。

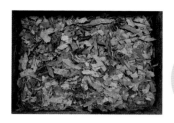

Pipaye

Eriobotryae Folium

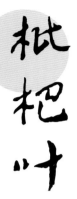

枇杷叶

【来源产地】蔷薇科植物枇杷 *Eriobotrya japonica* (Thunb.) Lindl. 的干燥叶。主产于广东、浙江。

【采收加工】全年均可采收，晒至七八成干时，扎成小把，再晒干。切丝。

【经验鉴别】以色灰绿、叶厚者为佳。

【性味归经】苦，微寒。归肺、胃经。

【功效主治】清肺止咳，降逆止呕。主治：①肺热咳喘痰稠。②胃热烦渴、呕哕。

【配伍应用】①枇杷叶配半夏：适用于咳喘日久、咳吐稀痰者，以及痰阻气逆，呕吐而见胃脘胀痛者。②枇杷叶配芦根：适用于胃热津伤之消渴或热病、暑热之口渴不解，以及胃热津伤、胃气不和之反胃呕吐。③枇杷叶配黄芩：适用于肺热壅盛之咳嗽痰喘实证。

【药理作用】本品有镇咳、祛痰、平喘、抗炎、抗氧化、抗肝损伤等作用。

【用法用量】内服：煎汤，6~10g；或入丸散。止咳宜蜜炙用，止呕宜生用。

【使用注意】本品微寒，故寒嗽及胃寒呕吐者慎服。

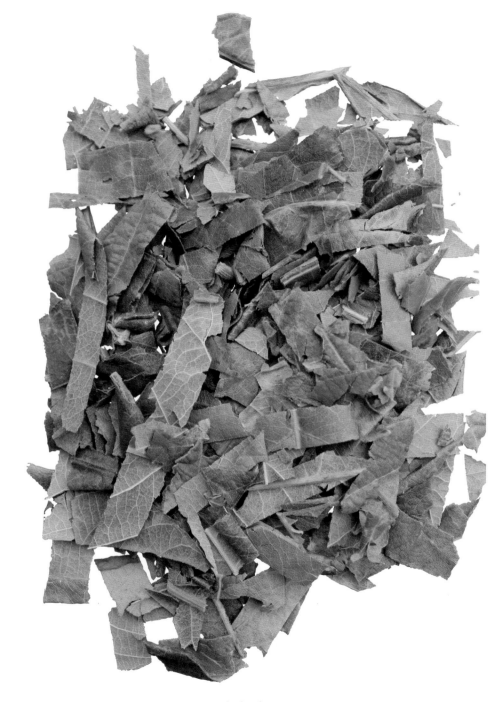

枇杷叶

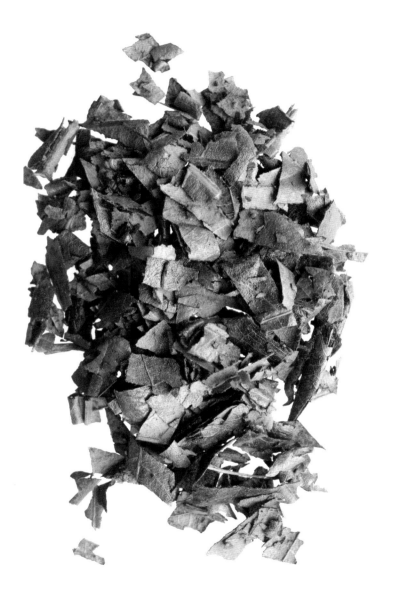

蜜枇杷叶

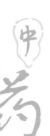

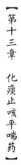

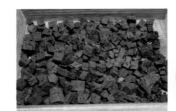

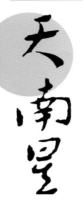

Tiannanxing

Arisaematis Rhizoma

天南星

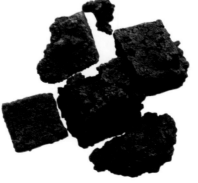

胆南星

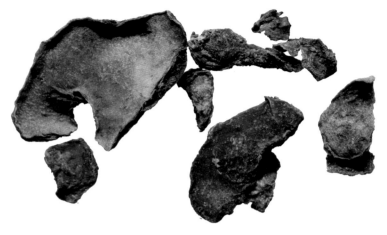

制天南星

【来源产地】天南星科植物天南星 *Arisaema erubescens* (Wall.) Schott、
异叶天南星 *A. heterophyllum* Bl. 或东北天南星 *A. amurense*
Maxim. 的干燥块茎。主产于河南、河北、山东、安徽、
江苏。

【采收加工】秋、冬二季茎叶枯萎时采挖，除去须根及外皮，干燥。

【经验鉴别】生天南星以个大、色白、粉性足者为佳；制天南星以
淡黄褐色、半透明、质坚脆者为佳。

【性味归经】苦、辛，温。有毒。归肺、肝、脾经。

【功效主治】燥湿化痰，祛风止痉，散结消肿。主治：①顽痰咳嗽。
②风痰眩晕、中风口眼歪斜、癫痫、破伤风。③痈疽肿痛、
瘰疬痰核。

【配伍应用】①制天南星配石菖蒲：适用于风痰上壅、昏仆、失语、
痰阻喉间。②制天南星配枳实：适用于湿痰阻肺、胸
膈胀闷。③制天南星配天麻：适用于风痰眩晕。

【药理作用】本品有祛痰、镇静、抗惊厥、抗心律失常、抗肿瘤等作用。

【用法用量】内服：煎汤，5~9g；或入丸散。外用：适量，以生品
研末调敷。燥湿化痰、祛风止痉宜制用，散结消肿宜
生用。

【使用注意】本品温燥有毒，故阴虚燥咳者忌服，孕妇慎服。生品
毒大，一般不作内服。

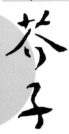

中
药

高
清
原
大
图
谱

【第十三章　化痰止咳平喘药】

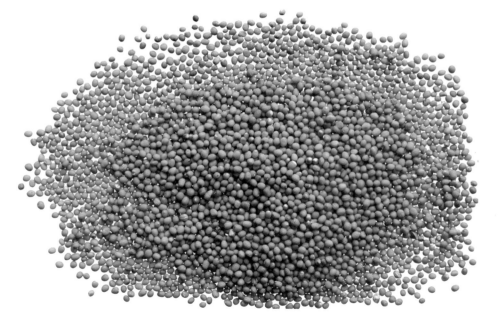

芥子

【来源产地】 十字花科植物白芥 *Sinapis alba* L. 或芥 *Brassica juncea* (L.) Czern. et Coss. 的干燥成熟种子。习称"白芥子"或"黄芥子"。主产于安徽、河南、四川、陕西。

【采收加工】 夏末秋初果实成熟时采割植株，晒干，打下种子，除去杂质。

【经验鉴别】 以粒大、饱满、色黄白、纯净者为佳。

【性味归经】 辛，温。归肺经。

【功效主治】 温肺祛痰，利气散结，通络止痛。主治：①寒痰咳喘、悬饮胁痛。②痰阻经络之肢体关节疼痛、阴疽流注。

【配伍应用】 ①芥子配细辛：适用于寒饮壅肺、咳嗽痰多清稀。②芥子配甘遂：适用于悬饮咳喘、胸闷心痛。③芥子配肉桂：适用于阳虚寒凝之阴虚肿痛。

【药理作用】 本品有镇咳、祛痰、平喘、抗炎、镇痛、抗前列腺增生等作用。

【用法用量】 内服：煎汤，3~9g；或入丸散。外用：适量，研末调敷。

【使用注意】 外敷能刺激皮肤，引起发疱，故皮肤过敏者慎用。

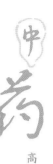
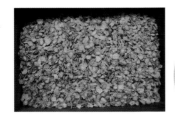

桔梗

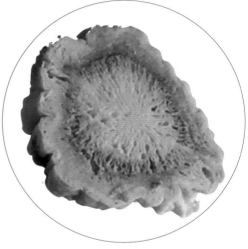

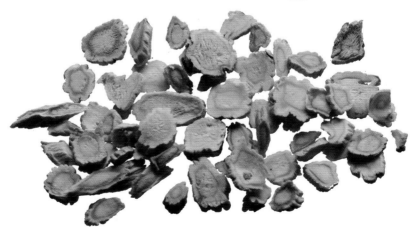

桔梗

【来源产地】桔梗科植物桔梗 *Platycodon grandiflorum* (Jacq.) A. DC. 的干燥根。全国大部分地区均产。

【采收加工】春、秋二季采挖，洗净，除去须根，趁鲜剥去外皮或不去外皮，干燥。

【经验鉴别】以色白、味苦者为佳。"金井玉栏"：指根及根茎类药材的断面，形成层成环将木部与皮部分成内外两部分，一般中心木部呈淡黄色（金井），皮部为黄白色（玉栏）。

【性味归经】苦、辛，平。归肺经。

【功效主治】宣肺，利咽，祛痰，排脓。主治：①咳嗽痰多、咳痰不爽、咽痛音哑。②肺痈胸痛、咳吐脓血、痰黄腥臭。

【配伍应用】①桔梗配苦杏仁：适用于咳嗽、痰多、喘息。②桔梗配甘草：适用于肺失宣降、咳嗽有痰、咽喉肿痛、肺痈吐脓、胸胁满痛。③桔梗配枳壳：适用于肺气不降、咳嗽痰喘、胸膈满闷、脘胀不适、大便不利等。

【药理作用】本品有祛痰、镇咳、抗炎、降血脂、抗动脉硬化、降血糖、抗肿瘤、保肝等作用。

【用法用量】内服：煎汤，3~10g；或入丸散。

【使用注意】本品升散，用量过大易致恶心，故呕吐、眩晕等气机上逆之证及阴虚久咳、咯血者忌服。

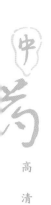

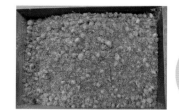

Xuanfuhua

Inulae Flos

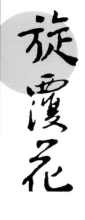

旋覆花

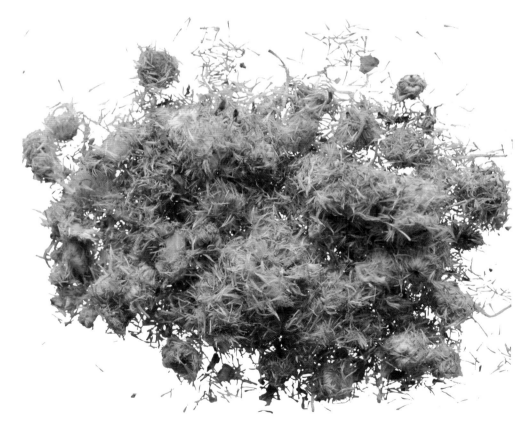

旋覆花

【来源产地】 菊科植物旋覆花 *Inula japonica* Thunb. 或欧亚旋覆花 *I. britannica* L. 的干燥头状花序。主产于河南、河北、江苏、浙江。

【采收加工】 夏、秋二季花开放时采收，除去杂质，阴干或晒干。

【经验鉴别】 以完整、朵大、色黄者为佳。

【性味归经】 苦、辛、咸，微温。归肺、脾、胃、大肠经。

【功效主治】 消痰行水，降气止呕。主治：①痰涎壅肺之喘咳痰多、痰饮蓄结之胸膈痞闷。②噫气、呕吐。

【配伍应用】 ①旋覆花配紫苏子：适用于痰壅气逆、咳嗽气喘、痰多胸痞。②旋覆花配桑白皮：适用于肺热痰黄咳嗽之证。③旋覆花配瓜蒌：适用于痰气互结、胸阳不通之胸痹疼痛、不得卧者。

【药理作用】 本品有镇痛、祛痰、保护血管内皮等作用。

【用法用量】 内服：煎汤，3~9g，布包；或入丸散。

【使用注意】 本品温散，故阴虚燥咳者忌服。

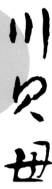

川贝母

高清原大图谱

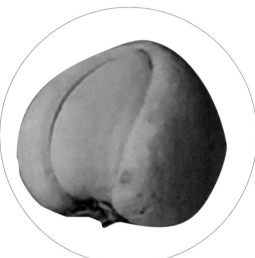

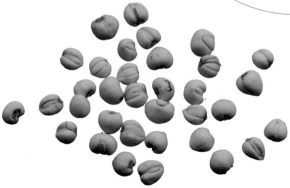

川贝母

【来源产地】百合科植物川贝母 *Fritillaria cirrhosa* D. Don、暗紫贝母 *F. unibracteata* Hsiao et K. C. Hsia、甘肃贝母 *F. przewalskii* Maxim.、梭砂贝母 *F. delavayi* Franch.、太白贝母 *F. taipaiensis* P. Y. Li 或瓦布贝母 *F. unibracteata* Hsiao et K. C. Hsia var. *wabuensis* (S. Y. Tang et S. C. Yue) Z. D. Liu，S. Wang et S. C. Chen 的干燥鳞茎。按性状不同分别习称"松贝""青贝""炉贝""栽培品"，主产于四川、西藏、云南、青海、甘肃。

【采收加工】夏、秋二季或积雪融化后采挖，除去须根、粗皮及泥沙，晒干或低温干燥。

【经验鉴别】以完整、色白、质坚实、粉性足者为佳。①"怀中抱月"：指松贝的外层鳞叶2瓣，大小悬殊，大瓣紧抱小瓣，未抱部分呈新月形。②"缕衣黑笃"：指松贝药材基部稍凹入，间见黑斑，留有须根痕。③"观音坐莲"：指松贝底部平、微凹入，平放能端正稳坐。④"虎皮斑"：指炉贝鳞叶表面所特有的黄白色或棕色斑点。⑤"马牙嘴"：指炉贝药材呈棱状圆锥形和长卵圆形，形似马牙状，其顶端较瘦尖，均成开口状。

【性味归经】苦、甘，微寒。归肺、心经。

【功效主治】清热化痰，润肺止咳，散结消痈。主治：①肺热咳喘、外感咳嗽。②肺燥咳嗽、肺虚久咳、阴虚劳嗽。③痰热或火郁胸闷、瘰疬、疮肿、乳痈、肺痈。

【配伍应用】①川贝母配苦杏仁：适用于肺虚久咳、痰少咽燥，外感风寒、痰热郁肺之咳嗽咳吐黄痰。②川贝母配知母：适用于燥热犯肺或阴虚生燥之干咳无痰，或痰少质黏、咳吐不利。③川贝母配厚朴：适用于气滞痰聚，痰气上逆之咳喘，兼见肺脾气滞之胸腹胀满。

【药理作用】本品有祛痰、镇咳、平喘等作用。

【用法用量】内服：煎汤，3~9g；研细粉，每次1~1.5g；也可入丸剂。

【使用注意】反乌头，不宜与附子、川乌、草乌及其炮制品同用。

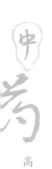

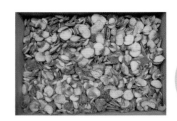

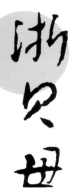

浙贝母

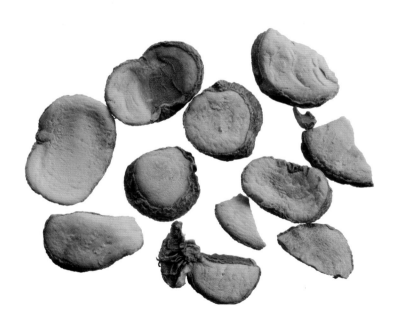

浙贝母

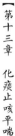

【来源产地】 百合科植物浙贝母 *Fritillaria thunbergii* Miq. 的干燥鳞茎。主产于浙江。

【采收加工】 初夏植株枯萎时采挖，洗净。大小分开，大者除去芯芽，习称"大贝"；小者不去芯芽，习称"珠贝"。分别撞擦，除去外皮，拌以煅过的贝壳粉，吸去擦出的浆汁，干燥；或取鳞茎，大小分开，洗净，除去芯芽，趁鲜切成厚片，洗净，干燥，习称"浙贝片"。

【经验鉴别】 以鳞叶肥厚、质坚实、粉性足、断面色白者为佳。"元宝贝"：指浙贝中的大贝，为鳞茎外层的单瓣鳞叶，呈半圆形，外凸内凹，状如元宝。

【性味归经】 苦，寒。归肺、心经。

【功效主治】 清热化痰，散结消肿。主治：①肺热咳喘、风热咳嗽。②瘰疬、疮肿、乳痈、肺痈。

【配伍应用】 ①浙贝母配郁金：适用于痰热瘀滞心胸之胸痹、结胸、乳痈、心烦不眠、咳喘咳痰黄稠。②浙贝母配白芷：适用于各种疮痈疔疖、红肿热痛。③浙贝母配瓜蒌：适用于肺热、痰热内蕴、咳喘日久、痰黄口燥咽干。

【药理作用】 本品有镇咳、祛痰、平喘、降血压、镇静、镇痛、增强离体小肠的收缩和蠕动、兴奋子宫平滑肌等作用。

【用法用量】 内服：煎汤，3~9g；或入丸散。

【使用注意】 本品苦寒，故风寒或寒痰咳嗽者忌服，脾胃虚寒者慎服。反乌头，不宜与附子、川乌、草乌及其炮制品同用。

高 清 原 大 图 谱

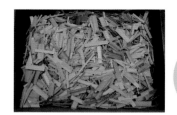

Zhuru

Bambusae Caulis in Taenias

竹茹

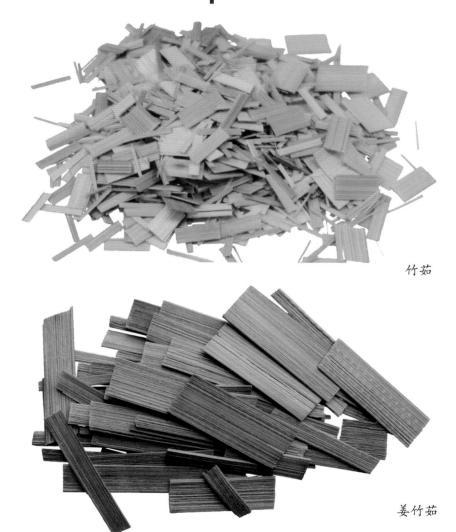

竹茹

姜竹茹

【第十三章 化痰止咳平喘药】

【来源产地】禾本科植物青秆竹 *Bambusa tuldoides* Munro、大头典竹 *Sinocalamus beecheyanus* (Munro) McClure var. *pubescens* P. F. Li 或淡竹 *Phyllostachys nigra* (Lodd.) Munro var. *henonis* (Mitf.) Stapf ex Rendle 的茎秆的干燥中间层。主产于江苏、浙江、江西、四川。

【采收加工】全年均可采制，取新鲜茎，除去外皮，将稍带绿色的中间层刮成丝条，或削成薄片，捆扎成束，阴干。前者称"散竹茹"，后者称"齐竹茹"。

【经验鉴别】以身干、色黄绿、丝细均匀、质柔软者为佳。

【性味归经】甘，微寒。归肺、胃、胆经。

【功效主治】清热化痰，除烦止呕，安胎。主治：①肺热咳嗽、咳痰黄稠。②痰火内扰之心烦失眠。③胃热呕吐、妊娠恶阻。④胎热胎动。

【配伍应用】①竹茹配瓜蒌：适用于肺热壅盛、咳嗽痰黄。②竹茹配枳实：适用于胃热痰盛、胃气上逆、恶心呕吐、胸闷痰多。③竹茹配陈皮：适用于脾胃虚弱、寒热错杂之脘腹胀满、恶心呕吐、呃逆等。

【药理作用】本品有延缓皮肤衰老、抑菌等作用。

【用法用量】内服：煎汤，6~10g；或入丸散。化痰宜生用，止呕宜姜汁制。

【使用注意】本品甘凉，故寒痰咳喘、胃寒呕吐者慎服。

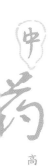
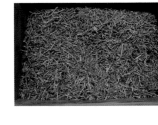

Baiqian

Cynanchi Stauntonii Rhizoma et Radix

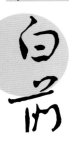

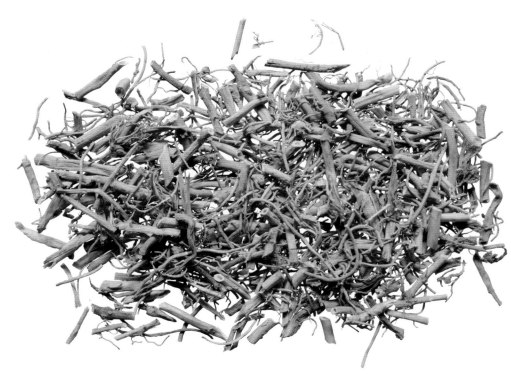

白前

【来源产地】 萝藦科植物柳叶白前 *Cynanchum stauntonii* (Decne.) Schltr. ex Lévl. 或芫花叶白前 *C. glaucescens* (Decne.) Hand.-Mazz. 的干燥根茎及根。主产于浙江、江苏、安徽、湖北。

【采收加工】 秋季采挖，洗净，晒干。切段。

【经验鉴别】 以色黄白者为佳。"鹅管白前"：指白前药材细长圆柱形，中空如鹅翎管。

【性味归经】 苦、辛，微温。归肺经。

【功效主治】 降气祛痰止咳。主治：肺气壅实之咳喘气逆、痰多。

【配伍应用】 ①白前配荆芥：适用于外感风寒、咳嗽痰多。②白前配桔梗：适用于咳嗽痰多、咽痛、胸闷不畅。③白前配桑白皮：适用于肺热壅盛、咳嗽痰黄者。

【药理作用】 本品有镇咳、祛痰、平喘、镇痛、抗炎等作用。

【用法用量】 内服：煎汤，3~9g，或入丸散。

【使用注意】 本品辛散苦降，故肺虚干咳者慎服。对胃黏膜具有刺激性，故患胃病或有出血倾向者忌服。

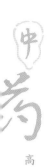

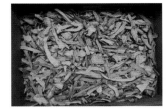

Qianhu

Peucedani Radix

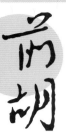

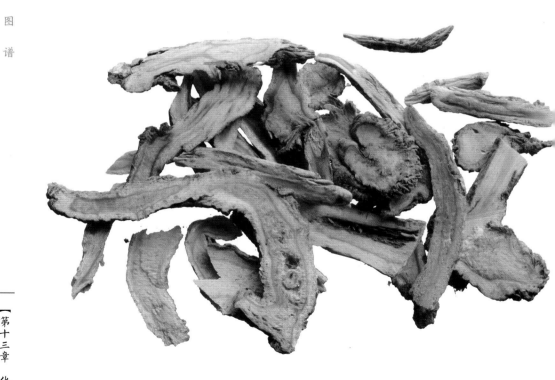

前胡

【来源产地】伞形科植物白花前胡 *Peucedanum praeruptorum* Dunn 的干燥根。主产于浙江、湖南、四川。

【采收加工】冬季至次春茎叶枯萎或未抽花茎时采挖，除去须根，洗净，晒干或低温干燥。

【经验鉴别】以切面淡黄白色、香气浓者为佳。

【性味归经】苦、辛，微寒。归肺经。

【功效主治】降气祛痰，宣散风热。主治：①肺气不降之喘咳痰稠。②风热咳嗽痰多。

【配伍应用】①前胡配苦杏仁：适用于外感风热或痰热壅肺之咳嗽痰黄、喘息不止。②前胡配桑叶：适用于外感风热或肺热咳嗽痰多。③前胡配荆芥：适用于外感风寒、风热、邪气束肺之咳嗽气喘。

【药理作用】本品有祛痰、镇咳、平喘、抗炎、扩张冠状动脉等作用。

【用法用量】内服：煎汤，3~10g；或入丸散。

【使用注意】本品苦泄辛散微寒，故阴虚咳嗽、寒饮咳喘者慎服。

附：紫花前胡

伞形科紫花前胡 *P. decursivum* (Miq.) Maxim. 的干燥根，亦有作"前胡"的药用习惯。

昆布

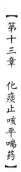

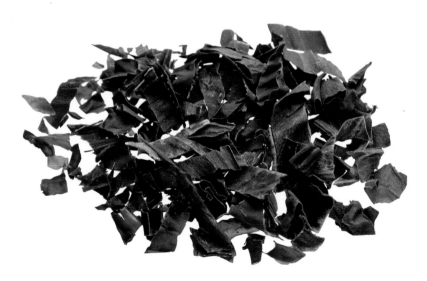

昆布

【来源产地】海带科植物海带 *Laminaria japonica* Aresch. 或翅藻科植物昆布 *Ecklonia kurome* Okam. 的干燥叶状体。主产于辽宁、山东、浙江、福建。

【采收加工】夏、秋二季采捞，晒干。切宽丝。

【经验鉴别】以色黑褐、体厚者为佳。

【性味归经】咸，寒。归肝、胃、肾经。

【功效主治】消痰软坚，利水消肿。主治：①瘰疬、瘿瘤。②脚气浮肿、水肿、小便不利。

【配伍应用】昆布配海藻：适用于瘿瘤、瘰疬之证。

【药理作用】本品有平喘、调血脂、降血糖、抗肿瘤、增强免疫、抗氧化、抗凝血、降压等作用。

【用法用量】内服：煎汤，6~12g；或入丸散。

Haizao

Sargassum

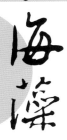海藻

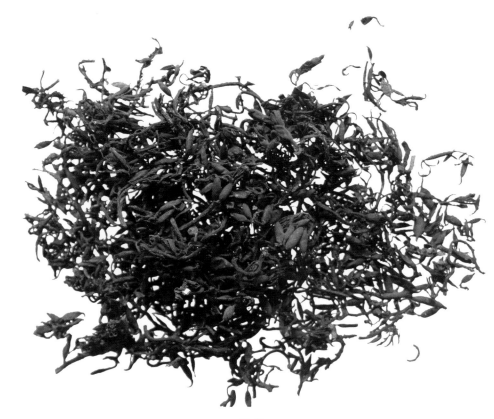

海藻

【来源产地】马尾藻科植物羊栖菜 *Sargassum fusiforme* (Harv.) Setch. 或海蒿子 *S. pallidum* (Turn.) C. Ag. 的干燥藻体，习称"小叶海藻"或"大叶海藻"。主产于辽宁、山东、浙江、福建、广东。

【采收加工】夏、秋二季采捞，除去杂质，洗净，晒干。切段。

【经验鉴别】以色黑褐、白霜少、质嫩者为佳。

【性味归经】咸，寒。归肝、胃、肾经。

【功效主治】消痰软坚，利水消肿。主治：①瘰疬、瘿瘤。②脚气肿痛、水肿、小便不利。

【配伍应用】①海藻配猪苓：适用于痰饮水肿之证。②海藻配橘核：适用于气滞痰凝之睾丸肿痛。③海藻配夏枯草：适用于肝郁化火之瘰疬痰核。

【药理作用】本品有抗甲状腺肿、抗肿瘤等作用。

【用法用量】内服：煎汤，6~12g；或入丸散。

【使用注意】反甘草。

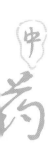

高清原大图谱

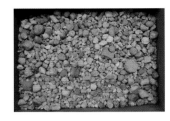

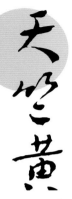

天竺黄

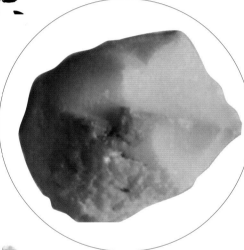

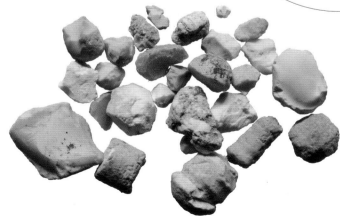

天竺黄

【第十三章 化痰止咳平喘药】

【来源产地】 禾本科植物青皮竹 *Bambusa textilis* McClure 或华思劳竹 *Schizostachyum chinense* Rendle 秆内的分泌液干燥后的块状物。主产于云南、广东、广西，国外主产于印度尼西亚、泰国、马来西亚。

【采收加工】 秋、冬二季采收。

【经验鉴别】 以块大、色灰白、体轻质硬、吸湿力强者为佳。

【性味归经】 甘，寒。归心、肝经。

【功效主治】 清热化痰，清心定惊。主治：痰热惊痫、中风痰壅。

【配伍应用】 ①天竺黄配胆南星：适用于痰热惊风及癫痫。②天竺黄配前胡：适用于外感风寒、风热或痰浊蕴肺所致的胸闷气逆、咳嗽痰多等。③天竺黄配桑白皮：适用于肺热壅盛、咳喘痰黄者。

【药理作用】 本品有镇痛、抗炎等作用。

【用法用量】 内服：煎汤，3~9g；研粉吞服，每次 0.6~1g；或入丸剂。

【使用注意】 本品性寒，故脾胃虚寒者慎服。

Walengzi

Arcae Concha

瓦楞子

中药

高清原大图谱

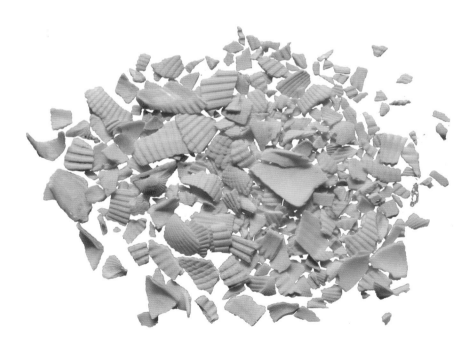

瓦楞子

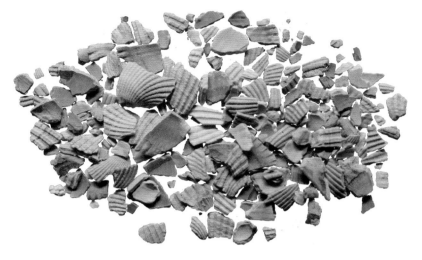

煅瓦楞子

【来源产地】蚶科动物毛蚶 *Arca subcrenata* Lischke、泥蚶 *A. granosa* Linnaeus 或魁蚶 *A. inflata* Reeve 的贝壳。主产于山东、浙江、福建、广东。

【采收加工】秋、冬至次春捕捞，洗净，置沸水中略煮，去肉，干燥。碾碎。

【经验鉴别】以大小均匀、壳内色白洁净者为佳。"瓦楞"：指瓦楞子药材背面所具有的放射肋，又称"瓦垄"。

【性味归经】咸，平。归肺、胃、肝经。

【功效主治】消痰化瘀，软坚散结，制酸止痛。主治：①顽痰久咳、瘰疬、瘿瘤。②癥瘕痞块。③胃痛泛酸。

【配伍应用】①瓦楞子配海藻：适用于肝郁痰火所致之瘰疬、瘿瘤。②瓦楞子配莪术：适用于气滞血瘀及痰积所致癥瘕痞块。

【药理作用】本品有中和胃酸等作用。

【用法用量】内服：煎汤，9~15g，打碎先下；研末，1~3g。消痰化瘀、软坚散结宜生用，制酸止痛宜煅用。

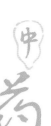

中药

Geqiao

Meretricis Concha Cyclinae Concha

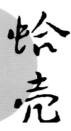

蛤壳

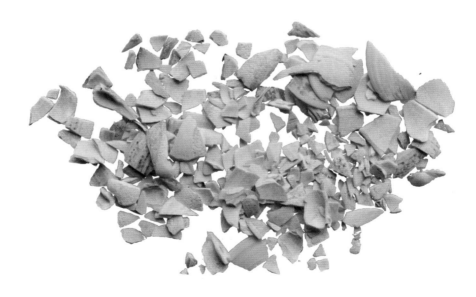

蛤壳

【来源产地】帘蛤科动物文蛤 *Meretrix meretrix* Linnaeus 或青蛤 *Cyclina sinensis* Gmelin 的贝壳。主产于广东、海南、山东、江苏、福建。

【采收加工】夏、秋二季捕捞，去肉，洗净，晒干。碾碎。

【经验鉴别】以光滑、断面有层纹者为佳。

【性味归经】苦、咸，寒。归肺、胃经。

【功效主治】清热化痰，软坚散结，利尿消肿，制酸止痛。主治：①肺热、痰火咳喘。②瘿瘤、瘰疬、痰核。③水肿、小便不利。④胃痛泛酸。

【配伍应用】①蛤壳配青黛：适用于肝火灼肺、咳嗽痰中带血者。②蛤壳配瓜蒌：适用于痰热阻肺、咳嗽痰黄、质稠难咳者。③蛤壳配海藻：适用于瘿瘤、痰核。

【药理作用】本品有抗氧化、抗炎等作用。

【用法用量】内服：煎汤，9~15g，打碎先下，蛤粉宜布包；入丸散，1~3g。化痰、软坚、利尿宜生用，制酸止痛宜煅用。

【使用注意】本品性寒，故肺虚有寒、中阳虚弱者慎服。

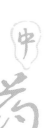

Mengshi

Chloriti Lapis seu Micae Lapis Aureus

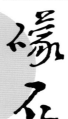

礞石

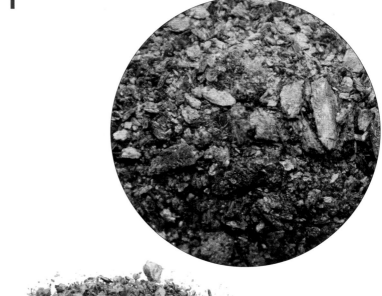

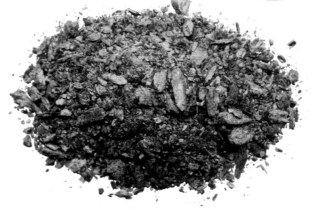

金礞石

【来源产地】变质岩类黑云母片岩与绿泥石化云母碳酸盐片岩或蛭石
片岩与水黑云母片岩。前两者习称青礞石，后两者习称
金礞石。主产于浙江、江苏、湖南、湖北、河北。

【采收加工】全年可采，挖出后，除去杂石及泥沙。

【经验鉴别】青礞石以色灰绿、有星点者为佳；金礞石以色金黄、无
杂质者为佳。

【性味归经】甘、咸，平。归肺、心、肝经。

【功效主治】消痰下气，平肝镇惊。主治：①顽痰、老痰胶结之气逆
咳喘。②惊风抽搐、癫痫发狂。

【配伍应用】①礞石配沉香：适用于顽痰、老痰胶结，或兼肺肾两亏
之咳喘痰壅难咳，气短神疲。②礞石配黄芩：适用于痰
热壅盛之咳喘痰稠难咳。

【药理作用】本品祛痰、镇静等作用。

【用法用量】内服：煎汤，10~15g，打碎布包，先下；入丸散，1.5~3g。

【使用注意】本品质重而善沉坠，故孕妇忌服。

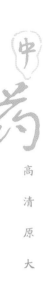

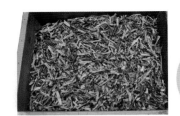

Zaojiaoci

Gleditsiae Spina

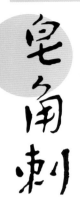

皂角刺

【来源产地】豆科植物皂荚 *Gleditsia sinensis* Lam. 的干燥棘刺。主产于河南、江苏、湖北、广西。

【采收加工】全年均可采收，干燥，或趁鲜切片后干燥。纵切段。

【经验鉴别】以色紫棕、切片髓部红棕色松软者为佳。粉末有刺激性，嗅之令人作嚏。

【性味归经】辛，温。归肝、胃经。

【功效主治】消肿托毒，排脓，杀虫。主治：①痈疽初起脓成不溃。②外治疥癣麻风。

【配伍应用】①皂角刺配苦参：适用于房风癞疾、疮癣瘙痒。②皂角刺配金银花：适用于热毒痈肿、红肿疼痛。

【药理作用】本品有抗菌、抗炎、抗过敏、抗凝血及免疫调节作用。

【用法用量】内服：煎汤，3~10g。外用：适量，醋蒸取汁涂患处。

【使用注意】本品含皂苷，过量服用会影响中枢神经，甚至出现呼吸系统麻痹。

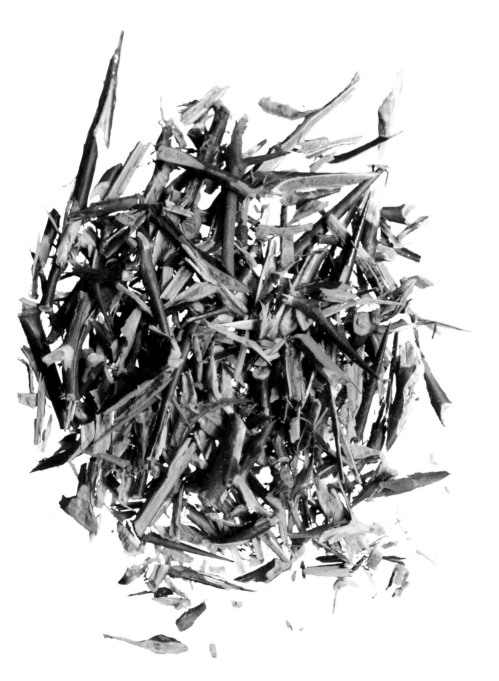

皂角刺

第二节
止咳平喘药

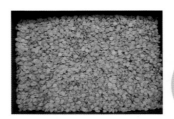

Kuxingren

Armeniacae Semen Amarum

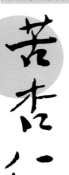

苦杏仁

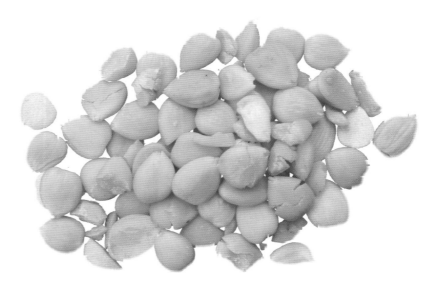

燀苦杏仁

【来源产地】蔷薇科植物山杏 *Prunus armeniaca* L. var. *ansu* Maxim.、西伯利亚杏 *P. sibirica* L.、东北杏 *P. mandshurica* (Maxim.) Koehne 或杏 *P. armeniaca* L. 的干燥成熟种子。主产于山西、辽宁、河北、内蒙古。

【采收加工】夏季采收成熟果实，除去果肉及核壳，取出种子，晒干。

【经验鉴别】以颗粒均匀、饱满、完整、味苦者为佳。"鼓肚子"：指苦杏仁呈扁心形或桃形，顶端略尖，基部左右不对称，中部膨大明显如肚鼓出。

【性味归经】苦，微温。有小毒。归肺、大肠经。

【功效主治】止咳平喘，润肠通便。主治：①咳嗽气喘。②肠燥便秘。

【配伍应用】①苦杏仁配麻黄：适用于风寒束表，肺气壅遏之咳喘实证。②苦杏仁配紫苏子：适用于肺气失降而致腑气不通，气逆咳喘兼大便不通者。③苦杏仁配厚朴：适用于湿邪阻遏上中二焦，气机不利，水湿聚而成痰，咳嗽、痰多、喘逆、胸闷。

【药理作用】本品有镇咳、祛痰、平喘、抗炎、镇痛和增强免疫等作用。

【用法用量】内服：煎汤，5~10g，打碎；或入丸散。

【使用注意】本品有小毒，故用量不宜过大，婴儿慎服。

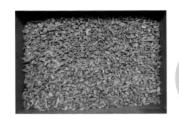

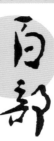
百部

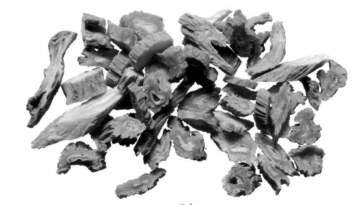

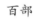
百部

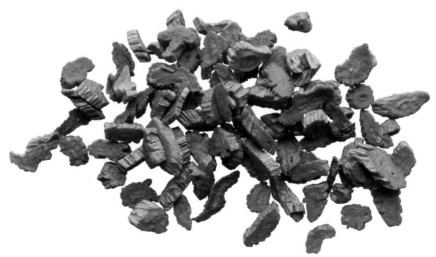

蜜百部

【来源产地】百部科植物直立百部 *Stemona sessilifolia* (Miq.) Miq.、蔓生百部 *S. japonica* (Bl.) Miq. 或对叶百部 *S. tuberosa* Lour. 的干燥块根。主产于安徽、山东、江苏、浙江、湖北。

【采收加工】春、秋二季采挖，除去须根，洗净，置沸水中略烫或蒸至无白心，取出，晒干。切厚片。

【经验鉴别】以质坚实、断面角质样者为佳。

【性味归经】甘、苦，平。归肺经。

【功效主治】润肺止咳，杀虫灭虱。主治：①新久咳嗽、百日咳、肺痨咳嗽。②蛲虫病、头虱、体虱。

【配伍应用】①百部配紫菀：适用于外感咳嗽或久咳不止。②百部配五味子：适用于肺肾不足之咳嗽日久、痰少。③百部配白前：适用于外感日久、肺失肃降之久咳不已、胸闷气喘。

【药理作用】本品有抑菌、杀虫、止咳平喘等作用。

【用法用量】内服：煎汤，5~9g；或入丸散。外用：适量，煎汤熏洗，或研末撒。久咳虚喘宜蜜炙用，杀虫灭虱宜生用。

【使用注意】本品易伤胃滑肠，故脾虚食少便溏者慎服。

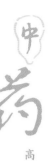

紫苏子

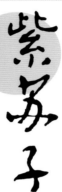

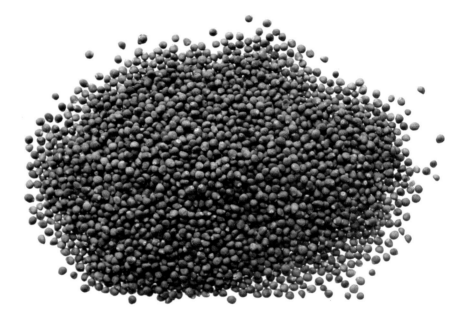

紫苏子

【来源产地】　唇形科植物紫苏 *Perilla frutescens* (L.) Britt. 的干燥成熟果实。主产于江苏、浙江、河北、湖北、河南。

【采收加工】　秋季果实成熟时采收，除去杂质，晒干。

【经验鉴别】　以粒均匀、饱满、色灰褐、油性足者为佳。

【性味归经】　辛，温。归肺、大肠经。

【功效主治】　降气化痰，止咳平喘，润肠通便。主治：①痰壅咳喘气逆。②肠燥便秘。

【配伍应用】　①紫苏子配芥子：适用于寒痰壅肺、咳嗽胸闷、痰多难咳者。②紫苏子配莱菔子：适用于痰涎壅盛、胸闷气喘、痰多质稠者。③紫苏子配葶苈子：适用于肺热咳嗽、痰多色黄、胸闷气喘者。

【药理作用】　本品有祛痰、镇咳、平喘、抗炎、抗过敏等作用。

【用法用量】　内服：煎汤，5~10g，打碎；或入丸散。

【使用注意】　本品耗气滑肠，故气虚久咳、阴虚喘逆及脾虚便溏者忌服。

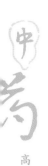
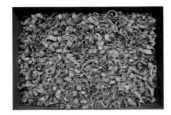

Sangbaipi

Mori Cortex

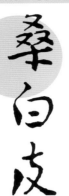

桑白皮

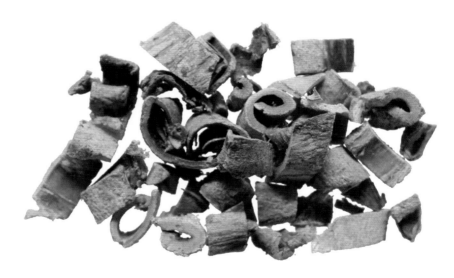

桑白皮

【来源产地】桑科植物桑 *Morus alba* L. 的干燥根皮。全国大部分地区均产。

【采收加工】秋末叶落时至次春发芽前采挖根部，刮去黄棕色粗皮，纵向剖开，剥取根皮，晒干。

【经验鉴别】以色白、肉厚、质柔韧、粉性足者为佳。

【性味归经】甘，寒。归肺经。

【功效主治】泻肺平喘，利水消肿。主治：①肺热咳喘痰多。②浮肿尿少、小便不利。

【配伍应用】①桑白皮配地骨皮：适用于肺热咳嗽、痰多稠黏、身热口渴者，以及阴虚火旺、咳喘兼心烦、手足心热。②桑白皮配茯苓皮：适用于水肿、小便不利等。

【药理作用】本品有祛痰、镇咳、平喘、抗炎、镇痛、利尿、降血糖等作用。

【用法用量】内服：煎汤，6~12g；或入丸散。泻肺平喘宜蜜炙用，利水消肿宜生用。

【使用注意】本品性寒，故寒痰咳喘者忌服。

葶苈子

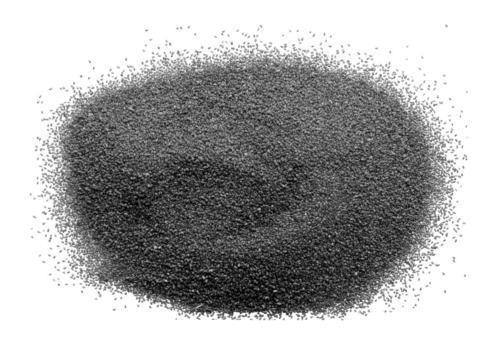

葶苈子

【来源产地】十字花科植物播娘蒿 *Descurainia sophia* (L.) Webb ex Prantl 或独行菜 *Lepidium apetalum* Willd. 的干燥成熟种子。习称"南葶苈子"或"北葶苈子"。主产于河北、辽宁、内蒙古、江苏、安徽。

【采收加工】夏季果实成熟时采割植株，晒干，搓出种子，除去杂质。

【经验鉴别】以籽粒充实、均匀、色红棕者为佳。

【性味归经】苦、辛，大寒。归肺、膀胱经。

【功效主治】泻肺平喘，利水消肿。主治：①痰壅肺实咳喘。②浮肿尿少、小便不利。

【配伍应用】①葶苈子配麻黄：适用于风寒外束、肺气郁闭之喘咳，以及痰热壅肺所致的喘咳。②葶苈子配防己：适用于痰湿水饮所致的咳喘胸闷痰多、水肿尿少。③葶苈子配大枣：适用于痰涎壅盛、咳喘胸满、肺气闭阻、喉中痰声辘辘、咳逆上气不得卧、面目浮肿、小便不利。

【药理作用】本品有镇咳、平喘、利尿、抗充血性心力衰竭、抗肿瘤等作用。

【用法用量】内服：煎汤，3~10g，布包；或入丸散。

【使用注意】本品泻肺力强，故肺虚喘促、脾虚肿满者忌服。

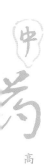

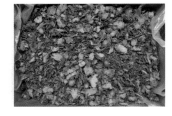

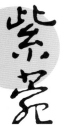

紫菀

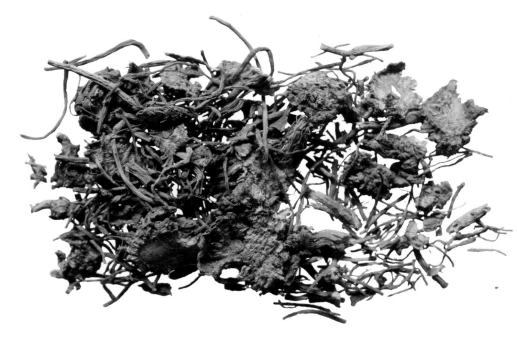

紫菀

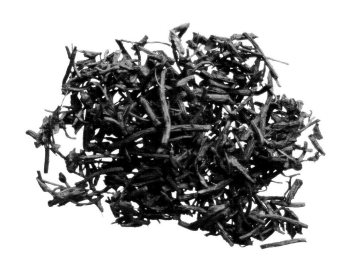

蜜紫菀

【来源产地】 菊科植物紫菀 *Aster tataricus* L. f. 的干燥根及根茎。主产于河北、安徽。

【采收加工】 春、秋二季采挖，除去有节的根茎和泥沙，编成辫状晒干，或直接晒干。切段。

【经验鉴别】 以色紫红、质柔韧者为佳。"辫紫菀"：紫菀的根茎下簇生多数须根，形如马尾，因药材质地柔软，常编成辫状出售。

【性味归经】 辛、苦，温。归肺经。

【功效主治】 润肺下气，化痰止咳。主治：①外感咳嗽、咳痰不爽。②肺虚久咳、痰中带血。

【配伍应用】 ①紫菀配百部：适用于新久虚实之咳嗽。②紫菀配阿胶：适用于肺虚久咳、痰中带血。③紫菀配荆芥：适用于风寒犯肺、咳嗽气喘者。

【药理作用】 本品有祛痰、镇咳、平喘、利尿通便、抗氧化等作用。

【用法用量】 内服：煎汤，5~10g；或入丸散。外感暴咳宜生用，肺虚久咳宜蜜炙用。

【使用注意】 本品辛散苦降温润，故温燥咳嗽或实热痰嗽不宜单用。

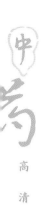
Kuandonghua

Farfarae Flos

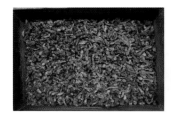

款冬花

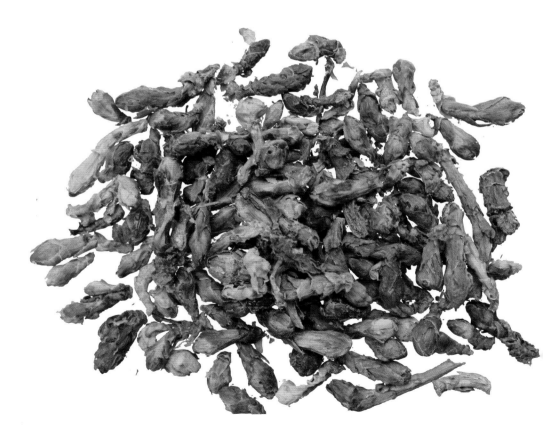

款冬花

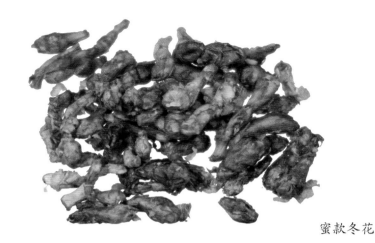

蜜款冬花

【来源产地】 菊科植物款冬 *Tussilago farfara* L. 的干燥花蕾。主产于山西、陕西、内蒙古、河南、甘肃。

【采收加工】 12 月或地冻前当花尚未出土时采挖，除去花梗及泥沙，阴干。

【经验鉴别】 以蕾大、肥壮、色紫红鲜艳、花梗短者为佳。①"连三朵"：专指款冬花的头状花序常 2~3 个基部连生。②"绿衣红嘴"：绿衣指款冬花（棒状）头状花序下的总苞呈紫红色、带绿色；红嘴指款冬花顶端没有开放的舌状和管状花，呈淡红色，开后变黄色。③"蜘蛛丝"：指款冬花苞片内表面的绵毛状物折断后成白色细丝。

【性味归经】 辛、微苦，温。归肺经。

【功效主治】 润肺下气，止咳化痰。主治：各种咳嗽。

【配伍应用】 ①款冬花配知母：适用于肺热咳嗽、痰黄浓稠者。②款冬花配麦冬：适用于肺燥有痰或阴虚之久咳不止、痰少咽干、痰中带血。③款冬花配紫菀：适用于外感、内伤引起的各种咳嗽。

【药理作用】 本品有镇咳、祛痰、平喘、抗炎、升压、抗肿瘤、抗过敏等作用。

【用法用量】 内服：煎汤，5~10g；或入丸散。外感暴咳宜生用，肺虚久咳宜蜜炙用。

【使用注意】 本品辛温，易耗气助热，故咯血或肺痈咳吐脓血者慎服。

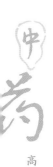

Pangdahai

Sterculiae Lychnophorae Semen

胖大海

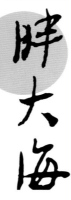

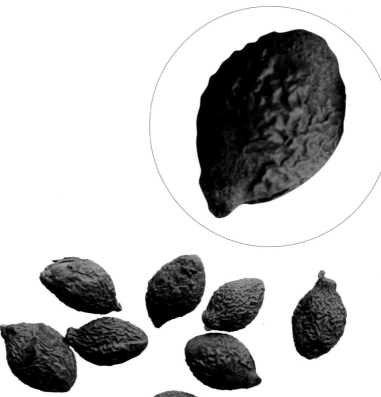

胖大海

【来源产地】梧桐科植物胖大海 *Sterculia lychnophora* Hance 的干燥成熟种子。主产于越南、泰国、柬埔寨、印度尼西亚。

【采收加工】4~6 月果实开裂时采取成熟的种子，晒干。

【经验鉴别】以个大、色黄棕、有细皱纹及光泽、不破皮、膨胀性能强者为佳。

【性味归经】甘，寒。归肺、大肠经。

【功效主治】清宣肺气，清肠通便。主治：①肺热声哑、痰热咳嗽。②燥热便秘、肠热便血。

【配伍应用】①胖大海配地黄：适用于阴虚火旺之咽喉肿痛、声音嘶哑。②胖大海配北沙参：适用于阴虚肺燥之干咳少痰、咯血或咽干、咽痛音哑等。③胖大海配桑白皮：适用于肺热壅盛、咳喘痰黄者。

【药理作用】本品有消炎、促进肠胃蠕动等作用。

【用法用量】内服：煎汤，2~3 枚；或沸水泡。

【使用注意】本品性寒滑肠，故脾虚便溏者忌服。

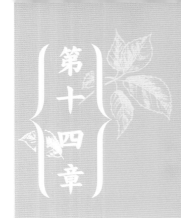

第十四章 安神药

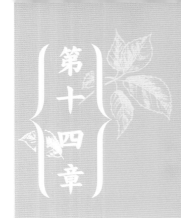

安神药

第一节
重镇安神药

Cishi

Magnetitum

磁石

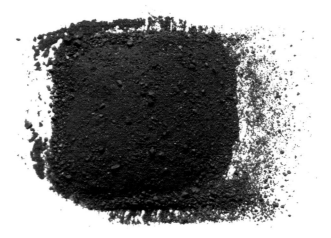

煅磁石

【来源产地】 氧化物类矿物尖晶石族磁铁矿，主含四氧化三铁（Fe_3O_4）。主产于辽宁、江苏。

【采收加工】 采挖后，除去杂石。砸碎。

【经验鉴别】 以色灰黑、断面致密有光泽、能吸铁者为佳。"磁毛"：指吸附在磁石上的磁铁矿碎末，如毛直立。

【性味归经】 咸，寒。归肝、心、肾经。

【功效主治】 镇惊安神，平肝潜阳，聪耳明目，纳气平喘。主治：①心神不宁、心悸失眠、惊风癫痫。②肝阳上亢、头晕目眩。③耳鸣、耳聋、目昏。④肾虚喘促。

【配伍应用】 ①磁石配紫石英：适用于肝阳上亢所致的心悸失眠、耳鸣等。②磁石配石菖蒲：适用于肝阳挟痰、上蒙清窍之头痛头重、耳目不聪、夜寐失眠等。③磁石配朱砂：适用于烦躁不安、心悸失眠等。

【药理作用】 本品有镇静、抗惊厥、抗炎、镇痛、止血等作用。

【用法用量】 内服：煎汤，9~30g，打碎先下；入丸散，每次 1~3g。潜阳安神宜生用，聪耳明目、纳气定喘宜醋淬后用。

【使用注意】 本品为矿石类药物，服后不易消化，故脾胃虚弱者慎服。

Lingzhi

Ganoderma

灵芝

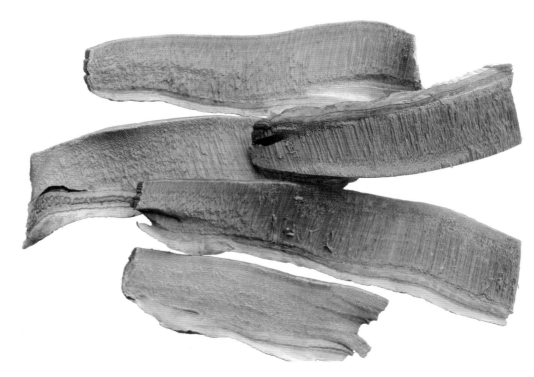

灵芝

【来源产地】多孔菌科真菌赤芝 *Ganoderma lucidum* (Leyss. ex Fr.) Karst. 或紫芝 *G. sinense* Zhao，Xu et Zhang 的干燥子实体。全国大部分地区均产。

【采收加工】全年采收，除去杂质，剪除附有朽木、泥沙或培养基质的下端菌柄，阴干或 40~50℃烘干。

【经验鉴别】以个大、肉厚、光泽明显者为佳。

【性味归经】甘，平。归心、肺、肝、肾经。

【功效主治】补气安神，止咳平喘。主治：心神不宁、失眠心悸、肺虚咳喘、虚劳短气、不思饮食。

【配伍应用】灵芝配酸枣仁：适用于气血不足、心神失养之失眠多梦。

【药理作用】本品有镇静、抗癫痫、保护脑组织、增强免疫、抗肿瘤、保肝、降血糖及抑制糖尿病并发症、抗衰老、降血脂、抗动脉粥样硬化、保护肾脏等作用。

【用法用量】内服：煎汤，6~12g。

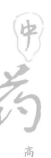

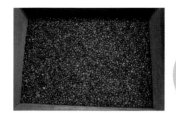

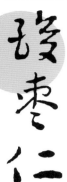

酸枣仁

中药

高清原大图谱

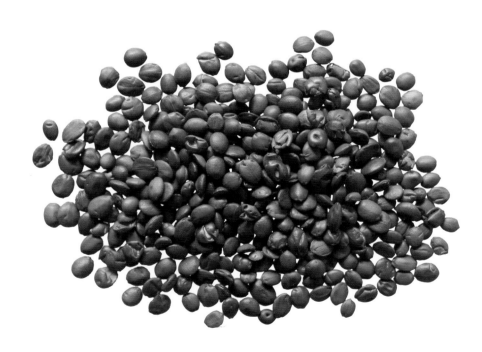

炒酸枣仁

【第十四章 安神药】

【来源产地】鼠李科植物酸枣 *Zizphus jujuba* Mill. var. *spinosa* (Bunge) Hu ex H. F. Chou 的干燥成熟种子。主产于山西、河北、陕西、辽宁、内蒙古。

【采收加工】秋末冬初采收成熟果实，除去果肉及核壳，收集种子，晒干。

【经验鉴别】以粒大、饱满、外皮色紫红者为佳。

【性味归经】甘、酸，平。归心、肝、胆经

【功效主治】养心安神，敛汗。主治：①阴血亏虚的心神不安、失眠多梦、惊悸怔忡。②自汗、盗汗。

【配伍应用】①酸枣仁配柏子仁：适用于心肝血虚、怔忡、惊悸、失眠、多汗、便秘等。②酸枣仁配黄连：适用于心血不足、心火亢盛之烦躁不寐，甚则彻夜不寐，或口腔糜烂、口苦，或伴心悸等。③酸枣仁配浮小麦：适用于虚热内生、心液外泄所致的自汗、盗汗等。

【药理作用】本品有镇静、催眠、抗惊厥、镇痛、抗心律失常、改善心肌缺血、降血压、降血脂、促进淋巴细胞转化、抗血小板聚集等作用。

【用法用量】内服：煎汤，9~15g；研末，每次 1~1.5g；或入丸散。

【使用注意】本品味酸性敛，故内有实邪郁火者慎服。

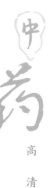

Yuanzhi

Polygalae Radix

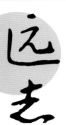

远志

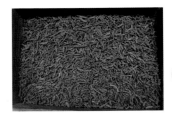

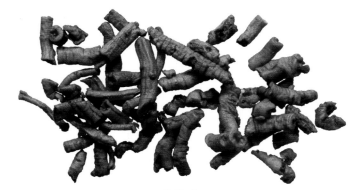

蜜远志

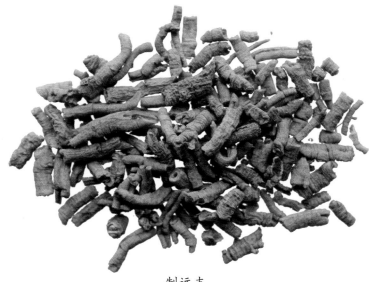

制远志

【来源产地】远志科植物远志 *Polygala tenuifolia* Willd. 或卵叶远志 *P. sibirica* L. 的干燥根。主产于山西、陕西、河北、河南、吉林。

【采收加工】春、秋二季采挖，除去须根及泥沙，晒干。切段。

【经验鉴别】以条粗、皮厚者为佳。"鹅管志筒"：指较粗的远志抽去木心后，所余皮部呈圆筒状或中空的长管状，形如鹅翎管。

【性味归经】辛、苦，温。归心、肾、肺经。

【功效主治】安神益智，祛痰开窍，消散痈肿。主治：①心神不安、惊悸、失眠、健忘。②痰阻心窍之癫痫发狂、神志恍惚。③咳嗽痰多。④痈疽肿痛，乳痈肿痛。

【配伍应用】①远志配石菖蒲：适用于痰气上冲、心窍受蒙所致的神志不清、昏聩不语或癫狂惊痫，以及痰浊气郁影响神明所致的心悸、健忘、惊恐、失眠、耳聋、目昏等。②远志配桔梗：适用于痰气瘀滞、肺气失宣之咳嗽痰多。

【药理作用】本品有镇静催眠、抗抑郁、改善学习记忆、改善心功能、镇咳祛痰、抑制胃肠运动、兴奋子宫平滑肌、抗糖尿病、抗炎、抗肿瘤等作用。

【用法用量】内服：煎汤，3~9g；或入丸散。外用：适量，研末调敷。

【使用注意】本品对胃有刺激性，故消化道溃疡病及胃炎患者慎服。

Baiziren

Platycladi Semen

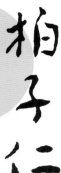
柏子仁

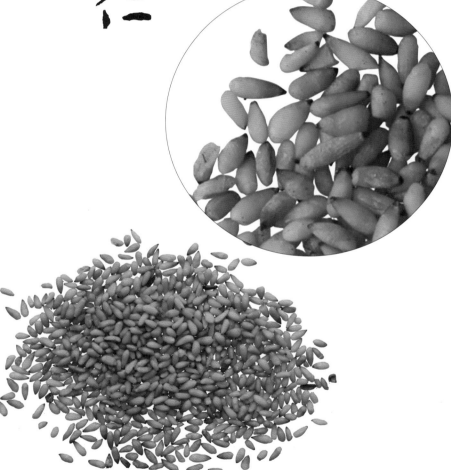

柏子仁

【来源产地】柏科植物侧柏 *Platycladus orientalis* (L.) Franco 的干燥成熟种仁。主产于山东、河北、河南、陕西。

【采收加工】秋、冬二季采收成熟种子，晒干，除去种皮，收集种仁。

【经验鉴别】以粒大、饱满、色黄白、油性大者为佳。

【性味归经】甘，平。归心、肾、大肠经。

【功效主治】养心安神，润肠通便，止汗。主治：①虚烦不眠、心悸怔忡。②肠燥便秘、阴虚盗汗。

【配伍应用】①柏子仁配龙眼肉：适用于心脾阴血不足之心悸怔忡、虚烦不眠、头晕等。②柏子仁配五味子：适用于虚烦不寐、怔忡、心悸及阴虚盗汗。③柏子仁配火麻仁：适用于老年人及产后肠燥便秘。

【药理作用】本品有镇静等作用。

【用法用量】内服：煎汤，3~10g；或入丸散。

【使用注意】本品质润滑肠，故大便溏薄者慎服。

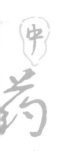

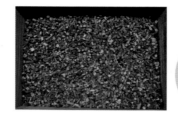

Shouwuteng

Polygoni Multiflori Caulis

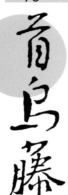

首乌藤

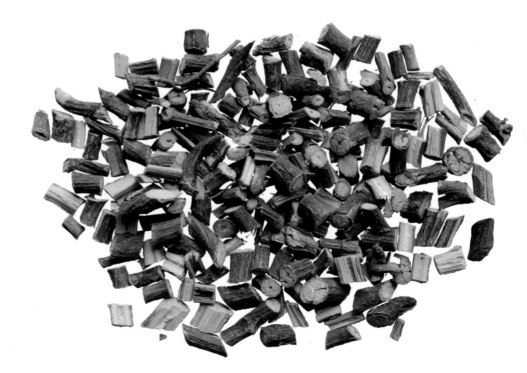

首乌藤

【来源产地】蓼科植物何首乌 *Polygonum multiflorum* Thunb. 的干燥藤茎。习称"夜交藤"。主产于河南、湖北、广西、广东、贵州。

【采收加工】秋、冬二季采割，除去残叶，捆成把或趁鲜切段。

【经验鉴别】以外皮紫褐色者为佳。

【性味归经】甘，平。归心、肝经。

【功效主治】养心安神，祛风通络。主治：①虚烦失眠多梦。②血虚身痛肢麻、风湿痹痛。

【配伍应用】①首乌藤配柏子仁、远志：适用于痰浊上扰所致的心神不安、惊悸失眠证。②首乌藤配合欢花：适用于阴虚血少、心神失濡、虚烦不眠、多梦易醒等。③首乌藤配酸枣仁：适用于血虚失眠、多梦而易醒者。

【药理作用】本品有镇静安神、抗脑缺血、降脂、抗炎抑菌、抗过敏、抗氧化等作用。

【用法用量】内服：煎汤，9~15g；或入丸散。

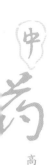

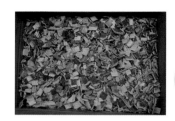

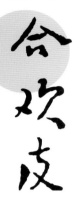

合欢皮

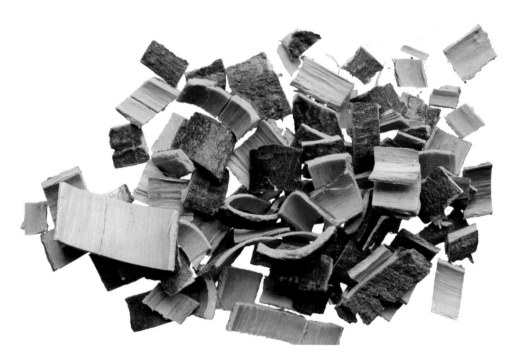

合欢皮

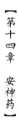

【来源产地】豆科植物合欢 *Albizia julibrissin* Durazz. 的干燥树皮。全国大部分地区均产。

【采收加工】夏、秋二季剥去，晒干。

【经验鉴别】以皮细嫩、皮孔明显者为佳。

【性味归经】甘，平。归心、肝经。

【功效主治】解郁安神，活血消肿。主治：①忿怒忧郁、烦躁不眠。②跌打骨折、疮痈、肺痈。

【配伍应用】合欢皮配白芍：适用于肝气郁结、心神不宁所致的神情抑郁、焦虑恍惚、烦躁失眠等。

【药理作用】本品有镇静、抗抑郁、增强免疫、抗肿瘤等作用。

【用法用量】内服：煎汤，9~15g；或入丸散。

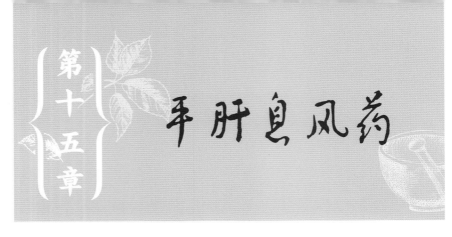

中药高清原大图谱

第一节
平抑肝阳药

Shijueming

Haliotidis Concha

石决明

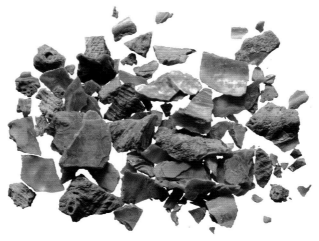

石决明

【来源产地】鲍科动物皱纹盘鲍 *Haliotis discus hannai* Ino、杂色鲍 *H. diversicolor* Reeve、羊鲍 *H. ovina* Gmelin、澳洲鲍 *H. ruber* (Leach)、耳鲍 *H. asinina* Linnaeus 或白鲍 *H. laevigata* (Donovan) 的贝壳。主产于广东、山东、福建。澳洲鲍主产于澳大利亚、新西兰，耳鲍主产于印度尼西亚、菲律宾、日本。

【采收加工】夏、秋二季捕捉，去肉，洗净，干燥。

【经验鉴别】以内面具珍珠样光彩鲜艳者为佳。

【性味归经】咸，寒。归肝经。

【功效主治】平肝潜阳，清肝明目。主治：①肝阳上亢的头晕目眩。②肝火目赤翳障、肝虚目昏。

【配伍应用】①石决明配磁石：适用于肝阳上亢所致的头晕、目眩、头痛、耳鸣、失眠等。②石决明配珍珠母：适用于肝阳上亢之头痛、眩晕、心烦失眠，以及肝火上炎之目赤肿痛，胬肉翳障等。③石决明配女贞子：适用于肝肾阴虚发热、头昏眩晕、耳鸣膝软、目暗不明。

【药理作用】本品有降压、抗菌、抗氧化、治疗眼疾、抗肝损伤等作用。

【用法用量】内服：煎汤，6~20g，打碎先下；或入丸散。外用：适量，点眼。平肝清肝宜生用，点眼应煅后水飞用。

【使用注意】本品咸寒易伤脾胃，故脾胃虚寒、食少便溏者慎服。

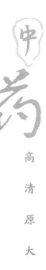

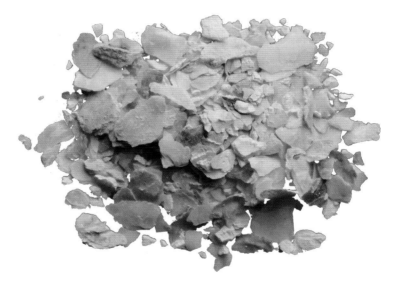

Muli

Ostreae Concha

牡蛎

牡蛎

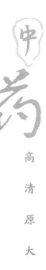高清原大图谱

【第十五章 平肝息风药】

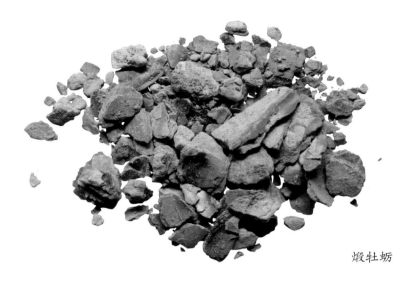

煅牡蛎

【来源产地】 牡蛎科动物长牡蛎*Ostrea gigas* Thunberg、大连湾牡蛎 *O. talienwhanensis* Crosse 或近江牡蛎 *O. rivularis* Gould 的贝壳。主产于山东、福建、广东沿海。

【采收加工】 全年均可采收，去肉，洗净，晒干。碾碎。

【经验鉴别】 以内面光洁、色白者为佳。

【性味归经】 咸，微寒。归肝、肾经。

【功效主治】 平肝潜阳，镇惊安神，软坚散结，收敛固涩，制酸止痛。主治：①阴虚阳亢之头晕目眩、阴虚动风。②烦躁不安、心悸失眠。③瘰疬痰核、癥瘕积聚。④自汗、盗汗、遗精、带下、崩漏。⑤胃痛泛酸。

【配伍应用】 ①牡蛎配鳖甲：适用于阴虚阳亢之头晕目眩、烦躁、心悸失眠，以及热病伤阴、肝风内动之拘挛抽搐等，癥瘕积聚及妇人崩中漏下等。②牡蛎配龟甲：适用于阴虚阳亢、头晕目眩、烦躁不安。③牡蛎配白芍：适用于阴虚阳亢、头晕目眩、烦躁不安、耳鸣目胀等。

【药理作用】 本品有镇静、抗惊厥、镇痛、脑保护、提高免疫、抗肝损伤、抗氧化、抑菌、抗肿瘤等作用。

【用法用量】 内服：煎汤，15~30g，打碎先下；或入丸散。平肝潜阳、软坚散结宜生用；收敛固涩、制酸止痛宜煅用。

【使用注意】 脾胃虚寒者慎用；煅后收敛，故有湿热实邪者忌服。

赭石

中药

高
清
原
大
图
谱

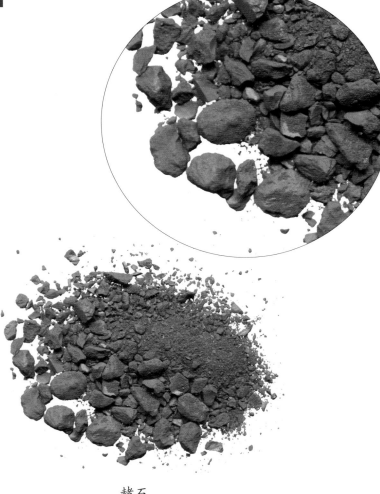

赭石

【来源产地】氧化物类矿物刚玉族赤铁矿，主含三氧化二铁（Fe_2O_3）。主产于山西、河北。

【采收加工】全年可采，采后，除去杂石。

【经验鉴别】以色棕红、断面层纹明显、有"钉头"者为佳。①"钉头"：指赭石上有圆形乳头状凸起。②"凹窝"：指赭石与凸起面相对应的另一面有同样大小的凹窝。

【性味归经】苦，寒。归肝、肺、胃、心经。

【功效主治】平肝潜阳，重镇降逆，凉血止血。主治：①肝阳上亢之头晕目眩。②嗳气、呃逆、呕吐、喘息。③血热气逆之吐血、衄血、崩漏。

【配伍应用】①赭石配旋覆花：适用于肺气上逆之喘息及胃气上逆之呕吐、噫气、呃逆等。②赭石配石膏：适用于胃火上冲、循经上炎所致的呕吐呃逆、牙龈肿痛、口气臭秽、口渴心烦。③赭石配牛膝：适用于肝阳上亢、气血上逆的头痛目胀，眩晕耳鸣。

【药理作用】本品有镇静、抗惊厥、抗炎、止血等作用。

【用法用量】内服：煎汤，9~30g，打碎先下；或入丸散。平肝、降逆宜生用，止血宜煅用。

【使用注意】本品苦寒重坠，故寒证及孕妇慎服；又为矿石类药物，故不宜久服。

Zhenzhumu

Margaritifera Concha

珍珠母

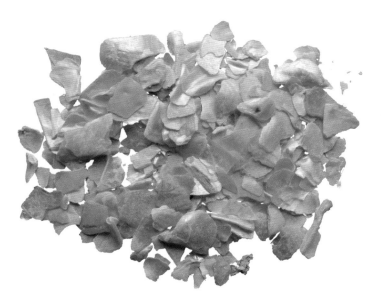

珍珠母

【来源产地】 蚌科动物三角帆蚌 *Hyriopsis cumingii* (Lea)、褶纹冠蚌 *Cristaria plicata* (Leach) 或珍珠贝科动物马氏珍珠贝 *Pteria martensii* (Dunker) 的贝壳。主产于江苏、浙江、广东、广西、海南。

【采收加工】 全年均可采收，去肉，洗净，干燥。

【经验鉴别】 以色白、有"珠光"者为佳。珠光：指珍珠或珍珠母表面光滑，呈半透明状，具浅粉红色及其他特有的彩色光泽。

【性味归经】 咸，寒。归肝、心经。

【功效主治】 平肝潜阳，清肝明目，安神定惊，收湿敛疮。主治：①肝阳上亢的头晕目眩、惊悸失眠。②肝热目赤、肝虚目昏。③湿疹、湿疮。

【配伍应用】 ①珍珠母配龙齿：适用于邪气凌心、神不内守而见心悸怔忡、惊狂烦躁、失眠健忘、神昏谵语，以及肝阳上亢所致的头晕目眩、目赤耳鸣、心烦易怒等。②珍珠母配地黄：适用于阴虚阳亢之头痛、眩晕、耳鸣。

【药理作用】 本品有降压、镇静、延缓衰老、抗氧化、抗肿瘤、预防骨质疏松、治疗慢性胃炎等作用。

【用法用量】 内服：煎汤，15~30g，打碎先下；或入丸散。外用：适量，研末掺，或调敷。平肝潜阳、清肝明目、安神定惊宜生用，收湿敛疮宜煅用。

【使用注意】 本品咸寒，易伤脾胃，故脾胃虚寒，食少便溏者慎用。

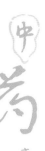

Jili

Tribuli Fructus

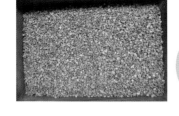

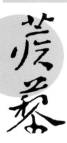

蒺藜

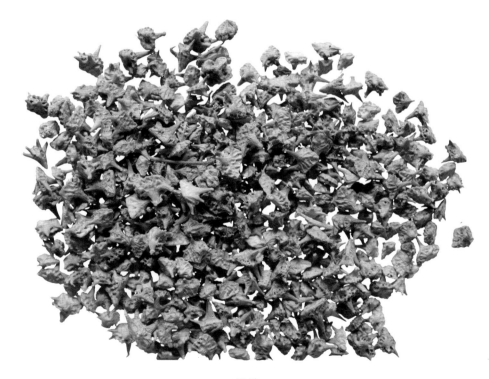

蒺藜

【来源产地】　蒺藜科植物蒺藜 *Tribulus terrestris* L. 的干燥成熟果实。主产于山西、河南、河北、山东。

【采收加工】　秋季果实成熟时采割植株，晒干，打下果实，除去杂质。

【经验鉴别】　以果粒均匀、坚实饱满、色黄绿者为佳。

【性味归经】　苦、辛，平。有小毒。归肝经。

【功效主治】　平肝，疏肝，祛风明目，散风止痒。主治：①肝阳上亢之头晕目眩。②肝气郁结之胸胁不舒、乳闭不通。③风热目赤翳障。④风疹瘙痒。

【配伍应用】　①蒺藜配蔓荆子：适用于风热上攻或肝火上炎所致的头痛头昏、目赤翳障。②蒺藜配菊花：适用于肝阳上亢、头痛眩晕、肝火上炎、目赤翳障等。

【药理作用】　本品有抗急性肝损伤、促进皮肤毛囊黑素细胞增殖、增强生殖功能、抗心肌缺血、脑保护、降血糖、延缓衰老、抗血栓、抗肿瘤等作用。

【用法用量】　内服：煎汤，6~10g；或入丸散。

Lingyangjiao

Saigae Tataricae Cornu

羚羊角

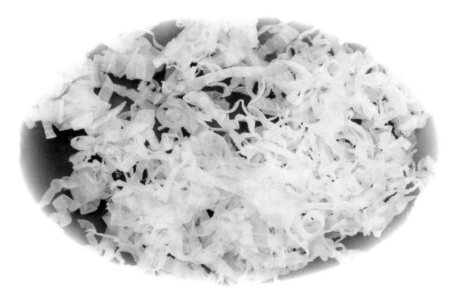

羚羊角

【来源产地】牛科动物赛加羚羊 *Saiga tatarica* Linnaeus 的角。主产
于新疆，国外产于俄罗斯。

【采收加工】全年均可捕捉，猎取后锯取其角，晒干。

【经验鉴别】 以质嫩、色白、光润者为佳。①"无影纹"：指羚羊角的尖部，其质嫩者可透见红色血丝或紫黑色斑纹，无裂纹。②"通天眼"：专指羚羊角上部无角塞，中空。对光透视，上半段可见一条细孔道直通角尖。③"水波纹"：指羚羊角基部，有 10~20 个隆起波状环脊，握之合把，有舒适感，又称"合手"。

【性味归经】 咸，寒。归肝、心经。

【功效主治】 平肝息风，清肝明目，凉血解毒。主治：①肝热急惊、癫痫抽搐。②肝阳上亢之头晕目眩。③肝火炽盛之目赤头痛。④温热病之壮热神昏、谵语狂躁或抽搐、温毒发斑、疮痈肿毒。

【配伍应用】 ①羚羊角配水牛角：适用于温热病壮热神昏、谵语躁狂，甚或惊厥抽搐，以及热毒斑疹、痈肿疮毒等。②羚羊角配钩藤：适用于温热病壮热神昏、手足抽搐及小儿急惊风等。③羚羊角配石膏：适用于温热病壮热发斑、神昏谵语等。

【药理作用】 本品有镇静、抗惊厥、镇痛、解热、抗癫痫、抗血栓、降血压等作用。

【用法用量】 内服：煎汤，1~3g，宜另煎 2 小时以上，与煎好的药液合兑；磨汁或锉末，每次 0.3~0.6g；也可入丸散。

【使用注意】 本品性寒，脾虚慢惊者忌服，脾胃虚寒者慎服。

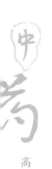

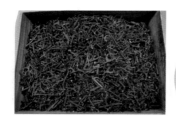

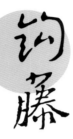

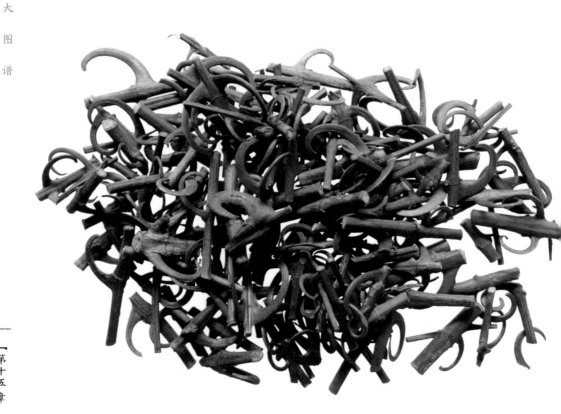

钩藤

【来源产地】茜草科植物钩藤 *Uncaria rhynchophylla* (Miq.) Miq.ex Havil.、大叶钩藤 *U. macrophylla* Wall.、毛钩藤 *U. hirsute* Havil.、华钩藤 *U. sinensis* (Oliv.) Havil. 或无柄果钩藤 *U. sessilifructus* Roxb. 的干燥带钩茎枝。主产于广西、广东、江西、湖南、贵州。

【采收加工】秋、冬二季采收，去叶，切段，晒干。

【经验鉴别】以茎细、钩结实、色紫红者为佳。

【性味归经】甘，凉。归肝、心包经。

【功效主治】息风止痉，清热平肝。主治：①肝风内动、惊痫抽搐。②肝经有热之头胀头痛。③肝阳上亢之头晕目眩。

【配伍应用】①钩藤配蝉蜕：适用于感冒夹惊、小儿惊啼、发热头痛、头痛眩晕等。②钩藤配牛膝：适用于肝阳上亢、头晕目眩。③钩藤配紫草：适用于温病血热毒盛、斑疹紫黑、麻疹透发不畅。

【药理作用】本品有抗癫痫、镇静、抗精神依赖、降压、抗脑缺血、抗痉挛、抗焦虑、脑保护等作用。

【用法用量】内服：煎汤，3~12g，后下；或入丸散。

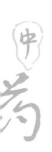

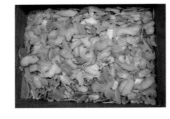

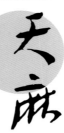

天麻

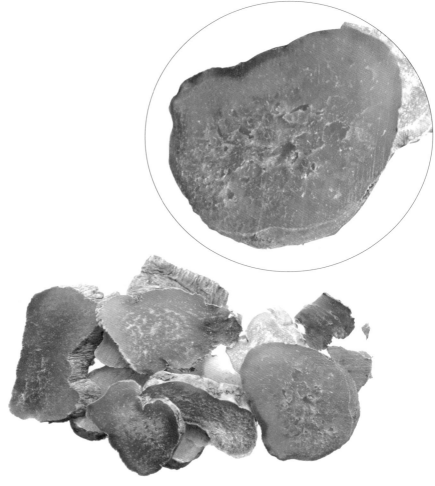

天麻

【来源产地】 兰科植物天麻 *Gastrodia elata* Bl. 的干燥块茎。主产于四川、云南、贵州、陕西、湖北。

【采收加工】 立冬后至翌年清明前采挖,立即洗净,蒸透,敞开低温干燥。

【经验鉴别】 以色白、切面明亮者为佳。①"姜皮":指天麻的块茎表面灰黄色或浅棕色,有纵向皱折细纹,形如姜之皮。②"芝麻点":指天麻药材表面所特有的略突起的芽,呈断续排列的小点,排列成横环纹。③"蟾蜍皮":指天麻药材表面残留的潜伏芽及纵横皱纹,状似蟾蜍(癞蛤蟆)外皮,又称"蛤蟆皮"。④"鹦哥嘴":指天麻(冬麻)块茎顶端留的红棕色至深棕色鹦嘴状的干枯芽苞,又称"红小瓣"。⑤"肚脐眼":指天麻底部圆脐状的凹疤痕,是自母麻脱落后留下的疤痕,又称"凹肚脐""圆盘底"。

【性味归经】 甘,平。归肝经。

【功效主治】 息风止痉,平抑肝阳,祛风通络。主治:①肝阳上亢之头痛眩晕。②虚风内动、急慢惊风、癫痫抽搐、破伤风。③风湿痹痛、肢体麻木、手足不遂。

【配伍应用】 ①天麻配钩藤:适用于肝风内动、惊痫抽搐、高热惊厥、感冒夹惊、小儿惊啼、妊娠子痫及头痛眩晕等。②天麻配川芎:适用于头痛眩晕、风湿痹痛、肢体麻木。③天麻配全蝎、僵蚕:适用于惊风抽搐。

【药理作用】 本品有抗惊厥、抗癫痫、抗抑郁、镇静、镇痛、降血压、延缓衰老、健脑益智、抗血管性痴呆等作用。

【用法用量】 内服:煎汤,3~10g;研末,每次1~1.5g;也可入丸散。

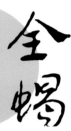

全蝎

中药

高清原大图谱

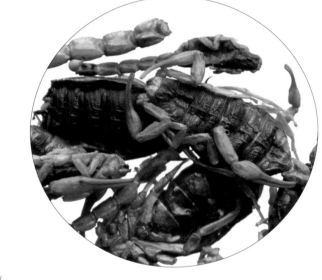

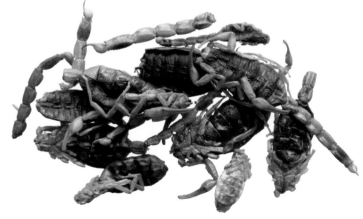

全蝎

【来源产地】钳蝎科动物东亚钳蝎 *Buthus martensii* Karsch 的干燥体。主产于河南、山东。

【采收加工】春末至秋初捕捉，除去泥沙，置沸水或沸盐水中，煮至全身僵直，捞出，置通风处，阴干。

【经验鉴别】以完整、色黄褐、霜盐少者为佳。

【性味归经】辛，平。有毒。归肝经。

【功效主治】息风止痉，攻毒散结，通络止痛。主治：①急慢惊风、癫痫抽搐、破伤风。②中风面瘫、半身不遂。③疮疡肿毒、瘰疬痰核。④偏正头痛、风湿顽痹。

【配伍应用】①全蝎配蜈蚣：适用于肝风内动之痉挛抽搐、疮疡肿毒、瘰疬、风湿痹痛等以抽掣疼痛为主的病证。②全蝎配钩藤：适用于肝风内动、痉挛抽搐、头痛头晕、烦躁不安、中风口眼歪斜、半身不遂等。

【药理作用】本品有抗癫痫、抗惊厥、镇痛、抗凝血、抗血栓、抗肿瘤等作用。

【用法用量】内服：煎汤，3~6g；研末，每次 0.6~1g；也可入丸散。外用：适量，研末外敷。

【使用注意】本品有毒，辛散走窜，故用量不宜过大，孕妇忌服，血虚生风者慎服。

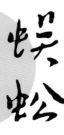

Wugong

Scolopendra

蜈蚣

【来源产地】蜈蚣科动物少棘巨蜈蚣 *Scolopendra subspinipes* mutilans L. Koch 的干燥体。主产于浙江、湖北、江苏、安徽。

【采收加工】春、夏二季捕捉，用竹片插入头尾，绷直，干燥。剪段。

【经验鉴别】以条宽、腹干瘪者为佳。

【性味归经】辛，温。有毒。归肝经。

【功效主治】息风止痉，攻毒散结，通络止痛。主治：①急慢惊风、癫痫抽搐、破伤风。②中风面瘫、半身不遂。③疮疡肿毒、瘰疬痰核。④偏正头痛、风湿顽痹。

【配伍应用】①蜈蚣配钩藤：适用于肝风内动、痉挛抽搐、中风半身不遂、顽固性头痛等。②蜈蚣配甘草：适用于外科疮疡肿毒诸证。

【药理作用】本品有抗惊厥、抗炎、镇痛、抗肿瘤、抗心肌缺血等作用。

【用法用量】内服：煎汤，3~5g；研末，每次 0.6~1g；也可入丸散。外用：适量，研末调敷。

【使用注意】本品有毒，辛温走窜，故内服用量不宜过大，孕妇忌服，血虚生风者慎服。

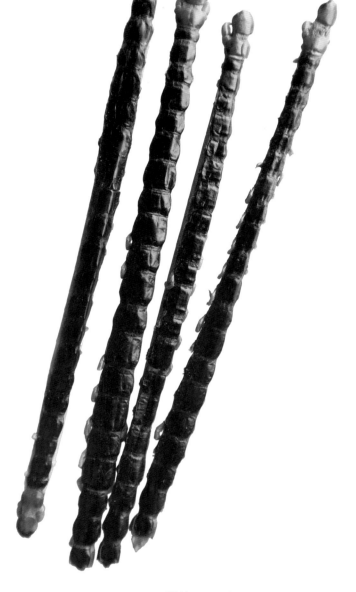

蜈蚣

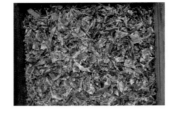

Dilong

Pheretima

地龙

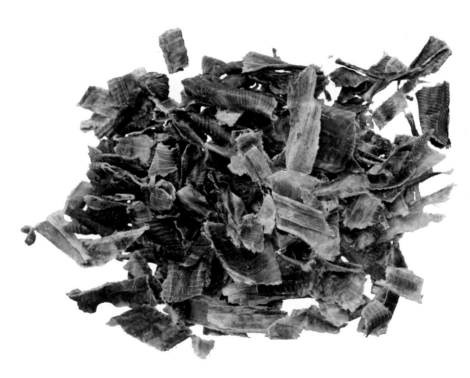

甘草泡地龙

【来源产地】 钜蚓科动物参环毛蚓 *Pheretima aspergillum* (E. Perrier)、通俗环毛蚓 *P. vulgaris* Chen、威廉环毛蚓 *P. guillelmi* (Michaelsen) 或栉盲环毛蚓 *P. pectinifera* Michaelsen 的干燥体。前一种习称"广地龙"，后三种习称"沪地龙"。主产于广东、广西、浙江。

【采收加工】 广地龙春季到秋季捕捉，沪地龙夏季捕捉，及时剖开腹部，除去内脏及泥沙，洗净，晒干或低温干燥。切段。

【经验鉴别】 以条宽、肉厚者为佳。"白颈"：指蚯蚓头部第14~16环节，颜色呈黄白，为生殖环带。

【性味归经】 咸，寒。归肝、脾、膀胱经。

【功效主治】 清热息风，平喘，通络，利尿。主治：①高热神昏狂躁、急惊风、癫痫抽搐。②肺热喘哮。③痹痛肢麻、半身不遂。④小便不利、尿闭不通。

【配伍应用】 ①地龙配天麻：适用于热极生风所致的惊痫抽搐、小儿惊风，以及肝阳上亢或肝火上炎之头痛眩晕等。②地龙配夏枯草：适用于肝火上炎或肝阳上亢所致的头痛眩晕等。③地龙配附子：适用于风湿痹痛之不能转侧、骨节烦疼、关节不得屈伸。

【药理作用】 本品有解热、镇静、抗惊厥、平喘、降血压、抗血栓、抗炎、镇痛、增强免疫力等作用。

【用法用量】 内服：煎汤，干品 5~10g，鲜品 9~20g；研末，每次 1~2g。外用：适量，鲜品捣敷。

【使用注意】 本品性寒，故脾胃虚寒或内无实热者慎服。

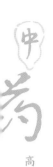

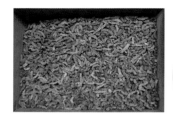

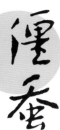

Jiangcan

Bombyx Batryticatus

僵蚕

高清原大图谱

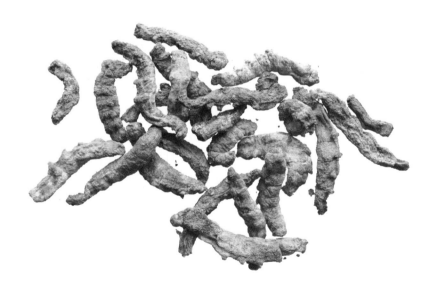

姜僵蚕

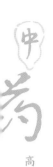中药

【第十五章 平肝息风药】

【来源产地】蚕蛾科昆虫家蚕 *Bombyx mori* Linnaeus 4~5 龄的幼虫感染（或人工接种）白僵菌 *Beauveria bassiana* (Bals.) Vuillant 而致死的干燥虫体。主产于江苏、浙江。

【采收加工】多于春、秋季生产，将感染白僵菌病死的蚕干燥。

【经验鉴别】以条粗、质硬、色白、断面显光亮者为佳。① "胶口镜面"：指僵蚕药材质硬而脆，容易折断，断面平坦，外层为白色，显粉性，中间棕黑色，光亮如镜。② "丝线环"：专指僵蚕的断面，多数有 4 个亮棕色或亮黑色圆点，形如线环。

【性味归经】咸、辛，平。归肝、肺经。

【功效主治】息风止痉，祛风止痛，化痰散结。主治：①急慢惊风、癫痫、中风面瘫。②风热或肝热头痛目赤、咽喉肿痛。③风疹瘙痒。④瘰疬痰核、疔腮。

【配伍应用】①僵蚕配白芷：适用于头痛、眉棱骨痛、牙痛、疮疡肿毒等。②僵蚕配蒺藜：适用于痰热壅盛之惊痫抽搐、头痛眩晕、风疹瘙痒等。

【药理作用】本品有镇静、抗惊厥、抗凝血、抗血栓等作用。

【用法用量】内服：煎汤，5~9g；研末，每次 1~1.5g。散风热宜生用，余皆炒用。

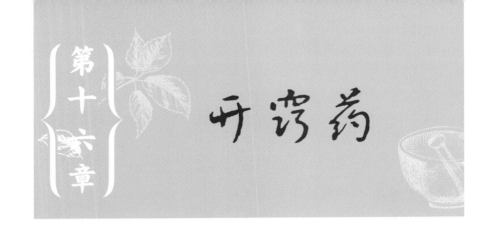

第十六章

开窍药

Shexiang

Moschus

麝香

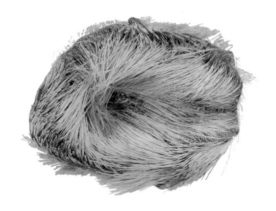

毛壳麝香

【来源产地】 鹿科动物林麝 *Moschus berezovskii* Flerov、马麝 *M. sifanicus* Przewalski 或原麝 *M. moschiferus* Linnaeus 成熟雄体香囊中的干燥分泌物。主产于四川、西藏、云南。

【采收加工】 野麝多在冬季至翌春猎取，猎获后，割取香囊，阴干，习称"毛壳麝香"；剖开香囊，除去囊壳，习称"麝香仁"。家麝直接从其香囊中取出麝香仁，阴干或用干燥器密闭干燥。

【经验鉴别】 以颗粒色紫黑、粉末色棕褐、质柔、油润、香气浓烈者为佳。①"银皮"：指毛壳麝香内层皮膜，为包裹香仁的一层很薄的棕色膜，质地柔软，经久不硬。又称"里衣子"。银皮因受麝香熏染，最内层呈棕色，中间层却呈银白色，正品可见很明显的层次。②"当门子"：为麝香仁中不规则圆球形或颗粒状者的习称，表面多呈紫黑色，油润光亮，微有麻纹，断面深棕色或黄棕色。③"冒槽"：为麝香的专用鉴别方法之一。是指取毛壳麝香用特制槽针从囊孔插入，转动槽针，撮取麝香仁，立即检视，槽内的麝香仁应有逐渐膨胀高出槽面的现象。

【性味归经】 辛，温。归心、脾经。

【功效主治】 开窍醒神，活血通经，消肿止痛。主治：①热病神昏、中风痰厥、气郁暴厥、中恶神昏。②经闭、癥瘕、难产死胎。③胸痹心痛、心腹暴痛、痹痛麻木、跌打损伤。④疮肿、瘰疬、咽喉肿痛。

【配伍应用】 ①麝香配木香：适用于气血瘀滞所致的心腹疼痛。②麝香配川芎：适用于瘀血阻滞、痛经经闭、癥瘕积聚、跌打损伤、心腹暴痛等瘀阻疼痛诸证。

【药理作用】 本品有兴奋中枢、抗脑损伤、改善学习记忆、扩张血管、保护血管内皮、抗心肌缺血、抗骨损伤、抗炎、抗肿瘤、抗生育等作用。

【用法用量】 内服：入丸散，0.03~0.1g，不入煎剂。外用：适量，调敷或敷贴。

【使用注意】 本品走窜力强，妇女月经期及孕妇忌用。

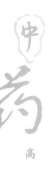

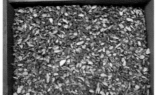

石菖蒲

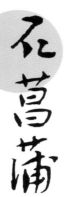

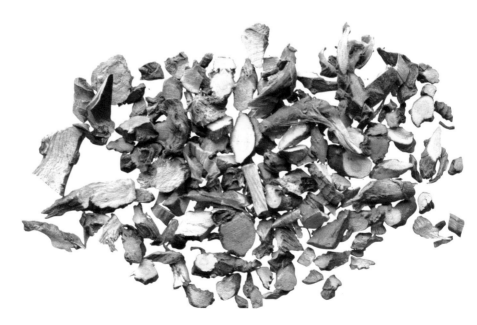

石菖蒲

【来源产地】天南星科植物石菖蒲 *Acorus tatarinowii* Schott 的干燥根茎。主产于四川、浙江、江苏、江西。

【采收加工】秋、冬二季采挖，除去泥沙，晒干。

【经验鉴别】以条粗、切面色类白、香气浓者为佳。"筋脉"：指药材组织内的纤维或维管束。药材折断后其纤维或维管束呈参差不齐的丝状，犹如身体的筋脉，又称"筋"。其在整齐的药材切面上所表现出的点状痕迹称为"筋脉点"。较大的维管束痕也称"筋脉纹"。

【性味归经】辛、苦，温。归心、胃经。

【功效主治】开窍宁神，化湿和胃。主治：①痰湿蒙蔽心窍之神昏、癫痫、耳聋、耳鸣。②心气不足之心悸失眠、健忘恍惚。③湿浊中阻之脘腹痞胀、噤口痢。

【配伍应用】①石菖蒲配香附：适用于中寒气滞之脘腹胀痛。②石菖蒲配郁金：适用于热病痰蒙心窍、神志不清等。③石菖蒲配厚朴：适用于湿浊中阻所致的脘腹痞满、食欲不振。

【药理作用】本品有镇静、抗惊厥、抗抑郁、改善学习记忆、抗缺氧、抗疲劳、抗脑损伤等作用。

【用法用量】内服：煎汤，3~10g，鲜品加倍；或入丸散。

【使用注意】辛温香散，易伤阴耗气，故阴亏血虚及精滑多汗者慎服。据古本草记载，本品根瘦节密一寸九节者良，故处方中每写九节菖蒲，但现今所用九节菖蒲为毛茛科植物阿尔泰银莲花的根茎，性能功效与本品有别，不得相混。

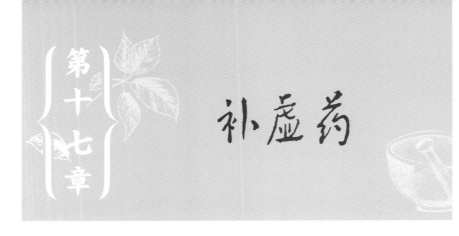

第十七章 补虚药

第一节 补气药

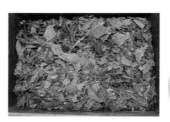

Renshen

Ginseng Radix et Rhizoma

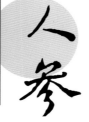

人参

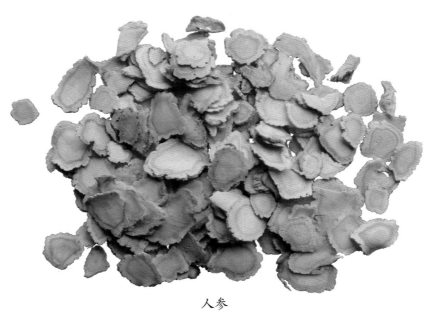

人参

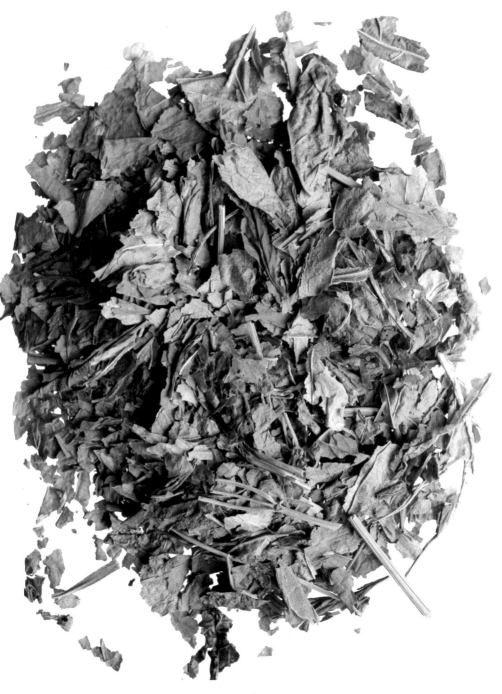

人参叶

【来源产地】 五加科植物人参 *Panax ginseng* C. A. Mey. 的干燥根及根茎。主产于吉林、辽宁、黑龙江，国外主产于朝鲜半岛。

【采收加工】 多于秋季采挖，洗净，晒干或烘干。切薄片或用时粉碎。

【经验鉴别】 以切面色淡黄白、点状树脂道多者为佳。"金井玉栏"：指根及根茎类药材断面，形成层环将木部与皮部分成内外两部分，中心木部呈淡黄色，皮部为黄白色。

【性味归经】 甘、微苦，微温。归脾、肺经。

【功效主治】 大补元气，补脾益肺，生津止渴，安神益智。主治：①气虚欲脱证。②脾气虚弱的食欲不振、呕吐泄泻。③肺气虚弱的气短喘促、脉虚自汗。④热病津伤的口渴、消渴证。⑤心神不安、失眠多梦、惊悸健忘。

【配伍应用】 ①人参配麦冬、五味子：适用于气阴两虚或气虚亡阴证。②人参配白术：适用于脾气虚证。③人参配远志：适用于心气不足的失眠健忘。

【药理作用】 本品有增强免疫功能、抗疲劳、抗应激、改善心功能、降血糖、调血脂、促进食欲和蛋白质合成、延缓衰老、提高记忆力、促进造血及抗肿瘤等作用，以及性激素样作用。

【用法用量】 内服：煎汤，3~9g，大补元气可用 15~30g，文火另煎，与煎好的药液合兑，或频频灌之；研粉，一次 1g，一日 2 次；或入丸散。野生人参功效最佳，多用于挽救虚脱；生晒人参性较平和，适用于气阴不足者；红参药性偏温，多用于气阳两虚者。

【使用注意】 为保证人参的补气药效，服用人参时不宜饮茶水和吃白萝卜。因属补虚之品，邪实而正不虚者忌服。反藜芦，畏五灵脂，恶莱菔子、皂荚，均忌同用。

附：人参叶

人参的干燥叶。味苦、甘，性寒。归肺、胃经。补气益肺，祛暑生津。主治：气虚咳嗽、暑热烦躁、津伤口渴、头目不清、四肢倦乏。内服：煎汤，3~9g。使用注意同人参。

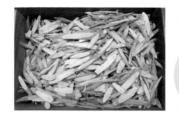

Huangqi

Astragali Radix

黄芪

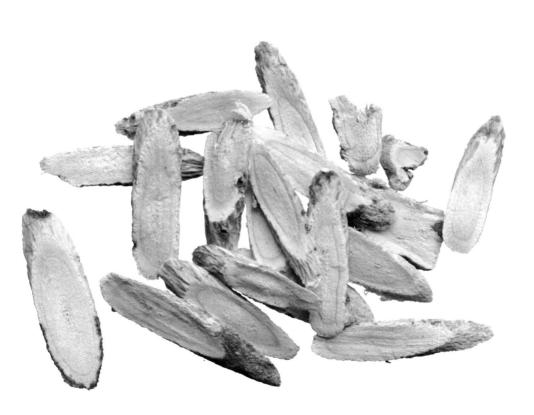

黄芪

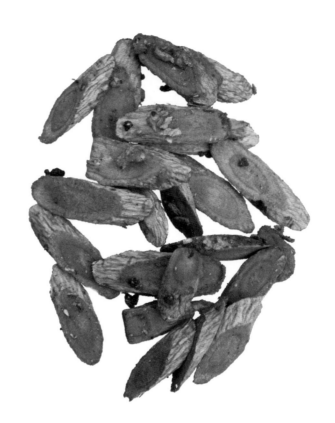

炙黄芪

【来源产地】豆科植物蒙古黄芪 *Astragalus membranaceus* (Fisch.) Bge. var. *mongholicus* (Bge.) Hsiao 或膜荚黄芪 *A. membranaceus* (Fisch.) Bge. 的干燥根。主产于山西、甘肃、内蒙古、黑龙江。

【采收加工】春、秋二季采挖，除去须根及根头，晒干。切厚片。

【经验鉴别】以切面色黄白、味甜、有粉性者为佳。"金盏银盘"：指黄芪药材的横切面，其木部呈黄色，皮部呈白色，恰似金玉相映。

【性味归经】甘，微温。归脾、肺经。

【功效主治】补气升阳，益卫固表，托毒生肌，利水消肿。主治：①脾胃气虚、脾肺气虚、中气下陷、气不摄血、气虚发热。②自汗、盗汗。③气血不足所致疮痈不溃或溃久不敛。④气虚水肿、小便不利。⑤气血双亏、血虚萎黄、血痹肢麻、半身不遂、消渴。

【配伍应用】①黄芪配人参：适用于气虚神疲、食少、自汗等身体虚弱诸证。②黄芪配当归：适用于劳倦内伤、肌热面赤、烦渴、脉虚大乏力及疮疡、血虚发热、诸血气不足等。③黄芪配防风：适用于虚人四肢酸痛、表虚自汗等。

【药理作用】本品有调节免疫功能、抗疲劳、抗应激、调节胃肠运动、抗肺损伤、利尿与抗肾损伤、促进造血、延缓衰老、抗肝损伤、调血脂、降血糖等作用。

【用法用量】内服：煎汤，6~30g；或入丸散。补气升阳宜蜜炙用，其他宜生用。

【使用注意】本品甘温升补止汗，易于助火敛邪，故表实邪盛、气滞湿阻、食积内停、阴虚阳亢、疮痈毒盛者，均不宜服。

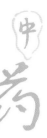

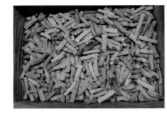

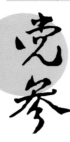

党参

高清原大图谱

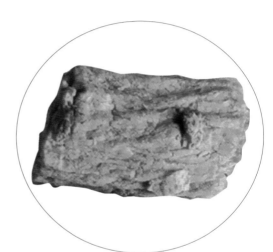

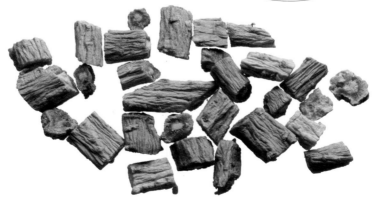

熟党参

【第十七章 补虚药】

【来源产地】 桔梗科植物党参 *Codonopsis pilosula* (Franch.) Nannf.、素花党参 *C. pilosula* Nannf. var. *modesta* (Nannf.) L. T. Shen 或川党参 *C. tangshen* Oliv. 的干燥根。主产于山西、陕西、甘肃、四川。

【采收加工】 秋季采挖，洗净，晒干。切厚片。

【经验鉴别】 以质柔润、味甜、化渣者为佳。①"狮子盘头"：指条粗的党参根头部有多数疣状突起的茎痕及芽，每个茎痕顶端呈凹下的圆点状，形如狮子头。②"菊花心"：系指药材横断面的放射状纹理，形如开放的菊花，又称"菊花纹"。③"皮松肉紧"：指部分根类药材的横断面皮部疏松，而木部较为结实。④"化渣"：指药材经口嚼而无残渣。

【性味归经】 甘，平。归脾、肺经。

【功效主治】 补中益气，生津养血。主治：①脾气亏虚的食欲不振、呕吐泄泻。②肺气亏虚的气短喘促、脉虚自汗。③气津两伤的气短口渴。④血虚萎黄、头晕心慌。

【配伍应用】 ①党参配白术：适用于脾气虚弱所致食少、便溏、吐泻等。②党参配黄芪：适用于肺脾气虚、气短乏力、食少便溏及中气下陷者。③党参配当归：适用于内伤气血不足之头晕、乏力、少气懒言等。

【药理作用】 本品有增强免疫功能、改善胃肠功能、改善肺功能、降血糖、调血脂、延缓衰老、提高记忆等作用。

【用法用量】 内服：煎汤，9~30g；或入丸散。

【使用注意】 本品虽性平，但甘补，故实热证者不宜服。不宜与藜芦同用。

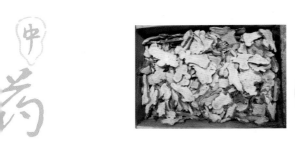

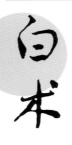

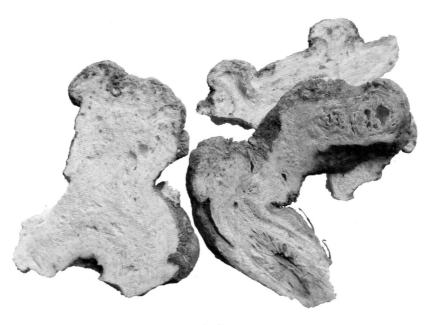

白术

【来源产地】 菊科植物白术 *Atractylodes macrocephala* Koidz. 的干燥
根茎。主产于浙江、安徽。

【采收加工】 冬季下部叶枯黄、上部叶变脆时采挖，除去泥沙，烘
干或晒干再除去须根。切厚片。

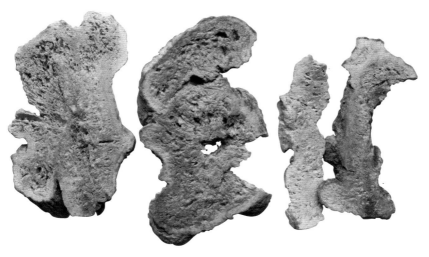

麸炒白术

【经验鉴别】 以切面色黄白、香气浓者为佳。①"如意头"：指白术的全体多有瘤状突起，根茎下部两侧膨大的部分，形似如意之头。又称"云头"。②"鹤颈"：指白术根茎形似仙鹤，有时还带有地上部残茎，如仙鹤脖颈。亦有因有其木质状茎如腿形，故又称"白术腿"。

【性味归经】 甘、苦，温。归脾、胃经。

【功效主治】 补气健脾，燥湿利水，止汗，安胎。主治：①脾胃气虚的食少便溏、倦怠乏力。②脾虚水肿、痰饮。③表虚自汗。④脾虚气弱的胎动不安。

【配伍应用】 ①白术配茯苓：适用于脾虚湿盛之四肢倦怠、脘腹胀闷、食欲不振、泄泻、水肿、小便不利、脾虚带下等。②白术配苍术：适用于脾虚湿盛诸证。③白术配半夏：适用于脾虚生痰所致的眩晕头痛、胸闷呕恶等。

【药理作用】 本品有促进胃肠运动、增强免疫功能、抑制子宫平滑肌、利尿、延缓衰老、抗肿瘤、抗肝损伤等作用。

【用法用量】 内服：煎汤，6~12g；或入丸散。补气健脾宜炒用，健脾止泻宜炒焦用，燥湿利水宜生用。

【使用注意】 本品苦燥伤阴，故津亏燥渴、阴虚内热者不宜服。

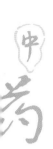

高清原大图谱

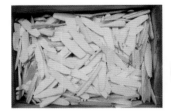

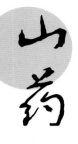

山药

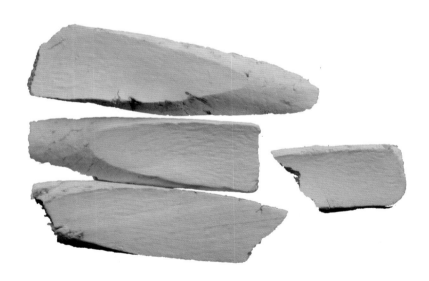

山药

【来源产地】薯蓣科植物薯蓣 *Dioscorea opposita* Thunb. 的干燥根茎。主产于河南、山西、河北、陕西。

【采收加工】冬季茎叶枯萎后采挖，切去根头，洗净，除去外皮及须根，干燥，即为"毛山药"；或除去外皮，趁鲜切厚片，干燥；或选择肥大顺直的毛山药，置清水中，浸至无干心，闷透，切齐两端，用木板搓成圆柱状，晒干，打光，习称"光山药"。切片。

【经验鉴别】以粉性足、色白者为佳。粉性（粉质、粉状）：是对药材内部或断面质地的一种描述，主要指药材细胞中含较多的淀粉，干燥后呈细粒状或细砂状，折断后有粉尘飞出。

【性味归经】甘，平。归脾、肺、肾经。

【功效主治】益气养阴，补脾肺肾，固精止带。主治：①脾虚气弱之食少便溏或泄泻。②肺虚或肺肾两虚的喘咳。③肾阴虚证、消渴证。④肾虚遗精、尿频、带下。

【配伍应用】①山药配锁阳：适用于肾阳不足、精关不固、遗精滑精等。②山药配党参：适用于脾胃虚弱、胃阴不足的食少纳呆、体倦乏力或泄泻等。③山药配芡实：适用于脾肾两虚之泄泻、遗精、白带、小便不禁等。

【药理作用】本品有调节肠胃功能、降血糖、增强免疫功能、延缓衰老、抗肾损伤、抗肝损伤等作用。

【用法用量】内服：煎汤，9~30g；或入丸散。健脾止泻宜炒用，补阴宜生用。

【使用注意】本品养阴收敛助湿，故湿盛中满者不宜服。

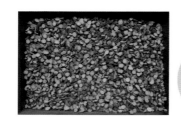

Gancao

Glycyrrhizae Radix et Rhizoma

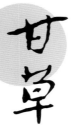

甘草

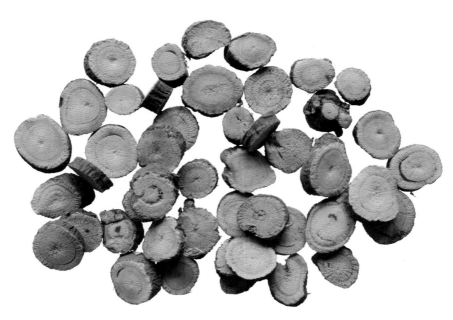

甘草

【来源产地】豆科植物甘草 *Glycyrrhiza uralensis* Fisch.、胀果甘草 *G. inflata* Bat. 及光果甘草 *G. glabra* L 的干燥根及根茎。主产于内蒙古、山西、陕西、宁夏、甘肃、新疆及东北西部地区。

【采收加工】春、秋二季采挖，除去须根，晒干。

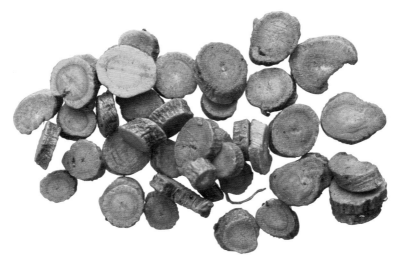

炙甘草

【经验鉴别】以外皮细紧、红棕色、断面黄白色、粉性足、味甜者为佳。①"抽沟洼垄"：专指甘草经干燥后，药材表面形成的明显纵皱和沟道，又称"丝瓜楞"。②"菊花心"：指药材横断面的放射状纹理，形如开放的菊花，又称"菊花纹"。

【性味归经】甘，平。归脾、胃、肺、心经。

【功效主治】补脾益气，清热解毒，祛痰止咳，缓急止痛，缓和药性。主治：①心气虚的心动悸、脉结代。②脾虚乏力、食少便溏。③咳嗽气喘。④疮痈肿毒、食物或药物中毒。⑤脘腹或四肢挛急疼痛。⑥调和诸药。

【配伍应用】①甘草配人参：适用于心脾两虚证。②甘草配附子：缓解附子毒性。

【药理作用】本品能抗心律失常、抗消化性溃疡、解痉、镇咳祛痰、解毒保肝、抗炎、抗菌、抗病毒、抗变态反应，并有肾上腺皮质激素样作用等。

【用法用量】内服：煎汤，2~10g；或入丸散。泻火解毒宜生用，补气缓急宜炙用。

【使用注意】本品味甘，易助湿壅气，故湿盛中满者不宜服。反大戟、甘遂、芫花、海藻，均忌同用。大剂量服用甘草，易引起浮肿，故不宜大量久服。

Xiyangshen
Panacis Quinquefolii Radix

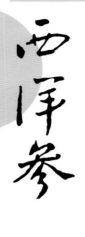

西洋参

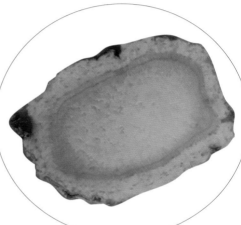

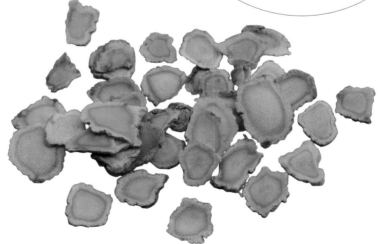

西洋参

【来源产地】五加科植物西洋参 *Panax quinquefolium* L. 的干燥根。主产于美国、加拿大，中国亦有栽培。

【采收加工】秋季采挖，洗净，晒干或低温干燥。切薄片或者打碎。

【经验鉴别】以表面横纹紧密、气清香、味浓者为佳。

【性味归经】苦、微甘，凉。归心、肺、肾经。

【功效主治】补气养阴，清火生津。主治：①阴虚火旺之咳嗽痰血。②热病气阴两伤之烦倦。③津液不足之口干舌燥、内热消渴。

【配伍应用】①西洋参配地黄：适用于肺虚久咳、耗伤气阴、阴虚火旺、干咳少痰或痰中带血等。②西洋参配麦冬（知母）：适用于外感热病、热伤气阴、肺胃津枯、烦渴少气、体倦多汗等。③西洋参配桑叶：适用于燥热伤肺、咽干咯血等。

【药理作用】本品有增强免疫、抗应激、抗疲劳、降血糖、调血脂、改善心功能、促进唾液分泌等作用。

【用法用量】内服：煎汤，3~6g，另煎，与煎好的药液合兑；或入丸散。

【使用注意】本品性寒，能伤阳助湿，故阳虚内寒及寒湿者慎服。

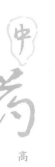

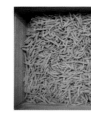

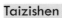
Taizishen
Pseudostellariae Radix

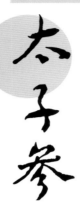
太子参

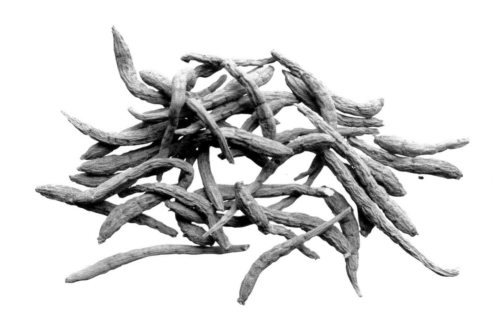

太子参

【来源产地】 石竹科植物孩儿参 *Pseudostellaria heterophylla* (Miq.) Pax ex Pax et Hoffm. 的干燥块根。主产于江苏、山东、安徽、福建、贵州。

【采收加工】 夏季茎叶大部分枯萎时采挖，洗净，除去须根，沸水中略烫后晒干或直接晒干。

【经验鉴别】 以条粗、色黄白、无须根者为佳。

【性味归经】 甘、微苦，平。归脾、肺经。

【功效主治】 补气生津。主治：①脾虚食少倦怠、气津两伤口渴。②肺虚咳嗽。③心悸、失眠、多汗。

【配伍应用】 ①太子参配石斛：适用于脾气虚弱、胃阴不足所致的倦怠乏力、食欲不振、咽干口渴等。②太子参配黄芪：适用于热病后期、气阴两伤所致自汗心悸、烦热口渴等。③太子参配山药：适用于脾胃被伤、乏力自汗、饮食减少，初进补剂用之尤佳。

【药理作用】 本品有增强免疫、延缓衰老、抗肺损伤、抗心肌缺血、降血糖等作用。

【用法用量】 内服：煎汤，9~30g；或入丸散。

【使用注意】 本品味甘补虚，故邪实者慎服。

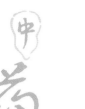

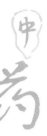

高清原大图谱

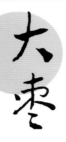

大枣

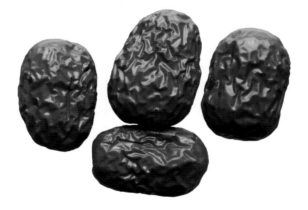

大枣

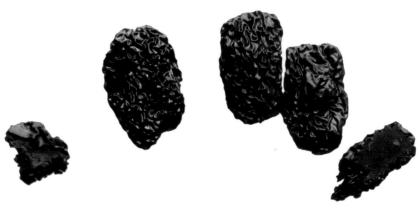

黑枣

【来源产地】 鼠李科植物枣 *Ziziphus jujuba* Mill. 的干燥成熟果实。主产于山西、河北、山东、河南、陕西、新疆。

【采收加工】 秋季果实成熟时采收，晒干。用时破开或去核。秋季果实近成熟时采收，蒸煮，熏制，干燥得黑枣。

【经验鉴别】 以个大、色红、肉厚、味甜者为佳。

【性味归经】 甘，温。归脾、胃经。

【功效主治】 补中益气，养血安神，缓和药性。主治：①脾虚乏力、食少便溏。②血虚萎黄、血虚脏躁。③缓和峻烈药的药性。

【配伍应用】 ①大枣配甘草：适用于心脾气虚证，作佐使药。②大枣配小麦：适用于妇女脏躁、悲伤欲哭。

【药理作用】 本品有增强免疫功能、延缓衰老、促进造血、抗肝损伤等作用。

【用法用量】 内服：煎汤，6~15g；或入丸散。入丸剂当去皮、核，捣烂。补血养血宜用红枣，调理脾胃宜用黑枣。

【使用注意】 本品甘温，易助湿生热，令人中满，故湿盛中满、食积、虫积、龋齿作痛及痰热咳嗽者忌服。

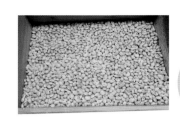

Baibiandou

Lablab Semen Album

白扁豆

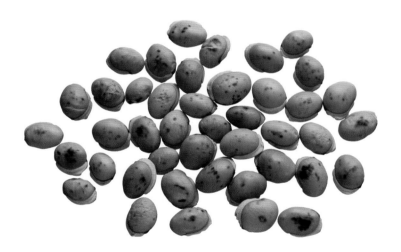

炒白扁豆

【来源产地】豆科植物扁豆 *Dolichos lablab* L. 的干燥成熟种子。全国大部分地区均产。

【采收加工】秋、冬二季采收成熟果实，晒干，取出种子，再晒干。用时捣碎。

【经验鉴别】以粒大、饱满、色白者为佳。"白眉"：指白扁豆药材一端呈隆起的白色种阜。

【性味归经】甘，微温。归脾、胃经。

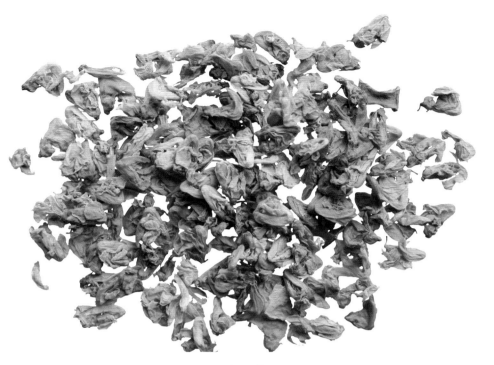

扁豆花

【功效主治】健脾化湿，消暑解毒。主治：①脾虚夹湿之食少便溏或泄泻、妇女带下。②暑湿吐泻。③食物中毒。

【配伍应用】①白扁豆配藿香：适用于伤暑吐泻等。②白扁豆配香薷：适用于暑令外感于寒，内伤暑湿所致恶寒发热、头重身倦、脘痞吐泻等。③白扁豆配山药：适用于脾虚泄泻、食欲不振、倦怠乏力及妇女带下等。

【药理作用】本品有增强免疫功能的作用。

【用法用量】内服：煎汤，9~15g；或入丸散。健脾化湿宜炒用，消暑解毒宜生用。

【使用注意】本品含毒性蛋白，生食有毒，加热后毒性减弱，故生用研末服宜慎。

附：扁豆花

本品为扁豆的干燥花。味甘、淡，性平。归脾、胃经。消暑化湿。主治：夏伤暑湿、痢疾、泄泻、赤白带下、跌打伤肿。内服：煎汤，4.5~9g。

Hongjingtian

Rhodiolae Crenulatae Radix et Rhizoma

红景天

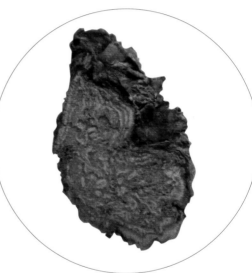

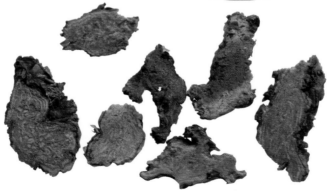

红景天

【来源产地】 景天科植物大花红景天 *Rhodiola crenulata* (Hook. f. et Thoms.) H. Ohba 的干燥根及根茎。主产于云南、西藏、青海。

【采收加工】 秋季花茎凋枯后采挖，除去粗皮，洗净，晒干。切片。

【经验鉴别】 以切面粉红色、气芳香者为佳。

【性味归经】 甘、苦，平。归肺、心经。

【功效主治】 益气，平喘，活血通脉。主治：①气虚体倦。②久咳虚喘。③气虚血瘀之胸痹心痛、中风偏瘫。

【配伍应用】 ①红景天配黄芪：适用于气虚血瘀所致的肢体偏瘫、胸痹疼痛等。②红景天配沙参：适用于热伤肺阴所致的干咳痰少、咽干口燥或咯血等。

【药理作用】 本品有增强免疫功能、耐缺氧、抗疲劳、抗脑缺血、抗心肌缺血、抗肺损伤、抗肝损伤、抗肾损伤、延缓衰老、降血糖、调血脂、提高记忆等作用。

【用法用量】 内服：煎汤，3~6g；或入丸散。

Lurong

Cervi Cornu Pantotrichum

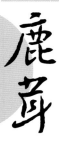

鹿茸

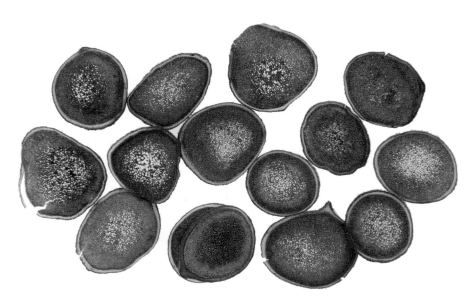

鹿茸

【来源产地】 鹿科动物梅花鹿 *Cervus nippon* Temminck 或马鹿 *C. elaphus* Linnaeus 的雄鹿未骨化密生茸毛的幼角。习称"花鹿茸"或"马鹿茸"。主产于吉林、辽宁、黑龙江、新疆。

【采收加工】 夏、秋二季锯取鹿茸，经加工后，阴干或烘干。横切薄片。

【经验鉴别】 以质嫩、油润光泽者为佳。"茸片"：花鹿茸尖部切片习称"血片"，中上部的切片习称"蛋黄片"，下部的切片习称"骨片"。

【性味归经】 甘、咸，温。归肝、肾经。

【功效主治】 壮肾阳，益精血，强筋骨，调冲任，托疮毒。主治：①肾阳不足之阳痿滑精、宫冷不孕。②精血虚亏之筋骨无力、神疲羸瘦、眩晕耳鸣，小儿骨软行迟、囟门不合。③妇女冲任虚寒、带脉不固之崩漏、带下过多。④阴疽内陷、疮疡久溃不敛。

【配伍应用】 ①鹿茸配人参：适用于元气不足、诸虚百损之畏寒肢冷、阳痿早泄、宫冷不孕、小便频数、疮疡久溃不敛等。②鹿茸配熟地黄：适用于肾阳不足、精血亏虚之腰膝酸软、阳痿遗精、宫冷不孕、小儿五迟。③鹿茸配阿胶：适用于肝肾不足、冲任不固之月经过多、崩漏带下等。

【药理作用】 本品有性激素样、调节骨代谢、抗疲劳、提高免疫等作用。

【用法用量】 内服：研末冲服，1~2g，或入丸散。

【使用注意】 本品温热峻烈，故阴虚阳亢、实热、痰火内盛、血热出血及外感热病者忌服。宜从小剂量开始，逐渐加量，以免伤阴动血。

Roucongrong

Cistanches Herba

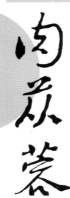

肉苁蓉

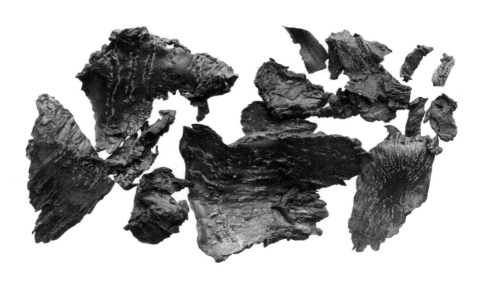

肉苁蓉

【来源产地】列当科植物肉苁蓉 *Cistanche deserticola* Y. C. Ma 或管花肉苁蓉 *C. tubulosa* (Schenk) Wight 的干燥带鳞叶的肉质茎。主产于内蒙古、新疆。

【采收加工】多于春季苗刚出土或秋季冻土之前采挖，除去茎尖，切段，晒干。切厚片。

【经验鉴别】以切面色棕褐、质柔润者为佳。

【性味归经】甘、咸，温。归肾、大肠经。

【功效主治】补肾阳，益精血，润肠通便。主治：①肾虚阳痿、不孕。②精血亏虚之腰膝痿弱、筋骨无力。③肠燥便秘。

【配伍应用】①肉苁蓉配锁阳：适用于肾虚阳痿、腰膝冷痛或精血不足、大便燥结等。②肉苁蓉配山茱萸：适用于肾亏阳虚、腰膝无力。③肉苁蓉配杜仲：适用于肾虚腰痛、酸楚无力。

【药理作用】本品有性激素样、调节胃肠功能、增强免疫、延缓衰老、抗老年痴呆、抗疲劳等作用。

【用法用量】内服：煎汤，6~10g；或入丸散。

【使用注意】本品助阳滑肠，故阴虚火旺、大便溏薄或实热便秘者忌服。

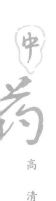

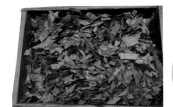

Yinyanghuo

Epimedii Folium

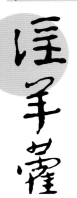

【来源产地】小檗科植物淫羊藿 *Epimedium brevicornu* Maxim.、箭叶淫羊藿 *E. sagittatum* (Sieb. et Zucc.) Maxim.、柔毛淫羊藿 *E. pubescens* Maxim. 或朝鲜淫羊藿 *E. koreanum* Nakai 的干燥叶。主产于陕西、湖北、甘肃、吉林。

【采收加工】夏、秋季茎叶茂盛时采割，除去粗梗及杂质，晒干或阴干。切丝。

【经验鉴别】以叶色黄绿者为佳。

【性味归经】辛、甘，温。归肝、肾经。

【功效主治】补肾阳，强筋骨，祛风湿。主治：①肾虚阳痿、不孕、尿频、筋骨痿软。②风寒湿痹或肢体麻木。

【配伍应用】①淫羊藿配巴戟天：适用于肾阳不足所致的阳痿不育、遗精、遗尿、尿频、宫冷不孕。②淫羊藿配威灵仙：适用于风湿痹痛、肢体麻木、经脉拘挛、屈伸不利，尤宜于证属肾虚者。③淫羊藿配补骨脂：适用于肾阳虚、下元不固所致的阳痿遗精、遗尿尿频。

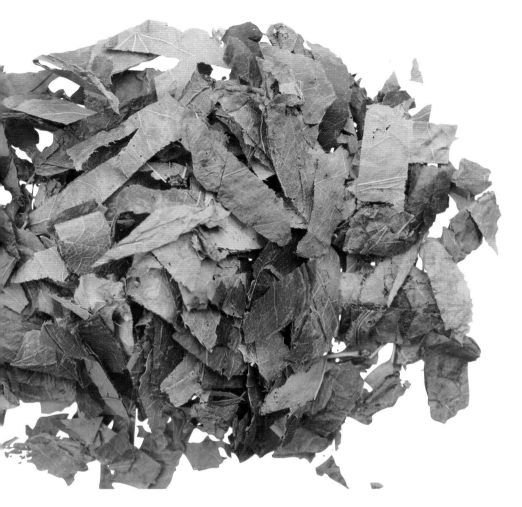

淫羊藿

【药理作用】 本品有性激素样、调节骨代谢、调节免疫、抗疲劳、抗心肌缺血、抗动脉粥样硬化、抗肿瘤、抗老年痴呆等作用。

【用法用量】 内服：煎汤，6~10g；或入丸散。

【使用注意】 本品辛甘温燥，伤阴助火，故阴虚火旺及湿热痹痛者忌服。

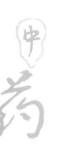

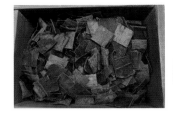

Duzhong

Eucommiae Cortex

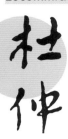

杜仲

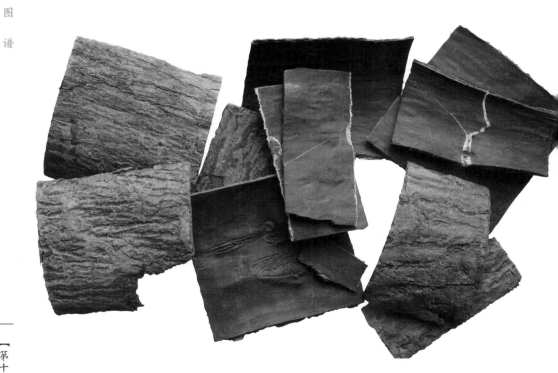

盐杜仲

【来源产地】杜仲科植物杜仲 *Eucommia ulmoides* Oliv. 的干燥树皮。主产于四川、贵州、陕西、湖北、云南。

【采收加工】4~6 月剥取，刮去粗皮，堆置"发汗"至内皮呈紫褐色，晒干。切块或丝。

【经验鉴别】以皮厚、断面丝多、内表面暗紫色者为佳。"橡胶丝"：指杜仲体内特有的白色胶质丝体，又称"胶丝"。树皮、树叶、翅果折断均可见。

【性味归经】甘，温。归肝、肾经。

【功效主治】补肝肾，强筋骨，安胎。主治：①肝肾不足的腰膝酸痛、筋骨无力。②肝肾亏虚之胎动不安、胎漏下血。③高血压属肝肾亏虚者。

【配伍应用】①杜仲配独活：适用于风湿腰痛冷重。②杜仲配川芎：适用于外伤腰痛。③杜仲配当归：适用于肾虚阳痿遗精、腰膝酸软无力。

【药理作用】本品有性激素样、调节骨代谢、抗疲劳、提高免疫、延缓衰老、抗肝肾损伤、抗心脑缺血、降血压、降血糖、降血脂等作用。

【用法用量】内服：煎汤，6~10g；或入丸散。炒用疗效较生用为佳。

【使用注意】本品性温，故阴虚火旺者慎服。

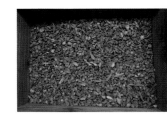

Xuduan

Dipsaci Radix

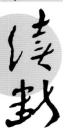

续断

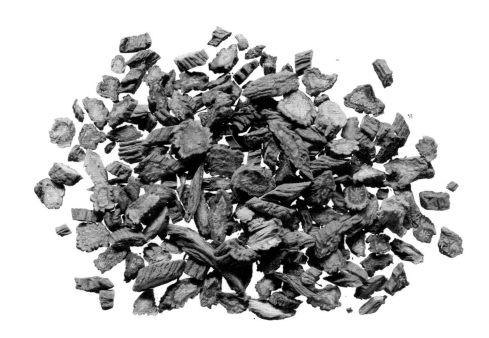

续断

【来源产地】 川续断科植物川续断 *Dipsacus asper* Wall. ex Henry 的干燥根。主产于湖北、四川、云南、贵州。

【采收加工】 秋季采挖，除去根头及须根，用微火烘至半干，堆置"发汗"至内部变绿色时，再烘干。切厚片。

【经验鉴别】 以条粗、质软、切面绿褐色者为佳。

【性味归经】 苦、甘、辛，微温。归肝、肾经。

【功效主治】 补肝肾，行血脉，续筋骨。主治：①肝肾不足的腰痛脚弱、遗精。②肝肾亏虚的崩漏经多、胎漏下血、胎动欲坠。③跌扑损伤、金疮、痈疽肿痛。

【配伍应用】 ①续断配鹿茸：适用于肾阳不足、下元虚冷之阳痿不举、遗精滑泄、遗尿尿频等。②续断配杜仲：适用于肝肾不足、腰膝酸痛及崩漏、胎漏、胎动不安等。③续断配制川乌：适用于肝肾不足兼寒湿痹痛。

【药理作用】 本品有促进骨损伤愈合、抗骨质疏松、松弛子宫平滑肌、提高记忆力、降脂、提高免疫、抗炎等作用。

【用法用量】 内服：煎汤，9~15g；或入丸散。外用：适量，研末敷。补肝肾宜盐水炒，行血脉，续筋骨宜酒炒。

【使用注意】 本品苦燥微温，故风湿热痹者忌服。

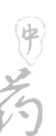

Buguzhi

Psoraleae Fructus

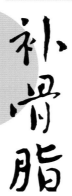

补骨脂

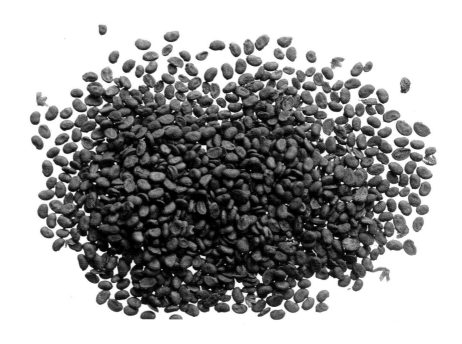

盐补骨脂

【来源产地】 豆科植物补骨脂 *Psoralea corylifolia* L. 的干燥成熟果实。主产于河南、四川、安徽、陕西。

【采收加工】 秋季果实成熟时,采收果序,晒干,搓取果实,除去杂质。

【经验鉴别】 以粒大、饱满、色黑者为佳。

【性味归经】 辛、苦,温。归肾、脾经。

【功效主治】 补肾壮阳,固精缩尿,温脾止泻,纳气平喘。主治:①肾阳不足的阳痿、腰膝冷痛。②肾虚不固的滑精、遗尿、尿频。③脾肾阳虚的泄泻。④肾虚作喘。⑤白癜风。

【配伍应用】 ①补骨脂配菟丝子:适用于肾阳不足、下元虚冷、肾气不固所致的遗精滑精。②补骨脂配杜仲:适用于肝肾不足、下元虚冷所致的阳痿遗精、腰膝酸痛。③补骨脂配桑寄生:适用于腰膝冷痛、酸软无力。

【药理作用】 本品有性激素样、调节肠运动、平喘、提高免疫、抗骨质疏松、抗肿瘤等作用。

【用法用量】 内服:煎汤,6~10g;或入丸散。外用:适量,可制成20%~30%酊剂涂患处。

【使用注意】 本品温燥,易伤阴助火,故阴虚内热及大便秘结者忌服。

Yizhi

Alpiniae Oxyphyllae Fructus

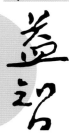

益智

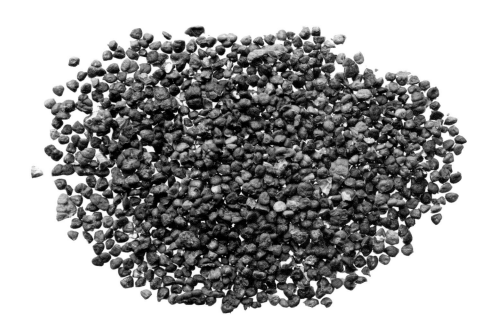

益智仁

【来源产地】　姜科植物益智 *Alpinia oxyphylla* Miq. 的干燥成熟果实。主产于海南、广东。

【采收加工】　夏、秋间果实由绿变红时采收，晒干或低温干燥。

【经验鉴别】　以粒大、饱满、气味浓者为佳。

【性味归经】　辛，温。归脾、肾经。

【功效主治】　暖肾固精缩尿，温脾止泻摄唾。主治：①肾气虚寒的遗精滑精、遗尿、夜尿频多。②脾寒泄泻、腹中冷痛、脾虚口多涎唾。

【配伍应用】　①益智配白术：适用于脾肾阳虚、腹中冷痛、呕吐泄泻、涎多泛酸等。②益智配党参：适用于脾胃虚寒、口多唾涎或涎水自流等。③益智配小茴香：适用于脾胃虚寒之泄泻。

【药理作用】　本品有抗利尿、提高记忆、改善胃肠功能、抗疲劳、性激素样等作用。

【用法用量】　内服：煎汤，3~10g；或入丸散。

【使用注意】　本品温燥而易伤阴，故阴虚火旺及有湿热者忌服。

Tusizi

Cuscutae Semen

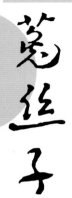

菟丝子

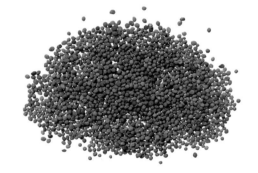

菟丝子

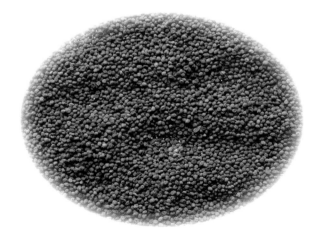

盐菟丝子

【来源产地】	旋花科植物菟丝子 *Cuscuta chinensis* Lam. 或南方菟丝子 *C. australis* R. Br. 的干燥成熟种子。全国大部分地方均产。
【采收加工】	秋季果实成熟时采收植株，晒干，打下种子，除去杂质。
【经验鉴别】	以色灰黄、颗粒饱满者为佳。
【性味归经】	辛、甘，平。归肾、肝、脾经。
【功效主治】	补阳益阴，固精缩尿，明目止泻，安胎，生津。主治：①肾虚腰膝酸痛、阳痿、滑精、尿频、白带过多。②肝肾不足的目暗不明。③脾虚便溏或泄泻。④肾虚胎漏、胎动不安。⑤阴阳两虚的消渴。
【配伍应用】	①菟丝子配熟地黄：适用于肾精亏损所致的阳痿遗精、腰膝酸软、头晕耳鸣、视物昏花等。②菟丝子配附子：适用于肾阳虚所致的阳痿遗精、遗尿尿频、腰膝酸软等。③菟丝子配杜仲：适用于肝肾亏虚、腰膝酸痛等。
【药理作用】	本品有性激素样、延缓衰老、抗骨质疏松、增强免疫、抗心脑肾缺血、促进黑色素形成等作用。
【用法用量】	内服：煎汤，6~12g；或入丸散。
【使用注意】	本品虽平补阴阳，但仍偏补阳，且带涩性，故阴虚火旺而见大便燥结、小便短赤者忌服。

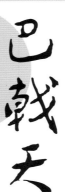

巴戟天

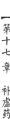

中
药

高
清
原
大
图
谱

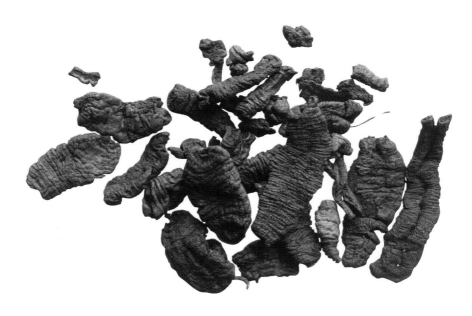

盐巴戟天

【第十七章 补虚药】

【来源产地】 茜草科植物巴戟天 *Morinda officinalis* How 的干燥根。主产于广东、广西。

【采收加工】 全年均可采挖，洗净，除去须根，晒至六七成干，轻轻捶扁，晒干。

【经验鉴别】 以条肥壮、连珠状、肉厚、色紫者为佳。

【性味归经】 甘、辛，微温。归肝、肾经。

【功效主治】 补肾阳，强筋骨，祛风湿。主治：①肾虚阳痿、不孕、尿频。②肾虚兼风湿的腰膝疼痛或软弱无力。

【配伍应用】 ①巴戟天配菟丝子：适用于肾阳不足之阳痿遗精、宫冷不孕、少腹冷痛、腰膝无力及崩漏带下等。②巴戟天配杜仲：适用于肝肾亏虚所致的筋骨萎软、风湿痹痛。③巴戟天配山茱萸：适用于肾阳不足、下元不固所致的遗精滑精、遗尿尿频、白带过多。

【药理作用】 本品有性激素样、提高免疫、抗疲劳、耐缺氧、延缓衰老、抗抑郁、抗骨质疏松、抗炎等作用。

【用法用量】 内服：煎汤，3~10g；或入丸散。

【使用注意】 本品辛甘微温助火，故阴虚火旺或有湿热者忌服。

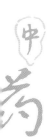

Suoyang

Cynomorii Herba

锁阳

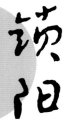

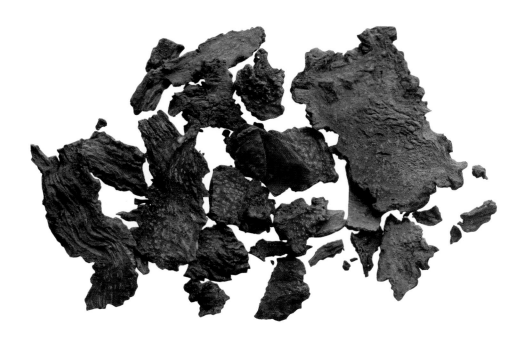

锁阳

【来源产地】锁阳科植物锁阳 *Cynomorium songaricum* Rupr. 的干燥肉质茎。主产于内蒙古、宁夏、新疆、甘肃。

【采收加工】春季采挖，除去花序，切段，晒干。切薄片。

【经验鉴别】以切面浅棕色、显油润者为佳。

【性味归经】甘，温。归肝、肾、大肠经。

【功效主治】补肾阳，益精血，润肠通便。主治：①肾虚阳痿、不孕。②精血亏虚之腰膝痿弱、筋骨无力。③肠燥便秘。

【配伍应用】①锁阳配补骨脂：适用于肾阳不足、命门火衰所致的阳痿不举、遗精遗尿、精冷不育、腰膝冷痛等。②锁阳配熟地黄：适用于肝肾不足、腰膝痿软、足软无力、步履艰难等。③锁阳配桑螵蛸：适用于肾阳虚所致的滑精、遗尿尿频等。

【药理作用】本品有性激素样、提高免疫、延缓衰老、抗缺氧、抗疲劳等作用。

【用法用量】内服：煎汤，5~10g；或入丸散。

【使用注意】本品甘温助火滑肠，故阴虚火旺、实热便秘及肠滑泄泻者忌服。

Gusuibu

Drynariae Rhizoma

骨碎补

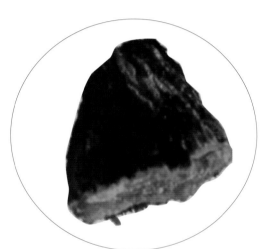

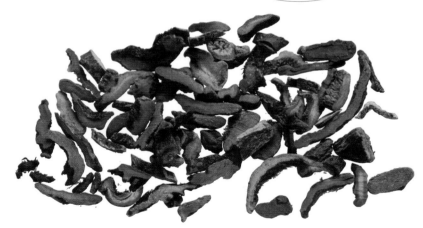

骨碎补

【来源产地】	水龙骨科植物槲蕨 *Drynaria fortunei* (Kunze) J. Sm. 的干燥根茎。主产于湖北、江西、四川。
【采收加工】	全年均可采挖，除去泥沙，干燥，或再燎去茸毛（鳞片）。
【经验鉴别】	以条粗大、色棕者为佳。
【性味归经】	苦，温。归肝、肾经。
【功效主治】	补肾，活血，止痛，续伤。主治：①肾虚之腰痛、脚弱、耳鸣、耳聋、牙痛、久泻。②跌扑闪挫、筋伤骨折。
【配伍应用】	①骨碎补配没药：适用于跌打损伤、瘀滞肿痛、骨折伤痛等。②骨碎补配补骨脂：适用于肾虚腰痛、足膝痿软，以及牙齿松动等。
【药理作用】	本品有促进骨折愈合、抗骨质疏松、抗肾损伤、调脂等作用。
【用法用量】	内服：煎汤，3~9g；或入丸散。外用：适量，研末敷或浸酒外涂。
【使用注意】	本品苦温燥散助火，故阴虚内热及无瘀血者忌服。

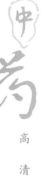

Dongchongxiacao

Cordyceps

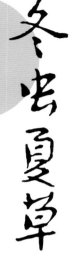

冬虫夏草

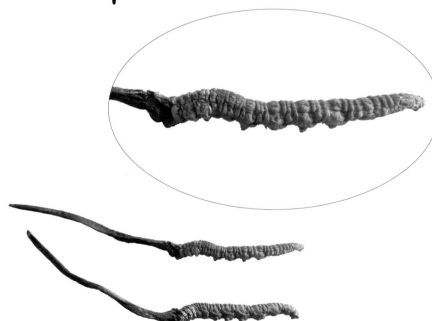

冬虫夏草

【来源产地】 麦角菌科真菌冬虫夏草菌 *Cordyceps sinensis* (Berk.) Sacc. 寄生在蝙蝠蛾科昆虫幼虫上的子座及幼虫尸体的复合体。主产于青海、西藏、四川、云南。

【采收加工】 夏初子座出土、孢子未发散时挖取，晒至近干，除去似纤维状的附着物及杂质，晒干或低温干燥。

【经验鉴别】 以完整、虫体丰满肥大、外色黄亮、断面色白、子座短者为佳。

【性味归经】 甘，平。归肾、肺经。

【功效主治】 益肾补肺，止血化痰。主治：①肾虚阳痿、腰膝酸痛。②肺肾两虚的久咳虚喘、肺阴不足的劳嗽痰血。

【配伍应用】 ①冬虫夏草配北沙参：适用于肺之气阴两虚所致的久咳劳嗽等。②冬虫夏草配补骨脂：适用于肺肾两虚、摄纳无权所致的久咳虚喘。③冬虫夏草配枸杞子：适用于肝肾亏虚之腰痛乏力。

【药理作用】 本品有调节免疫、抗肺肝肾损伤、抗肿瘤、提高记忆、抗疲劳、保护心脑血管、降血糖、降血脂及性激素样等作用。

【用法用量】 内服：煎汤，3~9g；或入丸散。

【使用注意】 本品甘平补虚，故表邪未尽者慎服；阴虚火旺者，不宜单独使用。

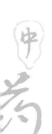

Shayuanzi
Astragali Complanati Semen

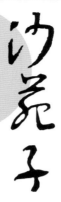

沙苑子

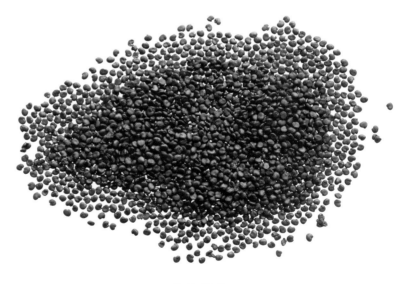

盐沙苑子

【来源产地】 豆科植物扁茎黄芪 *Astragalus complanatus* R. Br. 的干燥成熟种子。主产于内蒙古、辽宁、吉林、山西、河北。

【采收加工】 秋末冬初果实成熟尚未开裂时采割植株，晒干，打下种子，除去杂质，晒干。

【经验鉴别】 以颗粒饱满者为佳。

【性味归经】 甘，温。归肝、肾经。

【功效主治】 补肾固精，养肝明目。主治：①肾虚腰痛、阳痿遗精、遗尿尿频、白带过多。②肝肾亏虚的目暗不明、头昏眼花。

【配伍应用】 ①沙苑子配芡实：适用于肾虚遗精、尿频遗尿。②沙苑子配杜仲：适用于肾虚腰痛、下肢痿软无力。③沙苑子配决明子：适用于肝肾虚亏所致的目暗不明、目赤肿痛。

【药理作用】 本品有抗肝肺损伤、性激素样、延缓衰老、提高免疫、抗肿瘤、抗炎镇痛、降压降脂等作用。

【用法用量】 内服：煎汤，9~15g；或入丸散。

【使用注意】 本品温补固涩，故阴虚火旺及小便不利者忌服。

Xianmao

Curculiginis Rhizoma

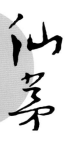

仙茅

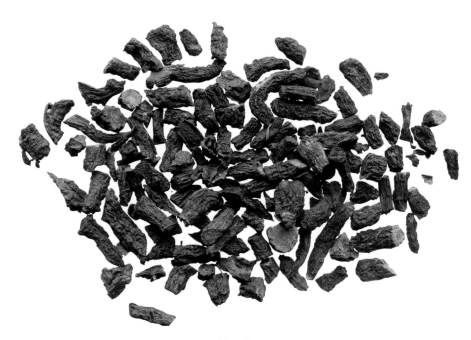

制仙茅

【来源产地】　石蒜科植物仙茅 *Curculigo orchioides* Gaertn. 的干燥根茎。
主产于四川、广东、广西、云南、贵州。

【采收加工】　秋、冬二季采挖，除去根头和须根，洗净，干燥。切段。

【经验鉴别】　以根条粗长、质坚脆、表面黑褐色者为佳。

【性味归经】　辛，热。有毒。归肾、肝、脾经。

【功效主治】　补肾壮阳，强筋健骨，祛寒除湿。主治：①肾虚阳痿精冷。②肾虚筋骨冷痛、寒湿久痹。③阳虚冷泻。

【配伍应用】　①仙茅配杜仲：适用于肾阳虚所致的阳痿遗精、腰膝酸痛无力等。②仙茅配细辛：适用于风寒湿所致的腰膝冷痛。③仙茅配金樱子：适用于肾阳虚所致的阳痿、精冷、滑泄无度等。

【药理作用】　本品有性激素样、提高免疫、心肌保护、抗骨质疏松等作用。

【用法用量】　内服：煎汤，3~10g；或入丸散。

【使用注意】　本品辛热燥散，易伤阴助火，故阴虚火旺者忌服。

Gouji

Cibotii Rhizoma

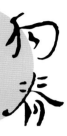

狗脊

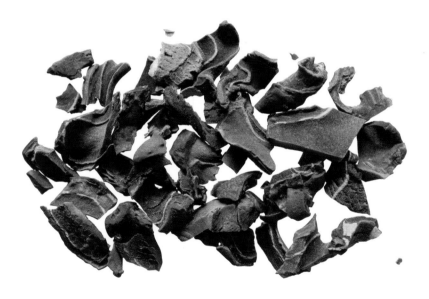

狗脊

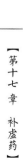

【来源产地】 蚌壳蕨科植物金毛狗脊 *Cibotium barometz* (L.) J. Sm. 的干燥根茎。主产于福建、四川、浙江、江西。

【采收加工】 秋、冬二季采挖，除去泥沙，干燥；或去硬根、叶柄及金黄色绒毛，切厚片，干燥，为"生狗脊片"；蒸后晒至六七成干，切厚片，干燥，为"熟狗脊片"。

【经验鉴别】 以厚薄均匀、质坚实无空心、外表略有金黄色茸毛者为佳。

【性味归经】 苦、甘，温。归肝、肾经。

【功效主治】 补肝肾，强腰膝，祛风湿。主治：①肾虚腰痛脊强、足膝痿软。②小便不禁、白带过多。③风湿痹痛。

【配伍应用】 ①狗脊配萆薢：适用于年老体弱、感受风湿所致的腰背酸痛、腰膝酸软及周身沉重疼痛等。②狗脊配续断：适用于肝肾不足、感受风湿所致的腰脊疼痛、足膝酸软等。③狗脊配补骨脂：适用于腰膝虚寒冷痛、足膝软弱无力及遗尿尿频等。

【药理作用】 本品有抗炎、镇痛、止血、增加心肌血流量、抗骨质疏松等作用。

【用法用量】 内服：煎汤，6~12g；或入丸散。

【使用注意】 本品温补固摄，故肾虚有热、小便不利或短涩黄少、口苦舌干者忌服。

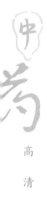

海马

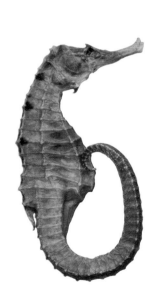
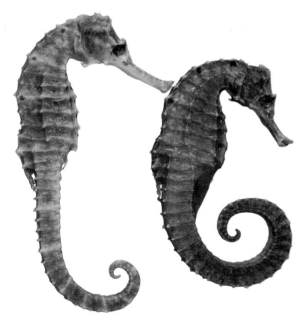

海马

【来源产地】海龙科动物线纹海马 *Hippocampus kelloggi* Jordan et Snyder、刺海马 *H. histrix* Kaup、大海马 *H. kuda* Bleeker、三斑海马 *H. tirmaculatus* Leach 或小海马 *H. japonicus* Kaup 的干燥体。主产于广东、福建、台湾。

【采收加工】夏、秋二季捕捞，洗净，晒干；或除去皮膜及内脏，晒干。用时捣碎或碾粉。

【经验鉴别】以体大、色黄白、头尾齐全者为佳。①"马头""瓦楞身""蛇尾"：是对海马药材的形象描述。其头部略似马头；体部具纵棱，有瓦楞形的节纹并具短棘；尾部渐细而向内卷曲，犹如蛇尾。②"鼓肚海马"：指雄性海马。雄性海马尾部腹面有育儿囊，有储存卵及海马仔的功能。反之"瘪肚海马"，指雌性海马。

【性味归经】甘、咸，温。归肝、肾经。

【功效主治】温肾壮阳，散结消肿。主治：①阳痿、遗尿、肾虚作喘。②癥瘕积聚。③跌扑损伤。④外治痈肿疔疮。

【配伍应用】①海马配鹿茸：适用于肾阳虚、精血不足所致的畏寒肢冷、阳痿早泄、宫冷不孕、小便频数、腰膝冷痛、头晕耳鸣、精神疲乏等。②海马配蛤蚧：适用于肾阳不足、摄纳无权所致的咳喘。③海马配木香：适用于气滞血瘀、聚而成形之癥瘕积聚、跌打瘀肿。

【药理作用】本品有雄激素样、调节免疫、抗疲劳、抗血栓、抗脑损伤等作用。

【用法用量】内服：煎汤，3~9g。外用：适量，研末敷患处。

【使用注意】孕妇及阴虚火旺者忌服。

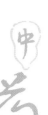

Huluba

Trigonellae Semen

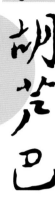

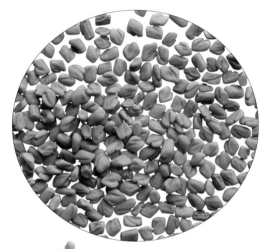

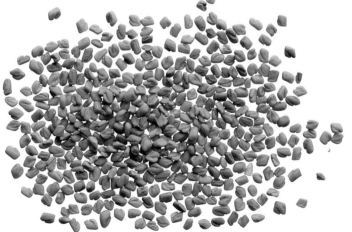

葫芦巴

【来源产地】豆科植物胡芦巴 *Trigonella foenum-graecum* L. 的干燥成熟种子。主产于安徽、四川、河南。

【采收加工】夏季果实成熟时采割植株，晒干，打下种子，除去杂质。

【经验鉴别】以粒大、饱满、坚硬者为佳。

【性味归经】苦，温。归肾经。

【功效主治】温肾助阳，祛寒止痛。主治：肾阳不足、下元虚冷、小腹冷痛、寒疝腹痛、寒湿脚气。

【配伍应用】①胡芦巴配附子：适用于肾脏虚冷、胁胀腹痛等。②胡芦巴配覆盆子：适用于肾阳亏虚所致滑精、腰酸背痛、阳痿早泄等。③胡芦巴配香附：适用于妇女冲任虚寒、经行腹痛。

【药理作用】本品有降血糖、降血脂、抗肝损伤、抗生育、抗肿瘤等作用。

【用法用量】内服：煎汤，5~10g。

【使用注意】阴虚火旺者忌用。

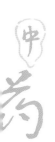

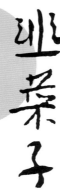

韭菜子

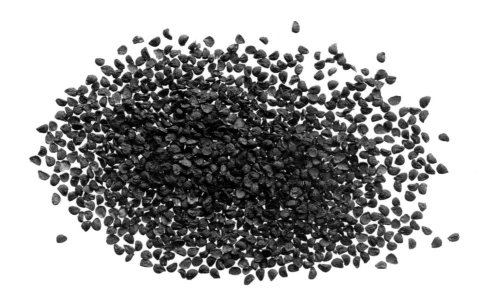

韭菜子

【来源产地】百合科植物韭菜 *Allium tuberosum* Rottl. ex Spreng. 的干燥成熟种子。全国各地均产。

【采收加工】秋季果实成熟时采收果序，晒干，搓出种子，除去杂质。

【经验鉴别】以粒饱满、色黑者为佳。

【性味归经】辛、甘，温。归肝、肾经。

【功效主治】温补肝肾，壮阳固精。主治：肝肾亏虚、腰膝酸痛、阳痿遗精、遗尿尿频、白浊带下。

【配伍应用】①韭菜子配益智仁：适用于下焦虚寒、遗尿尿频、遗精滑精等。②韭菜子配巴戟天：适用于肝肾不足、筋骨痿软、步履艰难、屈伸不利等。

【药理作用】本品有性激素样、提高免疫等作用。

【用法用量】内服：煎汤，3~9g。

【使用注意】阴虚火旺者忌用。

第三节
补血药

Danggui

Angelicae Sinensis Radix

当归

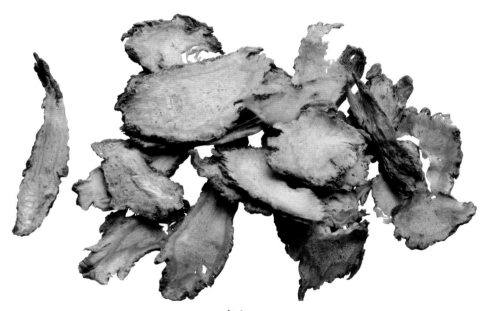

当归

【来源产地】 伞形科植物当归 *Angelica sinensis* (Oliv.) Diels 的干燥根。
主产于甘肃。

【采收加工】 秋末采挖，除去须根及泥沙，待水分稍蒸发后，捆把，
上棚，用烟火慢慢熏干。

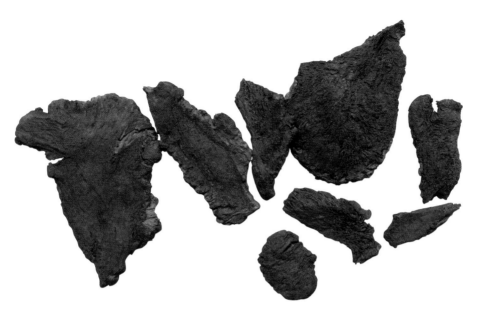

当归炭

【经验鉴别】 以切面色黄白、气浓香者佳。

【性味归经】 甘、辛，温。归肝、心、脾经。

【功效主治】 补血活血，调经止痛，润肠通便。主治：①血虚萎黄、眩晕心悸。②月经不调、经闭、痛经。③虚寒腹痛、瘀血作痛、跌打损伤、痹痛麻木。④痈疽疮疡。⑤血虚肠燥便秘。

【配伍应用】 ①当归配白芍：适用于心血不足的心悸不宁，肝血不足的头晕耳鸣、筋脉挛急，血虚血瘀之妇女月经不调、痛经。②当归配川芎：适用于血虚诸证及血虚兼血瘀所致的月经不调、痛经、经闭等。③当归配肉苁蓉：适用于血虚津亏之肠燥便秘等。

【药理作用】 本品有促进造血、调节血压、抑制子宫平滑肌收缩、抗肝损伤、抗炎镇痛、降血脂等作用。

【用法用量】 内服：煎汤，6~12g；或入丸散。一般宜生用，活血通经宜酒炒。

【使用注意】 本品甘温补润，故湿盛中满、大便泄泻者忌服。

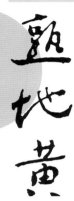

Shudihuang

Rehmanniae Radix Praeparata

熟地黄

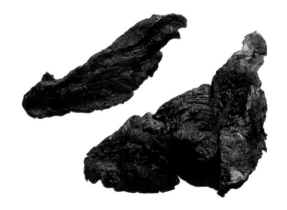
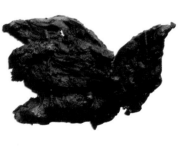

熟地黄

【来源产地】玄参科植物地黄 *Rehmannia glutinosa* Libosch. 的干燥块根的加工炮制品。全国大部分地区均可炮制加工。

【采收加工】取生地黄，用酒炖至酒吸尽，取出，晾至外皮黏液稍干时，切厚片或块，干燥；或取生地黄，蒸至黑润，取出，晒至近干，切厚片或块，干燥。

【经验鉴别】以块肥大、软润、内外乌黑有光泽者为佳。

【性味归经】甘，微温。归肝、肾经。

【功效主治】补血滋阴，补精益髓。主治：①血虚萎黄、眩晕、心悸、月经不调、崩漏。②肾阴不足的潮热、盗汗、遗精、消渴。③精血亏虚的腰酸脚软、头晕眼花、耳聋耳鸣、须发早白。

【配伍应用】①熟地黄配山茱萸：适用于肝肾阴虚所致的头晕目眩、耳鸣耳聋、腰膝酸软、阳痿遗精、盗汗等。②熟地黄配山药：适用于肾虚遗精、遗尿等。③熟地黄配白芍：适用于肝血不足、肝肾亏虚所致的月经不调、两目昏花、视物不明等。

【药理作用】本品有促进造血、降血糖、增强记忆、增强免疫等作用。

【用法用量】内服：煎汤，9~15g；或入丸散。宜与健脾胃药如砂仁、陈皮等同用。

【使用注意】本品质黏滋腻，易碍消化，故脾胃气滞、痰湿内阻的脘腹胀满、食少便溏者忌服。

Heshouwu

Polygoni Multiflori Radix

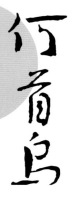

何首乌

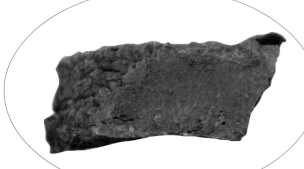

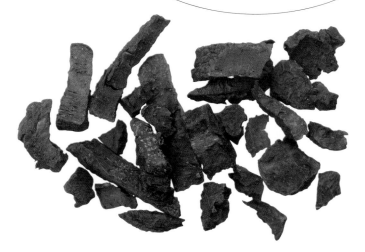

制何首乌

【来源产地】 蓼科植物何首乌 *Polygonum multiflorum* Thunb. 的干燥块根。主产于河南、湖北、广西、广东、贵州。

【采收加工】 秋、冬二季叶枯萎时采挖，削去两端，洗净，个大的切成块，干燥。切厚片或块。

【经验鉴别】 以体重、质坚实、切面有"云锦花纹"、粉性足者为佳。"云锦花纹"：指何首乌的块根横切面皮部有由多个异型维管束组成的云朵状花纹，又称"云纹"。

【性味归经】 苦、甘、涩，微温。归肝、肾经。

【功效主治】 补益精血，解毒，截疟，润肠通便。主治：①精血不足的头晕眼花、须发早白、腰酸脚软、遗精、崩漏、带下。②疮肿、瘰疬。③体虚久疟。④肠燥便秘。

【配伍应用】 ①何首乌配人参：适用于疟久不愈、气血两虚者。②何首乌配熟地黄：适用于肝肾不足、精血亏虚所致的面色萎黄、眩晕耳鸣、腰膝酸软、须发早白、遗精、小儿发育迟缓。③何首乌配牛膝：适用于肝肾精血亏虚所致的腰膝酸软、肢体麻木。

【药理作用】 本品有促进造血、增强记忆、降血脂、抗动脉粥样硬化、抗氧化、增强免疫、抗肿瘤等作用。

【用法用量】 内服：煎汤，制何首乌 6~12g，生何首乌 3~6g；或入丸散。补益精血宜制用，解毒、截疟、润肠通便宜生用。

【使用注意】 本品生用能滑肠，故脾虚便溏者慎服；制用偏于补益，且兼收敛之性，痰湿壅盛者忌用。

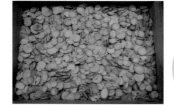

Baishao

Paeoniae Radix Alba

白芍

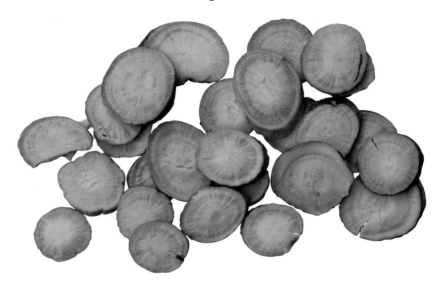

白芍

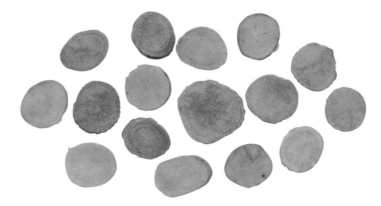

酒白芍

【来源产地】 毛茛科植物芍药 *Paeonia lactiflora* Pall. 的干燥根。主产于浙江、安徽、四川。

【采收加工】 夏、秋二季采挖，洗净，除去头尾及须根，置沸水中煮后用竹刀除去外皮或去皮后再煮，晒干。

【经验鉴别】 以质坚实、断面白色、粉性足、无白心或裂隙者为佳。"挂手"：指正品白芍粉性足，以手摸其断面有粘手的感觉。

【性味归经】 酸、甘、苦，微寒。归肝、脾经。

【功效主治】 养血调经，敛阴止汗，柔肝止痛，平抑肝阳。主治：①血虚萎黄、月经不调、痛经、崩漏。②阴虚盗汗，表虚自汗。③肝脾不和之胸胁脘腹疼痛或四肢拘急作痛。④肝阳上亢之头痛眩晕。

【配伍应用】 ①白芍配甘草：适用于肝脾不和、筋脉失濡所致的脘腹、四肢挛急作痛。②白芍配木香：适用于气血凝滞所致的腹痛下利等。③白芍配枸杞子：适用于肝肾阴亏所致的头晕目眩、眼目干涩等。

【药理作用】 本品有调节免疫功能、镇静、镇痛、解痉、抑制血小板聚集、扩张冠状动脉、降血压、抗炎及保肝等作用。

【用法用量】 内服：煎汤，5~15g；或入丸散。养血调经多炒用，平肝敛阴多生用。

【使用注意】 反藜芦。

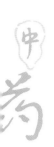

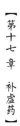

高清原大图谱

Ejiao

Asini Corii Colla

阿胶

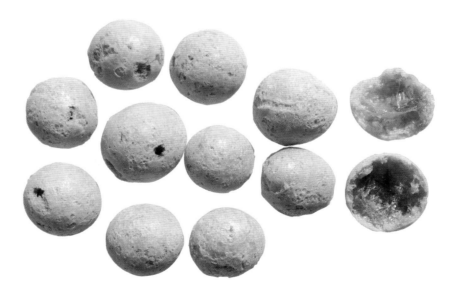

阿胶珠

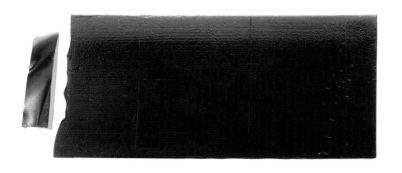

阿胶

【来源产地】马科动物驴 *Equus asinus* L. 的皮，经煎煮、浓缩制成的固体胶。主产于山东、山西、河南、江苏、浙江、河北。

【加工制法】将驴皮浸泡去毛，切块洗净，分次水煎，滤过，合并滤液，浓缩至稠膏状，冷凝，切块，晾干。捣成碎块。

【经验鉴别】以乌黑、断面光亮、质脆、味甘者为佳。

【性味归经】甘，平。归肺、肝、肾经。

【功效主治】补血止血，滋阴润燥。主治：①血虚眩晕、心悸。②吐血、衄血、便血、崩漏、妊娠胎漏。③阴虚燥咳或虚劳咳喘。④阴虚心烦、失眠。

【配伍应用】①阿胶配黄连：适用于热邪伤阴，阴虚火旺所致的心悸失眠者。②阿胶配桑白皮：适用于肺阴虚燥热所致的咳嗽痰少、咽干、痰中带血等。③阿胶配人参：适用于肺气阴不足所致的咳嗽、咯血等。

【药理作用】本品有促进造血、降低血黏度、抗肺损伤、增强免疫等作用。

【用法用量】内服：3~9g，用开水或黄酒化开；入汤剂应烊化后再与煎好的药液合兑；或入丸散。止血宜蒲黄炒，润肺宜蛤粉炒。

【使用注意】本品滋腻黏滞，故脾胃不健、纳食不佳、消化不良及大便溏泄者忌服。

中药

高清原大图谱

龙眼肉

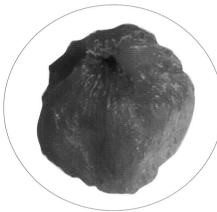

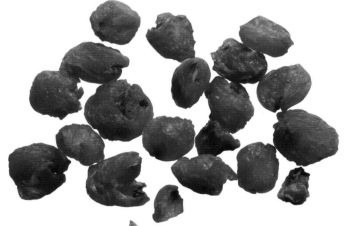

龙眼肉

【来源产地】无患子科植物龙眼 *Dimocarpus longan* Lour. 的假种皮。主产于福建、广西、广东。

【采收加工】夏、秋二季采收成熟果实，干燥，除去壳、核，晒至干爽不黏。

【经验鉴别】以片大、肉厚、质细软、色棕黄、半透明、味浓甜者为佳。

【性味归经】甘，温。归心、脾经。

【功效主治】补心脾，益气血，安心神。主治：①心脾两虚之心悸怔忡、失眠健忘。②气血不足证。

【配伍应用】①龙眼肉配人参：适用于思虑过度、劳伤心脾所致的惊悸怔忡，失眠健忘及脾虚气弱、统摄无权所致的崩漏便血。②龙眼肉配枸杞子：适用于年老体弱、病后失养所致的心悸、健忘、失眠、烦躁、头目眩晕、倦怠无力、腰膝酸软等。③龙眼肉配当归：适用于血虚所致的失眠、健忘多梦、惊悸怔忡及眩晕。

【药理作用】本品有提高免疫、改善记忆等作用。

【用法用量】内服：煎汤，干品 9~15g，鲜品酌加；或入丸散。

【使用注意】本品虽甘温无毒，但易助热生火，故内有实火、痰热、湿热者忌服。

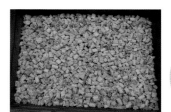

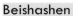

Beishashen

Glehniae Radix

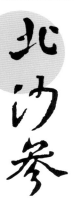

北沙参

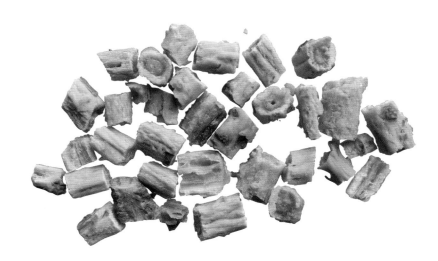

北沙参

【来源产地】 伞形科植物珊瑚菜 *Glehnia littoralis* Fr. Schmidt ex Miq. 的干燥根。 主产于山东、江苏、河北、辽宁。

【采收加工】 夏、秋二季采挖，除去须根，洗净，稍晾，置沸水中烫后，除去外皮，干燥，或洗净直接干燥。切段。

【经验鉴别】 以质坚、色黄白者为佳。

【性味归经】 甘，微寒。归肺、胃经。

【功效主治】 养阴清肺，益胃生津。主治：①肺热燥咳、阴虚劳嗽咯血。②阴伤津亏的舌干口渴。

【配伍应用】 ①北沙参配麦冬：适用于热伤肺阴所致的干咳痰少、咽干口渴。②北沙参配知母：适用于阴虚劳热、咳嗽咯血。③北沙参配苦杏仁：适用于肺虚燥咳或劳嗽久咳、干咳少痰、咽干音哑等。

【药理作用】 本品有镇咳、祛痰平喘、抗胃溃疡、调节免疫等作用。

【用法用量】 内服：煎汤，5~12g；或入丸散。

【使用注意】 本品甘寒，故虚寒证忌服。不宜与藜芦同用。

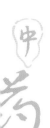

Maidong

Ophiopogonis Radix

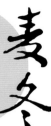

麦冬

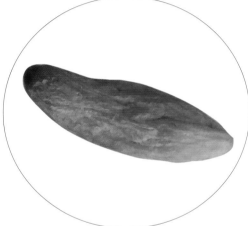

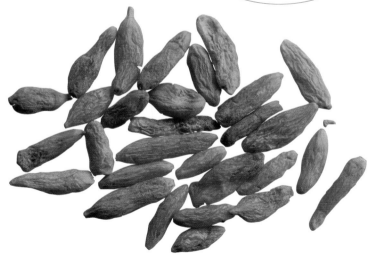

麦冬

【来源产地】百合科植物麦冬 *Ophiopogon japonicus* (L. f) Ker-Gawl. 的干燥块根。主产于浙江、四川。

【采收加工】夏季采挖，洗净，反复曝晒、堆置，至七八成干，除去须根，干燥。轧扁。

【经验鉴别】以个大、饱满、色淡黄白、半透明、质柔者为佳。

【性味归经】甘、微苦，微寒。归肺、心、胃经。

【功效主治】润肺养阴，益胃生津，清心除烦，润肠通便。主治：①肺热燥咳痰黏、阴虚劳嗽咯血。②津伤口渴、内热消渴。③心阴虚、心火旺的心烦失眠。④肠燥便秘。

【配伍应用】①麦冬配桑叶：适用于燥热伤肺、干咳痰黏等。②麦冬配五味子：适用于阴虚燥咳较重、少动则喘、咳嗽吐痰不已等。③麦冬配玄参：适用于肺阴不足而致喉痒、咳嗽无痰、口渴咽干以及肠燥便秘等。

【药理作用】本品有降血糖、平喘、增强免疫、延缓衰老、改善心脏功能、改善血液流变性等作用。

【用法用量】内服：煎汤，6~12g；或入丸散。

【使用注意】本品性凉滋润，故风寒或痰饮咳嗽、脾虚便溏者忌服。

石斛

中药高清原大图谱

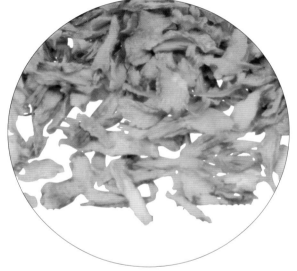

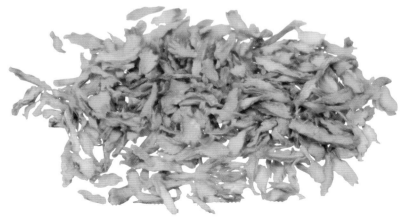

石斛

【第十七章 补虚药】

【来源产地】兰科植物金钗石斛 *Dendrobium nobile* Lindl.、流苏石斛 *D. fimbriatum* Hook. 或鼓槌石斛 *D. chrysotoxum* Lindl. 的栽培品及其同属近似种的新鲜或干燥茎。主产于云南、浙江、广西、广东、贵州。

【采收加工】全年均可采收，鲜用者除去根及泥沙；干用者除去杂质，用开水略烫或烘软，再边搓边烘晒，至叶鞘搓净，干燥。切段。

【经验鉴别】鲜品以色青绿、肥满多汁、嚼之发黏者为佳，干品以色金黄、有光泽、质柔韧、"化渣"者为佳。"化渣"：指药材经口嚼而无残渣。

【性味归经】甘，微寒。归胃、肾经。

【功效主治】养胃生津，滋阴除热，明目，强腰。主治：①热病伤津或胃阴不足的舌干口燥、内热消渴。②阴虚虚热不退。③肾虚视物不清、腰膝软弱。

【配伍应用】①石斛配地黄：适用于热病伤津、口干咽燥、低热烦渴、舌绛苔黑等。②石斛配沙参：适用于杂病胃阴不足、饮食不香、胃中嘈杂、胃脘隐痛或灼痛、干呕或呃逆、舌光红少苔等。③石斛配天花粉：适用于胃火炽盛、胃阴不足等。

【药理作用】本品有降血糖、抗白内障、调节胃肠功能等作用。

【用法用量】内服：煎汤，6~12g，鲜品15~30g；或入丸散。干品入汤剂宜先下。

【使用注意】本品甘补恋邪，故温热病不宜早用。又能助湿，故湿温尚未化燥者忌服。

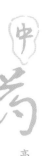

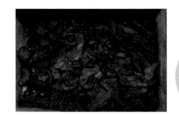

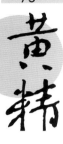

黄精

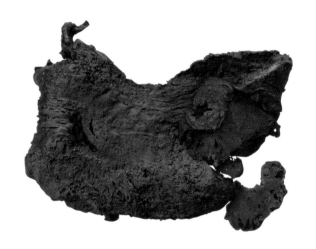

酒黄精

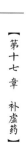

【来源产地】百合科植物黄精 *Polygonatum sibiricum* Red.、滇黄精 *P. kingianum* Coll. et Hemsl. 或多花黄精 *P. cyrtonema* Hua 的干燥根茎。习称"鸡头黄精""大黄精""姜形黄精"。主产于河北、云南、贵州、湖北、湖南、四川。

【采收加工】春、秋二季采挖，除去须根，洗净，置沸水中略烫或蒸至透心，干燥。切厚片。

【经验鉴别】以色黄、断面"冰糖碴"、味甜者为佳。①"年节间"：为黄精药材的鉴别特征之一。是指根茎表面具有的环节之间的距离。②"鸡眼"：指根及根茎类药材其地上茎脱落以后的圆形凹陷痕迹。③"冰糖碴"：专指块大、色黄、质润泽的黄精的透明断面。

【性味归经】甘，平。归脾、肺、肾经。

【功效主治】滋阴润肺，补脾益气。主治：①肺虚燥咳、劳嗽久咳。②肾虚精亏的腰膝酸软、须发早白、头晕乏力。③气虚倦怠乏力、阴虚口干便燥。④气阴两虚、内热消渴。

【配伍应用】①黄精配沙参：适用于燥热耗伤气阴所致的烦渴、短气乏力、干咳无痰或少痰等。②黄精配枸杞子：适用于肺肾亏虚所致腰酸遗精、咳嗽等。③黄精配何首乌：适用于病后虚羸、精血亏虚、眩晕心悸、腰膝酸软、须发早白等。

【药理作用】本品有增强免疫、降血糖、延缓衰老、抗疲劳、提高记忆等作用。

【用法用量】内服：煎汤，9~15g；或入丸散。

【使用注意】本品易助湿邪，故脾虚有湿、咳嗽痰多、中寒便溏、气滞腹胀者忌服。

中药
高清原大图谱

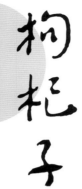

枸杞子

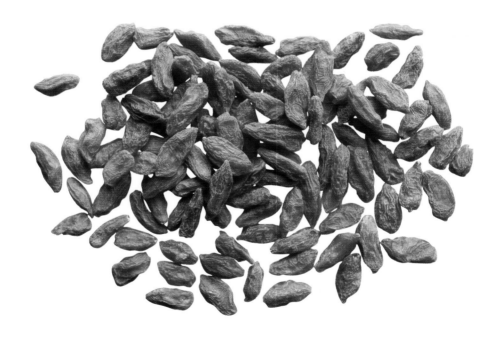

枸杞子

【来源产地】茄科植物宁夏枸杞 *Lycium barbarum* L.的干燥成熟果实。主产于宁夏、新疆、甘肃、青海。

【采收加工】夏、秋二季果实呈红色时采收，热风烘干，除去果梗，或晾至皮皱后，晒干，除去果梗。

【经验鉴别】以粒丰满、肉厚、籽少、色暗红、质柔润、味微甜者为佳。

【性味归经】甘，平。归肝、肾、肺经。

【功效主治】滋补肝肾，明目，润肺。主治：①肝肾阴虚的头晕目眩、视力减退、腰膝酸软、遗精。②消渴。③阴虚咳嗽。

【配伍应用】①枸杞子配熟地黄：适用于肾阴不足、精衰血少、腰膝酸软、形容憔悴、阳痿遗精等。②枸杞子配何首乌：适用于肝肾不足、精血亏损所致早衰诸证，如目暗不明、视物昏花、头晕目眩、须发早白、夜尿频多等。③枸杞子配当归：适用于产后风虚劳损、四肢疼痛、心神虚烦、不欲饮食等。

【药理作用】本品有增强免疫、延缓衰老、性激素样、抗肝损伤、降血糖、改善视网膜病变、调血脂、抗疲劳等作用。

【用法用量】内服：煎汤，6~12g；或入丸散。

【使用注意】本品滋阴润燥，故大便溏薄者慎服。

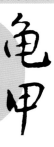

龟甲

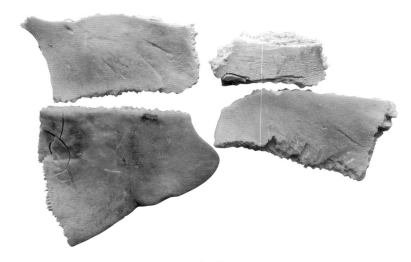

龟甲

【来源产地】龟科动物乌龟 *Chinemys reevesii* (Gray) 的背甲及腹甲。
主产于浙江、安徽、湖北、湖南。

【采收加工】全年均可捕捉，以秋、冬二季为多，捕捉后杀死，或
用沸水烫死，剥取背甲及腹甲，除去残肉，晒干。分
别称为"血板"和"烫板"。

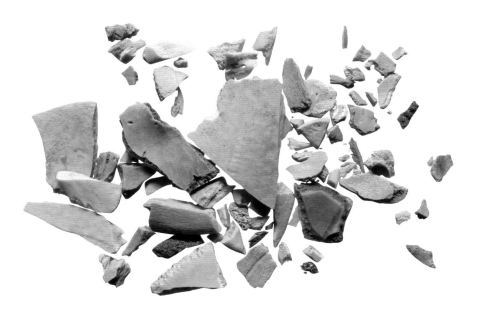

醋龟甲

【经验鉴别】以无残肉者为佳。

【性味归经】甘、咸，寒。归肝、肾、心经。

【功效主治】滋阴潜阳，益肾健骨，养血补心，凉血止血。主治：①阴虚阳亢之头晕目眩、热病伤阴之虚风内动。②阴虚发热。③肾虚腰膝痿弱、筋骨不健、小儿囟门不合。④心血不足之心悸、失眠、健忘。⑤血热崩漏、月经过多。

【配伍应用】①龟甲配熟地黄：适用于阴精亏虚所致的腰膝酸软、筋骨痿弱、足膝痿痹及步履全废、大肉渐脱，以及小儿五迟五软等。②龟甲配鳖甲：适用于热病后期、邪热未尽、低热不退、夜热早凉等。③龟甲配龙骨：适用于肝阳上亢的头痛头晕等。

【药理作用】本品有抗骨质疏松、抗神经损伤、抗肝损伤等作用。

【用法用量】内服：煎汤，9~30g，打碎先下；或入丸散。

【使用注意】本品甘寒，故脾胃虚寒者忌服。孕妇慎服。

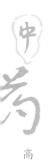

Biejia

Trionycis Carapax

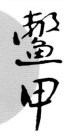

鳖甲

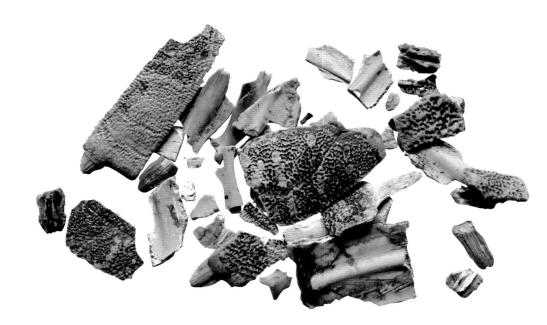

醋鳖甲

【来源产地】 鳖科动物鳖 *Trionyx sinensis* Wiegmann 的背甲。主产于湖北、湖南、安徽、江苏、浙江。

【采收加工】 全年均可捕捉，以秋、冬二季为多，捕捉后杀死，置沸水中烫至背甲上的硬皮能剥落时，取出，剥取背甲，除去残肉，晒干。

【经验鉴别】 以块大、无残肉者为佳。"子裙"：是指鳖甲上所附的硬皮，其边缘厚而软，形成肉鳍，又称"裙边"。

【性味归经】 咸，寒。归肝、肾经。

【功效主治】 滋阴潜阳，退热除蒸，软坚散结。主治：①阴虚阳亢之头晕目眩、热病伤阴之虚风内动。②阴虚发热。③久疟疟母、癥瘕。

【配伍应用】 ①鳖甲配地骨皮：适用于肝肾阴虚、低热不退、邪热炽盛、盗汗骨蒸、形销骨立、遗精滑精等。②鳖甲配青蒿：适用于温病后期、邪伏阴分之夜热早凉、热退无汗、口干咽燥、舌红苔少、脉细数等。③鳖甲配熟地黄：适用于阴虚血热、经期超前、经色紫黑等。

【药理作用】 本品有抗肿瘤、增强免疫、抗肝损伤等作用。

【用法用量】 内服：煎汤，9~30g，打碎先下；或入丸散。滋阴潜阳宜生用，软坚散结宜醋炙用。

【使用注意】 本品性寒质重，故脾胃虚寒之食少便溏者及孕妇慎服。

Tiandong

Asparagi Radix

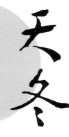

天冬

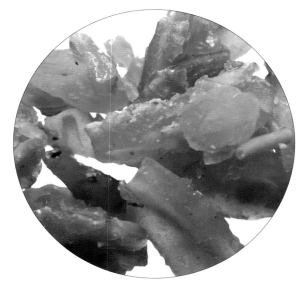

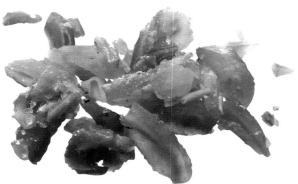

天冬

【来源产地】百合科植物天冬 *Asparagus cochinchinensis* (Lour.) Merr. 的干燥块根。主产于贵州、四川、广西。

【采收加工】秋、冬二季采挖，洗净，除去茎基和须根，置沸水中煮或蒸至透心，趁热除去外皮，洗净，干燥。

【经验鉴别】以条粗壮、色黄白、半透明者为佳。

【性味归经】甘、苦，寒。归肺、肾经。

【功效主治】滋阴降火，清肺润燥，润肠通便。主治：①肺热燥咳、顿咳痰黏、劳嗽咯血。②骨蒸潮热、津伤口渴、阴虚消渴。③肠燥便秘。

【配伍应用】①天冬配麦冬：适用于阴虚肺热、劳嗽咯血等。②天冬配川贝母：适用于痰热壅肺、伤津耗液、痰黏难咳等。③天冬配阿胶：适用于肺阴虚内热、咳痰带血等。

【药理作用】本品有镇咳、祛痰、平喘、降血糖、延缓衰老等作用。

【用法用量】内服：煎汤，6~12g；或入丸散。

【使用注意】本品大寒滋润，故脾胃虚寒、食少便溏者慎服。

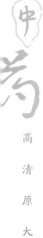

Yuzhu

Polygonati Odorati Rhizoma

玉竹

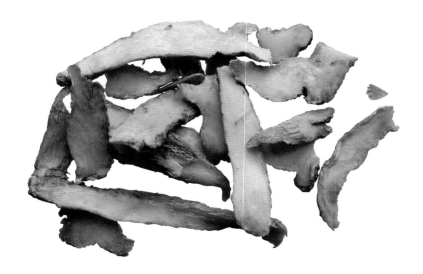

玉竹

【来源产地】百合科植物玉竹 *Polygonatum odoratum* (Mill.) Druce 的干燥根茎。主产于湖南、湖北、河南、江苏、浙江。

【采收加工】秋季采挖，除去须根，洗净，晒至柔软后，反复揉搓、晾晒至无硬心，晒干；或蒸透后，揉至半透明，晒干。切厚片或段。

【经验鉴别】以条长、肥壮、色黄白光润、半透明、味甜者为佳。

【性味归经】甘，平。归肺、胃经。

【功效主治】滋阴润肺，生津养胃。主治：①肺燥咳嗽、阴虚劳嗽、阴虚外感。②胃阴耗伤的舌干口燥、消渴。

【配伍应用】①玉竹配沙参：适用于燥热伤肺、干咳少痰、热病伤阴等。②玉竹配地黄：适用于热病伤阴、津亏液少、烦热口渴、口舌干燥等。③玉竹配薄荷：适用于阴虚之人，以及外感风热、头痛生热、心烦口渴、舌质红、脉浮数等。

【药理作用】本品有降血糖、延缓衰老、增强免疫等作用。

【用法用量】内服：煎汤，6~12g；或入丸散。

【使用注意】本品柔润多液，故脾虚有痰湿者忌服。

Baihe

Lilii Bulbus

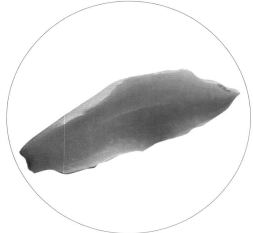

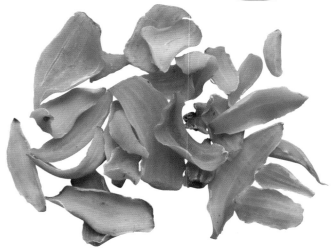

百合

【来源产地】百合科植物卷丹 *Lilium lancifolium* Thunb.、百合 *L. brownii* F. E. Brown var. *viridulum* Baker 或细叶百合 *L. pumilum* DC. 的干燥肉质鳞叶。主产于湖南、湖北、江西、浙江、安徽。

【采收加工】秋季采挖，洗净，剥取鳞叶，置沸水中略烫，干燥。

【经验鉴别】以肉厚、质硬、筋少、色白者为佳。

【性味归经】甘，微寒。归肺、心经。

【功效主治】养阴润肺，清心安神。 主治：①肺虚久咳、劳嗽咯血。②虚烦惊悸、失眠多梦、精神恍惚。

【配伍应用】①百合配川贝母：适用于痰热壅肺、热灼津伤、肺失清肃、咳嗽气喘、痰中带血等。②百合配款冬花：适用于肺热久咳伤阴、肺肾阴虚、劳嗽咯血等。③百合配麦冬：适用于肺肾阴虚痨嗽咯血等。

【药理作用】本品有镇咳祛痰、镇静、抗抑郁、调节免疫、耐缺氧、抗疲劳等作用。

【用法用量】内服：煎汤，6~12g；或入丸散。

【使用注意】本品寒润，故风寒咳嗽或中寒便溏者忌服。

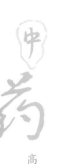

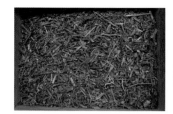

Mohanlian

Ecliptae Herba

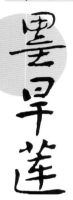

墨旱莲

【来源产地】 菊科植物鳢肠 *Eclipta prostrata* L. 的干燥地上部分。主产于江苏、浙江、江西、湖北、广东。

【采收加工】 花开时采割，晒干。

【经验鉴别】 以色墨绿、叶多者为佳。

【性味归经】 甘、酸，寒。归肝、肾经。

【功效主治】 滋阴益肾，凉血止血。主治：①肝肾阴虚的头晕目眩、须发早白。②阴虚血热的吐血、衄血、尿血、便血、崩漏。

【配伍应用】 ①墨旱莲配女贞子：适用于肝肾阴虚所致的头晕目眩、视物昏花、须发早白、腰膝酸软等。②墨旱莲配车前草：适用于血淋、尿血等。

【药理作用】 本品有止血、调节免疫、抗肝损伤等作用。

【用法用量】 内服：煎汤，6~12g；或入丸散。

【使用注意】 本品性寒，故虚寒腹泻者忌服。

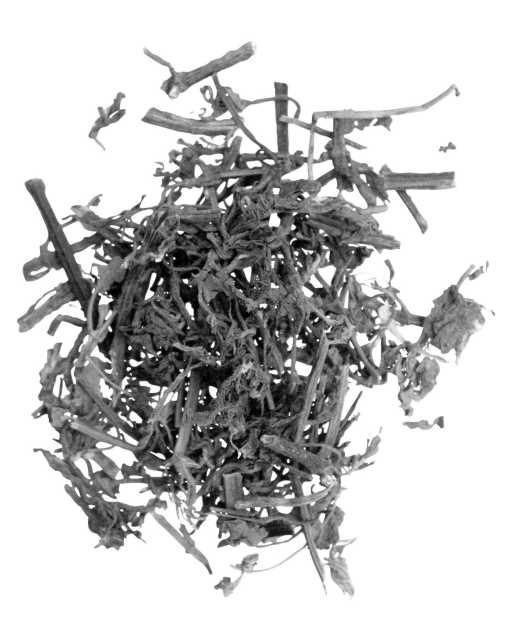

墨旱莲

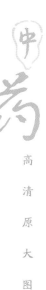

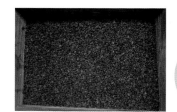

Nüzhenzi

Ligustri Lucidi Fructus

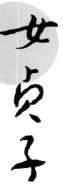

女贞子

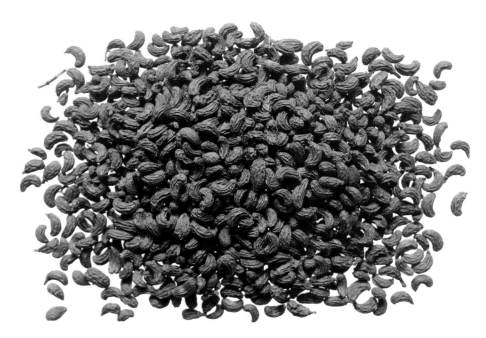

盐女贞子

【来源产地】　木犀科植物女贞 *Ligustrum lucidum* Ait. 的干燥成熟果实。主产于浙江、江苏、福建、湖南、湖北。

【采收加工】　冬季果实成熟时采收，除去枝叶，稍蒸或置沸水中略烫后，干燥；或直接干燥。

【经验鉴别】　以粒大、饱满、色紫黑者为佳。

【性味归经】　甘、苦，凉。归肝、肾经。

【功效主治】　滋肾补肝，清虚热，明目乌发。主治：①肝肾阴虚的头晕目眩、腰膝酸软、须发早白。②阴虚发热。③肝肾虚亏的目暗不明、视力减退。

【配伍应用】　①女贞子配桑椹：适用于肝肾亏虚、腰膝酸软、头晕目眩、视物模糊、耳鸣健忘、须发早白等。②女贞子配菟丝子：适用于肝肾不足、阴虚阳亢、头晕目眩、视物模糊、耳鸣健忘等。③女贞子配墨旱莲：适用于肝肾阴虚之证。

【药理作用】　本品有降血糖、性激素样、调节免疫、延缓衰老、抗肝损伤、调血脂、抗疲劳等作用。

【用法用量】　内服：煎汤，6~12g；或入丸散。

【使用注意】　本品虽补而不腻，但性凉，故脾胃虚寒泄泻及肾阳虚者忌服。

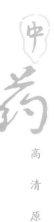

中药

高清原大图谱

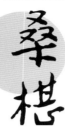

桑椹

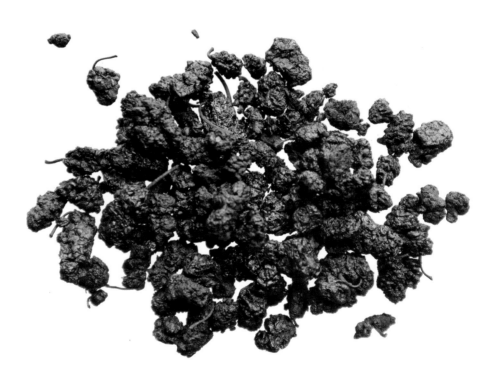

盐桑椹

【来源产地】桑科植物桑 *Morus alba* L. 的干燥或新鲜成熟果穗。主产于浙江、江苏、安徽、湖南。

【采收加工】4~6 月果实变红时采收，晒干，或略蒸后晒干。

【经验鉴别】以个大、肉厚、色紫红，糖性足者为佳。

【性味归经】甘，寒。归心、肝、肾经。

【功效主治】滋阴补血，生津，润肠。主治：①阴虚血亏的眩晕、目暗、耳鸣、失眠、须发早白。②津伤口渴、消渴。③肠燥便秘。

【配伍应用】①桑椹配何首乌：适用于肝肾不足、阴血亏虚之眩晕耳鸣、目暗昏花、腰膝酸软、须发早白等。②桑椹配鸡血藤：适用于阴血亏虚诸证。③桑椹配肉苁蓉：适用于大肠津亏之大便秘结等。

【药理作用】本品有延缓衰老、增强免疫、降血糖、调血脂、抗疲劳等作用。

【用法用量】内服：煎汤，9~15g，鲜品加倍；或入膏滋剂。

【使用注意】本品性寒润滑，故脾胃虚寒溏泄者忌服。

Chushizi

Broussonetiae Fructus

楮实子

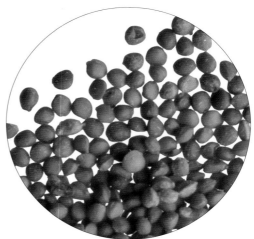

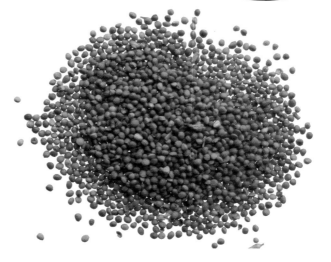

楮实子

【来源产地】桑科植物构树 *Broussonetia papyrifera* (L.) Vent. 的干燥成熟果实。主产于河南、湖北、湖南、山西、甘肃。

【采收加工】秋季果实成熟时采收，洗净，晒干，除去灰白色膜状宿萼及杂质。

【经验鉴别】以饱满、色淡红棕者为佳。

【性味归经】甘，寒。归肝、肾经。

【功效主治】滋阴益肾，清肝明目，利尿。主治：①肝肾不足、腰膝酸软、虚劳骨蒸。②头晕目昏、目生翳膜。③水肿胀满。

【配伍应用】①楮实子配枸杞子：适用于肝肾不足所致的腰膝酸软、虚劳骨蒸、盗汗遗精、头晕、目暗不明等。②楮实子配荆芥穗：适用于风热上攻、目翳流泪、眼目昏花等。③楮实子配茯苓：适用于气化不利所致的水肿、小便不利等。

【药理作用】本品有提高记忆、增强免疫、抗肿瘤等作用。

【用法用量】内服：煎汤，6~12g；或入丸散。

【使用注意】本品甘寒滋腻，故脾胃虚寒、大便溏泄者慎服。

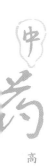

第十八章

收涩药

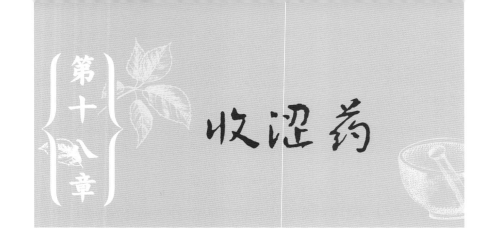

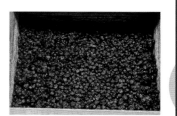

Wuweizi

Schisandrae Chinensis Fructus

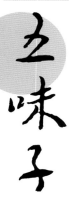

五味子

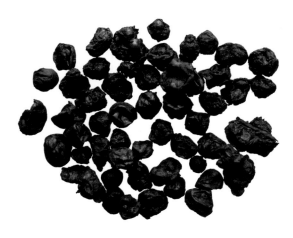

蒸五味子

【来源产地】 木兰科植物五味子 *Schisandra chinensis* (Turcz.) Baill. 的
干燥成熟果实。习称"北五味子"。主产于辽宁、吉林、
黑龙江。

【采收加工】 秋季果实成熟时采摘，晒干或蒸后晒干，除去果梗及
杂质。

【经验鉴别】 以粒大、果皮紫红、肉厚、柔润者为佳。

【性味归经】 酸，温。归肺、肾、心经。

【功效主治】 收敛固涩，益气生津，滋肾宁心。主治：①肺虚久咳或
肺肾不足的咳喘。②津伤口渴、消渴。③表虚自汗、阴
虚盗汗。④肾虚遗精、滑精。⑤脾肾两虚的五更泄泻。
⑥虚烦心悸、失眠多梦。

【配伍应用】 五味子配细辛：适用于素有宿饮、复感风寒之咳嗽喘急、
痰多稀白者，或寒饮咳喘诸证，以及肺肾两虚，久咳虚
喘等。

【药理作用】 本品有保肝、镇静、保护心肌、调节免疫、抗溃疡、抗
衰老等作用。

【用法用量】 内服：煎汤，2~6g；或入丸散。

【使用注意】 本品酸温涩敛，故表邪未解、内有实热、咳嗽初起及麻
疹初发者慎服。

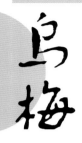

乌梅

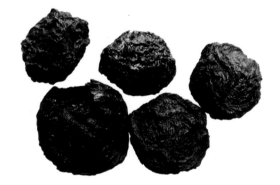

乌梅

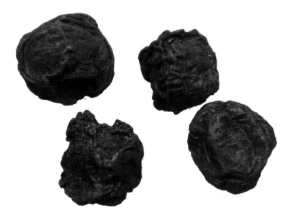

乌梅炭

【来源产地】蔷薇科植物梅 *Prunus mume* (Sieb.) Sieb. et Zucc. 的干燥近成熟果实。主产于四川、浙江、福建、广东。

【采收加工】夏季果实近成熟时采收，低温烘干后闷至色变黑。

【经验鉴别】以个大、肉厚柔润、核小、不破裂、味极酸者为佳。

【性味归经】酸，平。归肝、脾、肺、大肠经。

【功效主治】敛肺，涩肠，生津，安蛔，止血。主治：①肺虚久咳。②久泻久痢。③虚热消渴。④蛔厥腹痛。⑤崩漏、便血。

【配伍应用】①乌梅配甘草：适用于虚热消渴、干咳久咳。②乌梅配黄连：适用于久泻久痢、湿热未尽、阴液已伤或身热吐蛔者。

【药理作用】本品有调节平滑肌、镇咳、止泻、止血等作用。

【用法用量】内服：煎汤，6~12g；或入丸散。外用：适量。止泻止血宜炒炭，生津安蛔当生用。

【使用注意】本品酸涩收敛，故表邪未解及实热积滞者慎服。

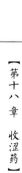

Chishizhi

Halloysitum Rubrum

赤石脂

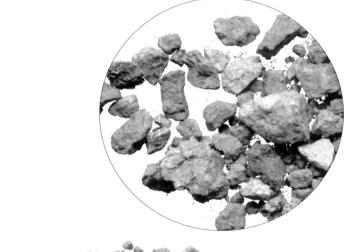

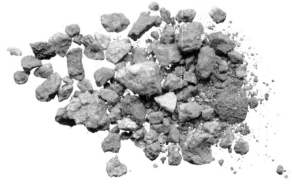

赤石脂

【来源产地】硅酸盐类矿物多水高岭石族多水高岭石，主含四水硅酸铝 [$Al_4(Si_4O_{10})(OH)_8 \cdot 4H_2O$]。主产于山西、河南、江苏、陕西。

【采收加工】采挖后，除去杂石。打碎或研细粉。

【经验鉴别】以色红、光滑、细腻、吸水性强者为佳。

【性味归经】甘、酸、涩，温。归大肠、胃经。

【功效主治】涩肠止泻，止血，止带；外用收湿敛疮生肌。主治：①泻痢不止、便血脱肛。②崩漏、赤白带下。③湿疮流水、溃疡不敛、外伤出血。

【配伍应用】①赤石脂配干姜、粳米：适用于少阴病、脾肾阳虚、肠失固摄所致的便下脓血、日久不愈、腹痛绵绵、喜温喜按等。②赤石脂配侧柏叶、海螵蛸：适用于妇女漏下出血，日久不止者。

【药理作用】本品有止血、止泻等作用。

【用法用量】内服：煎汤，9~12g，打碎先下；或入丸散。外用：适量，研末调敷。

【使用注意】本品性收敛，实热积滞者不宜使用；孕妇慎服；不宜与肉桂同用。

Lianzi

Nelumbinis Semen

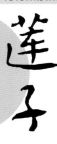

莲子

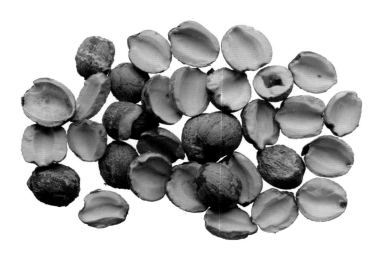

莲子

【来源产地】睡莲科植物莲 *Nelumbo nucifera* Gaertn. 的去胚的干燥成熟种子。主产于湖南、湖北、福建、江苏、浙江、江西。

【采收加工】秋季果实成熟时采割莲房，取出果实，除去果皮，干燥。

【经验鉴别】以个大饱满者为佳。

【性味归经】甘、涩，平。归脾、肾、心经。

【功效主治】补脾止泻，益肾固精，止带，养心安神。主治：①脾虚久泻、食欲不振。②肾虚遗精、滑精、脾肾两虚之带下。③心肾不交的虚烦、惊悸失眠。

【配伍应用】①莲子配芡实：适用于脾虚泄泻日久不愈，脾虚湿盛、白带绵绵、肾虚精关不固、梦遗滑精，肾虚小便频数、小便失禁。②莲子配黄连：适用于久痢、饮食不下等。③莲子配酸枣仁：适用于心脾不足的心悸失眠、怔忡健忘等。

【药理作用】本品有抗氧化、增强免疫等作用。

【用法用量】内服：煎汤，6~15g；或入丸散。

【使用注意】本品甘涩，故大便秘结者慎服。

附：莲须、莲房、荷梗、荷叶

莲须

莲须为莲的干燥雄蕊。味甘、涩，性平。归心、肾经。固肾涩精。主治：遗精滑精、带下、尿频。内服：煎汤，3~5g。

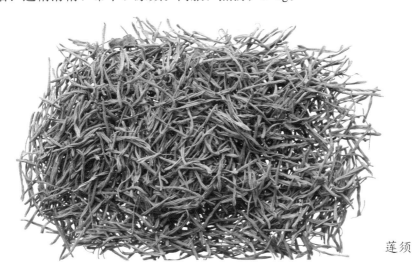

莲须

莲房

莲房为莲的干燥花托。味苦、涩，性温。莲房归肝经。化瘀止血。主治：崩漏、尿血、痔疮出血、产后瘀阻、恶露不尽。内服：煎汤，5~10g。

荷梗

荷梗为莲的干燥叶柄。味苦，性平。归脾、胃经。清热解暑，理气化湿，和胃安胎。主治：暑湿胸闷不舒、泄泻、痢疾、淋病、带下病。内服：煎汤，3~9g；鲜品适量。

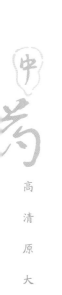

中药
高清原大图谱

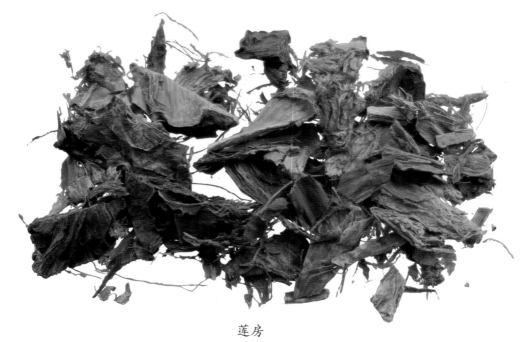

莲房

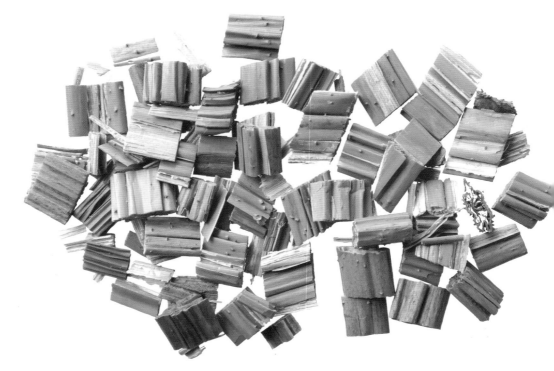

荷梗

荷叶

　　荷叶为莲的干燥叶。味苦，性平。归肝、脾、胃经。清暑化湿，升发清阳，凉血止血。主治：暑热烦渴、暑湿泄泻、脾虚泄泻、血热吐衄、便血崩漏。内服：煎汤，3~10g。

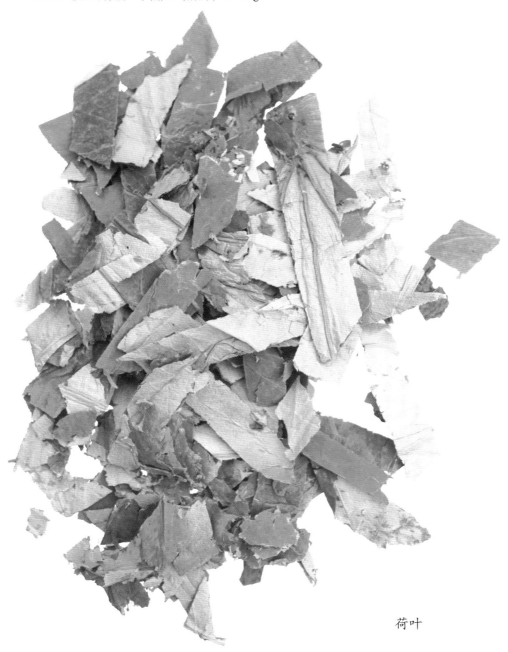

荷叶

Shanzhuyu

Corni Fructus

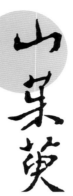

山萸肉

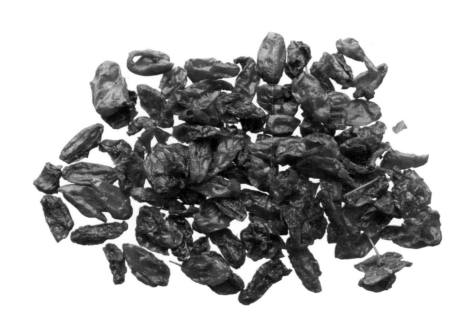

山萸肉

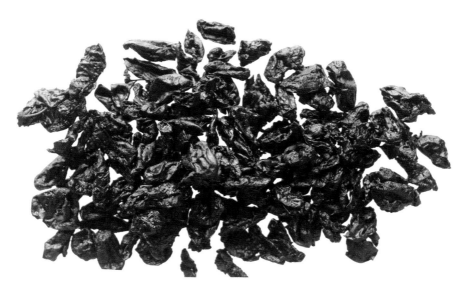

盐山萸肉

【来源产地】	山茱萸科植物山茱萸 *Cornus officinalis* Sieb. et Zucc. 的干燥成熟果肉。习称"枣皮"。主产于河南、浙江、陕西、安徽。
【采收加工】	秋末冬初果皮变红时采收果实，用文火烘或置沸水中略烫后，及时除去果核，干燥。
【经验鉴别】	以片大、肉厚、色紫红、油润柔软者为佳。
【性味归经】	酸、甘，微温。归肝、肾经。
【功效主治】	补益肝肾，收敛固脱。主治：①肝肾亏虚的头晕目眩、腰膝酸软、阳痿。②肾虚遗精滑精、小便不禁、虚汗不止。③妇女崩漏及月经过多。
【配伍应用】	①山茱萸配牡蛎：适用于肝肾不足、精气失常，或元气欲脱之自汗盗汗、遗精滑精、带下。②山茱萸配白芍：适用于崩漏、吐衄、失血过多，以及自汗盗汗等。
【药理作用】	本品有降血糖、抗心律失常、调节免疫等作用。
【用法用量】	内服：煎汤，6~12g；或入丸散。
【使用注意】	本品温补固涩，故命门火炽、素有湿热及小便不利者慎服。

Sangpiaoxiao

Mantidis Oötheca

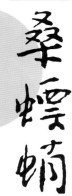

桑螵蛸

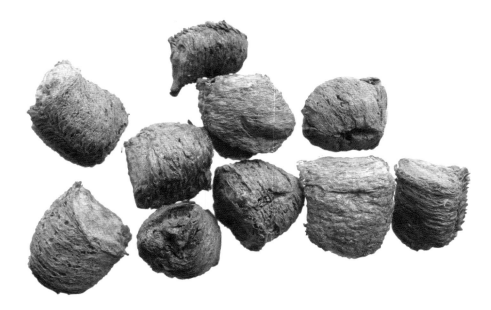

盐桑螵蛸

【来源产地】 螳螂科昆虫大刀螂 *Tenodera sinensis* Saussure、小刀螂 *Statilia maculata* (Thunberg) 或巨斧螳螂 *Hierodula patellifera* (Serville) 的干燥卵鞘。分别习称"团螵蛸""长螵蛸"及"黑螵蛸"。全国大部分地区均产。

【采收加工】 深秋至次春收集，除去杂质，蒸至虫卵死后，干燥。用时剪碎。

【经验鉴别】 以个完整、色黄褐、体轻而带韧性、卵未孵出者为佳。

【性味归经】 甘、咸，平。归肝、肾经。

【功效主治】 固精缩尿，补肾助阳。主治：①肾阳亏虚的遗精滑精、遗尿尿频、小便白浊、带下。②阳痿不育。

【配伍应用】 ①桑螵蛸配黄芪：适用于肾亏气弱、收摄无权之遗精滑泄、遗尿、小便清长频数。②桑螵蛸配菟丝子：适用于下元亏损、腰膝酸软、阳痿遗精、遗尿尿频、带下清稀等。

【药理作用】 本品有抗利尿、抗缺氧、抗氧化等作用。

【用法用量】 内服：煎汤，5~10g；或入丸散。

【使用注意】 本品助阳固涩，故阴虚火旺之遗精及湿热尿频者忌服。

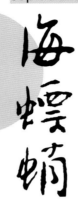

海螵蛸

中

药

高清原大图谱

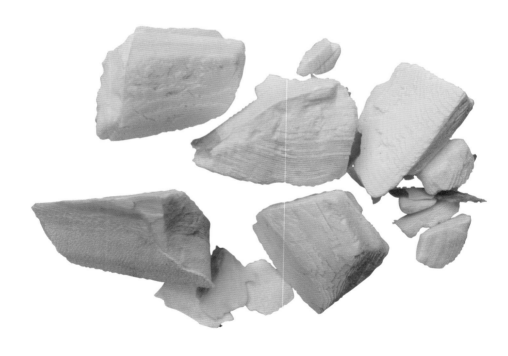

海螵蛸

【来源产地】乌贼科动物无针乌贼 *Sepiella maindroni* de Rochebrune 或金乌贼 *Sepia esculenta* Hoyle 的干燥内壳。主产于浙江、福建、山东、江苏、广东。

【采收加工】收集乌贼鱼的骨状内壳，洗净，干燥。砸成小块。

【经验鉴别】以色白者为佳。

【性味归经】咸、涩，温。归肝、脾、肾经。

【功效主治】收敛止血，固精止带，制酸止痛，收湿敛疮。主治：①崩漏下血、肺胃出血、创伤出血。②肾虚遗精、赤白带下。③胃痛吞酸。④湿疮湿疹、溃疡不敛。

【配伍应用】①海螵蛸配茜草：适用于妇女冲任不固、崩漏带下。②海螵蛸配白及：适用于胃痛泛酸、吐血、咯血等出血病证。③海螵蛸配桑螵蛸：适用于下元不固、遗尿尿频、遗精滑精、崩漏带下。

【药理作用】本品有抗胃溃疡等作用。

【用法用量】内服：煎汤，5~10g；研末，每次 1.5~3g。外用：适量，研末敷。

【使用注意】本品能伤阴助热，故阴虚多热者忌服，大便秘结者慎服。

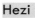

Hezi

Chebulae Fructus

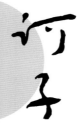

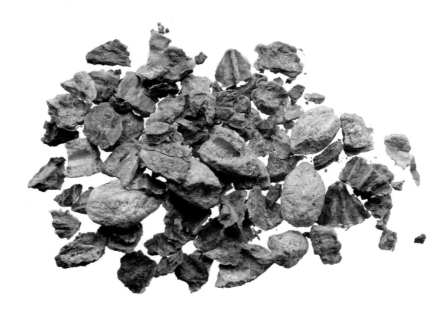

诃子

【来源产地】使君子科植物诃子 *Terminalia chebula* Retz. 或绒毛诃子 *T. chebula* Retz. var. tomentella Kurt. 的干燥成熟果实。主产于云南、广东、广西，进口自印度、斯里兰卡、缅甸。

【采收加工】秋、冬二季果实成熟时采收，除去杂质，晒干。用时打碎。

【经验鉴别】以色棕黄、微皱、有光泽、肉厚者为佳。

【性味归经】酸、涩、苦，平。归肺、大肠经。

【功效主治】涩肠，敛肺，下气，利咽。主治：①久泻、久痢、便血脱肛。②肺虚久咳、咽痛、失音。

【配伍应用】①诃子配白果：适用于肺虚久咳。②诃子配赤石脂、乌梅：适用于慢性痢疾日久不愈。③诃子配升麻、黄芪：适用于气虚下陷、久泻脱肛。

【药理作用】本品有抑制平滑肌收缩、抗病原微生物、保护心肌、降血糖、改善血液流变性等作用。

【用法用量】内服：煎汤，3~10g；或入丸散。敛肺清火开音宜生用，涩肠止泻宜煨用。

【使用注意】本品收涩，故外有表邪、内有湿热积滞者忌服。

肉豆蔻

中药

高清原大·图谱

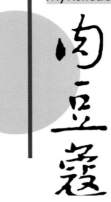

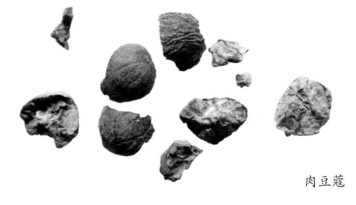

肉豆蔻

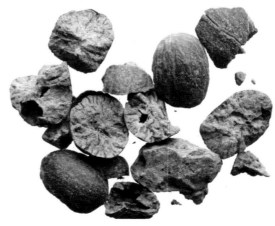

煨肉豆蔻

【来源产地】 肉豆蔻科植物肉豆蔻 *Myristica fragrans* Houtt. 的干燥种仁。主产于马来西亚、印度尼西亚、斯里兰卡。

【采收加工】 每年采收两次，5~7 月及 10~12 月采摘成熟果实，除去果皮，剥去假种皮，击破种皮，将种仁浸于石灰水中一天，取出后低温烘干，或直接取出种仁低温烘干。用时打碎。

【经验鉴别】 以个大、体重、坚实、表面光滑、油足、破开后香气浓烈者为佳。"槟榔纹"：指药材表面或断面呈深浅色相间的花纹，如槟榔断面的纹理，又称"大理石花纹"。

【性味归经】 辛，温。归脾、胃、大肠经。

【功效主治】 涩肠止泻，温中行气。主治：①久泻不止。②虚寒气滞的脘腹胀痛、食少呕吐。

【配伍应用】 ①肉豆蔻配补骨脂：适用于脾肾阳虚、虚冷泄泻、日久不愈及五更泄泻等。②肉豆蔻配诃子：适用于久泻久痢。

【药理作用】 本品有止泻、镇静、心脏保护等作用。

【用法用量】 内服：煎汤，3~10g；入丸散，每次 1.5~3g。温中止泻宜煨用。

【使用注意】 本品温中固涩，故湿热泻痢及胃热疼痛者忌服。

芡实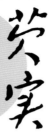

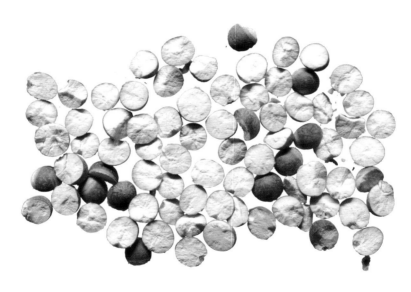

芡实

【来源产地】睡莲科植物芡 *Euryale ferox* Salisb. 的干燥成熟种仁。主产于江苏、山东、湖南、湖北、广东。

【采收加工】秋末冬初采收成熟果实，除去果皮，取出种子，洗净，再除去外种皮，晒干。

【经验鉴别】以颗粒饱满均匀、粉性足者为佳。

【性味归经】甘、涩，平。归脾、肾经。

【功效主治】补脾祛湿，益肾固精。主治：①脾虚久泻不止。②肾虚遗精、小便不禁、白带过多。

【配伍应用】芡实配金樱子：适用于脾肾两虚、久泻不止、肾气不固、遗精滑精、赤白带下。

【药理作用】本品有抗糖尿病、抗衰老等作用。

【用法用量】内服：煎汤，9~15g；或入丸散。

【使用注意】本品味涩收敛，凡湿热为患所致之遗精白浊、尿频带下、泻痢及大小便不利者不宜使用。

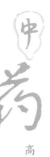

Fupenzi

Rubi Fructus

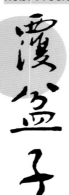

覆盆子

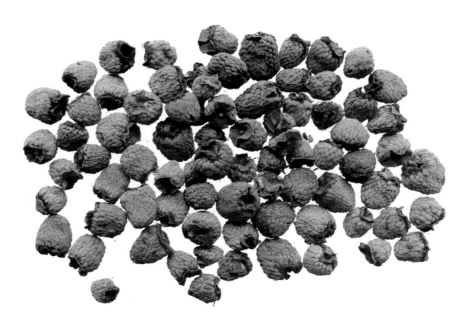

覆盆子

【来源产地】蔷薇科植物华东覆盆子 *Rubus chingii* Hu 的干燥果实。主产于浙江、湖北、江西、福建。

【采收加工】夏初果实由绿变绿黄时采收，除去梗、叶，置沸水中略烫或略蒸，取出，干燥。

【经验鉴别】以个大、饱满、坚实、色黄绿、具酸味者为佳。

【性味归经】甘、酸，微温。归肝、肾、膀胱经。

【功效主治】益肾，固精，缩尿，明目。主治：①肾虚不固的遗精滑精、遗尿尿频。②肾虚阳痿。③肝肾不足的目暗不明。

【配伍应用】①覆盆子配沙苑子：适用于遗精早泄。②覆盆子配金樱子：适用于肾虚精关不固所致的遗精、早泄、遗尿、尿频、腰膝酸软等。

【药理作用】本品有调节下丘脑—垂体—性腺轴功能、抗糖尿病等作用。

【用法用量】内服：煎汤，6~12g；或入丸散。

【使用注意】本品性温固涩，故肾虚有火之小便短涩者忌服。

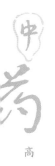

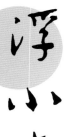

Fuxiaomai

Tritici Levis Fructus

浮小麦

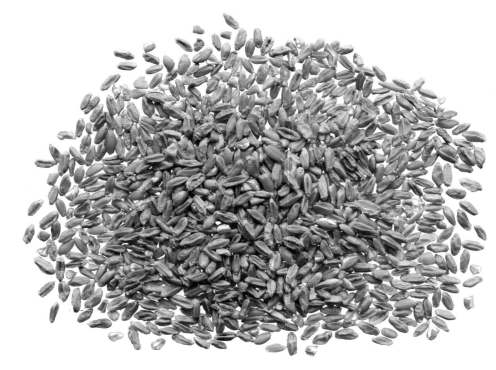

浮小麦

【来源产地】禾本科植物小麦 *Triticum aestivum* L. 未成熟的颖果。全国各地均产。

【采收加工】麦收后选取轻浮瘪瘦的及未脱尽皮的麦粒，晒干。

【经验鉴别】以粒均匀、轻浮者为佳。

【性味归经】甘，凉。归心经。

【功效主治】益气，除热止汗。主治：①气虚自汗、阴虚盗汗。②骨蒸劳热。

【配伍应用】①浮小麦配麻黄根：适用于体虚多汗、自汗不止及阴虚盗汗有热等。②浮小麦配黄芪：适用于诸虚劳损、卫气不固、腠理不密之表虚自汗。

【药理作用】本品有降血脂、增强免疫等作用。

【用法用量】内服：煎汤，15~30g；或入丸散。

【使用注意】对于表邪未尽而汗出者不宜使用。

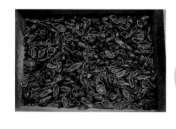

Jinyingzi
Rosae Laevigatae Fructus

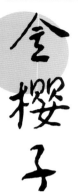

金樱子

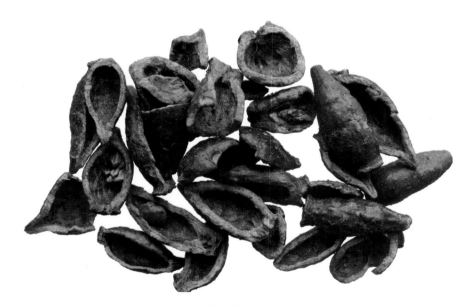

盐金樱子

【来源产地】蔷薇科植物金樱子 *Rosa laevigata* Michx. 的干燥成熟果实。主产于四川、湖南、广东、浙江、江西。

【采收加工】10~11 月果实成熟变红时采收，干燥，除去毛刺。

【经验鉴别】以个大、肉厚、色红黄、有光泽、去净毛刺者为佳。

【性味归经】酸、涩、平。归肾、膀胱、大肠经。

【功效主治】固精缩尿，涩肠止泻，固崩止带。主治：①遗精滑精、尿频遗尿。②久泻久痢。③崩漏带下。

【配伍应用】①金樱子配牡蛎：适用于肾虚遗精、滑精。②金樱子配桑螵蛸：适用于肾气虚弱、收摄无力之遗精滑泄、小便频数、小便失禁。

【药理作用】本品有抗糖尿病、调节免疫、降脂等作用。

【用法用量】内服：煎汤，6~12g；或入丸散。

【使用注意】本品功专收敛，凡有实火、邪实者忌服。

Wubeizi

Galla Chinensis

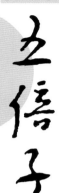

五倍子

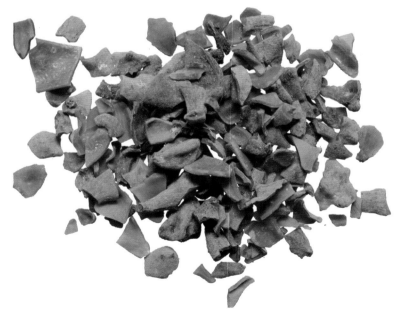

五倍子

【来源产地】漆树科植物盐肤木 *Rhus chinensis* Mill.、青麸杨 *R. potaninii* Maxim. 或红麸杨 *R. punjabensis* Stew. var. *sinica* (Diels) Rehd. et Wils. 叶上的虫瘿，主要由五倍子蚜 *Melaphis chinensis* (Bell) Baker 寄生而形成。主产于四川、贵州、云南、陕西。按外形不同，分为"肚倍"和"角倍"。

【采收加工】秋季采摘，置沸水中略煮或蒸至表面呈灰色，杀死蚜虫，取出，干燥。

【经验鉴别】以个大、完整、壁厚、色灰褐者为佳。

【性味归经】酸、涩、寒。归肺、大肠、肾经。

【功效主治】敛肺降火，涩肠固精，敛汗止血，收湿敛疮。主治：①肺虚久咳。②久泻久痢、遗精滑精。③自汗盗汗、崩漏、便血痔血、外伤出血。④疮肿、湿疮。

【配伍应用】①五倍子配地榆：适用于便血、痔血。②五倍子配茯苓：适用于脾虚湿盛、泻痢不止、久泻便血等。

【药理作用】本品有抗菌、抗突变、抗肿瘤、止泻等作用。

【用法用量】内服：煎汤，3~6g；或入丸、散。外用：适量，煎汤熏洗，或研末敷。

【使用注意】本品酸涩收敛，故外感咳嗽及积滞未清、湿热内蕴之泻痢者忌服。

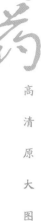

Mahuanggen

Ephedrea Radix et Rhizoma

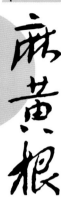

麻黄根

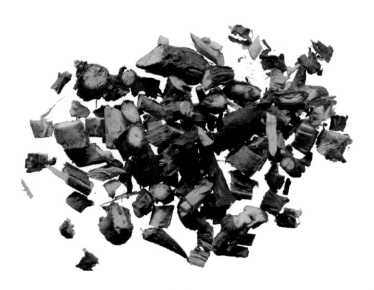

麻黄根

【来源产地】麻黄科植物草麻黄 *Ephedra sinica* Stapf 或中麻黄 *E. intermedia* Schrenk et C. A. Mey. 的干燥根及根茎。主产于山西、河北、内蒙古、甘肃、新疆。

【采收加工】秋末采挖，除去残茎、须根及泥沙，干燥。切厚片。

【经验鉴别】以质硬、外皮色红棕、切面色黄白者为佳。

【性味归经】甘、涩，平。归肺经。

【功效主治】收敛止汗。主治：自汗，盗汗。

【配伍应用】①麻黄根配黄芪：适用于表虚自汗、气阴两虚所致的盗汗。②麻黄根配煅龙骨：适用于营卫不和、气血失调、脏腑功能紊乱所致的盗汗、自汗，研末外扑止汗。

【药理作用】本品有发汗、利尿、镇咳、平喘、抗过敏、升高血压、解热、抗病毒等作用。

【用法用量】内服：煎汤，3~9g；或入丸散。外用：适量，研末撒扑。

【使用注意】本品收敛固涩之性强，功专止汗，故表邪未尽者忌服。

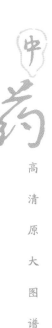

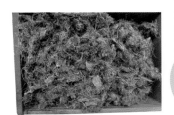

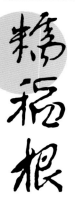

糯稻根

【来源产地】禾本科植物糯稻 *Oryza sativa* L. var. *glutinosa* Matsum. 的
干燥根及根茎。全国各地均产。

【采收加工】秋季采挖，洗净，晒干。

【经验鉴别】以根长、体轻、质软、色黄棕者为佳。

【性味归经】甘，平。归肺、胃、肾经。

【功效主治】止汗退热，益胃生津。主治：①自汗、盗汗。②虚热不
退、骨蒸潮热。

【配伍应用】①糯稻根配黄芪：适用于表虚自汗。②糯稻根配大枣：
适用于虚汗证。

【药理作用】本品有止汗、抗炎等作用。

【用法用量】内服：煎汤，15~30g。

【使用注意】实热里证汗出、虚脱汗出者忌用。

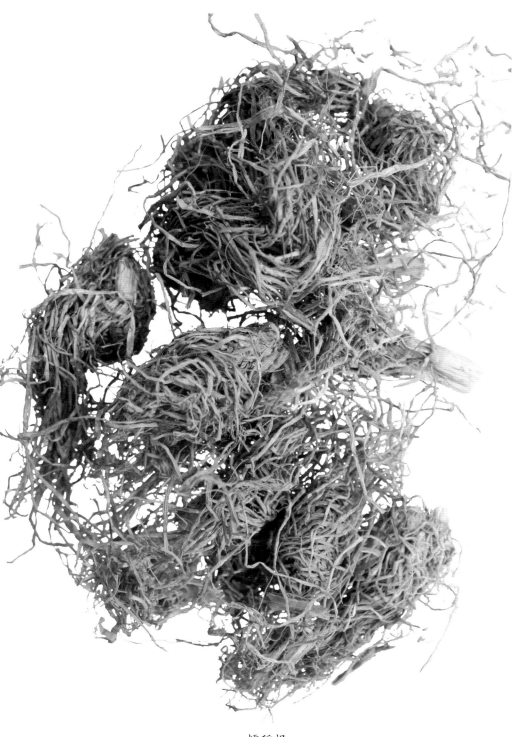

糯稻根

中药

高清原大图谱

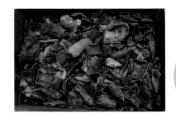

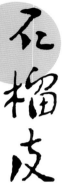

石榴皮

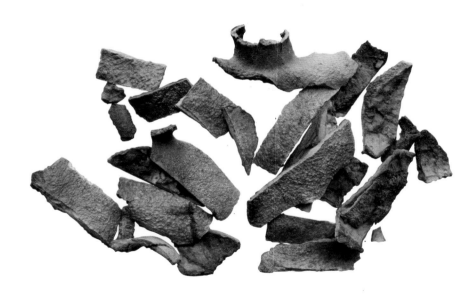

石榴皮

【来源产地】石榴科植物石榴 *Punica granatum* L. 的干燥果皮。主产于陕西、四川、湖南。

【采收加工】秋季果实成熟后收集果皮，晒干。切块。

【经验鉴别】以皮厚、色红棕者为佳。

【性味归经】酸、涩、温。归胃、大肠经。

【功效主治】涩肠止泻，止血，杀虫。主治：①久泻久痢。②便血、崩漏。③虫积腹痛。

【配伍应用】①石榴皮配黄连、黄柏：适用于久痢而湿热邪气未尽者。②石榴皮配赤石脂、肉豆蔻：适用于久泻、久痢、脱肛。

【药理作用】本品有抗病原微生物、抗氧化等作用。

【用法用量】内服：煎汤，3~9g；或入丸散。外用：适量，煎水熏洗，或研末敷。

【使用注意】本品收涩，所含石榴皮碱有毒，用量不宜过大，泻痢初起者、邪气壅盛者忌服。

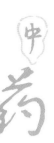

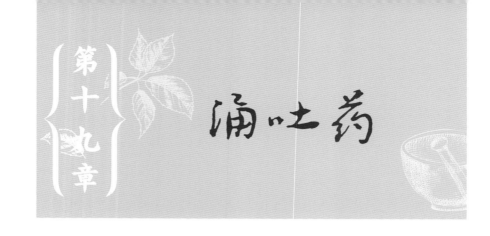

第十九章

涌吐药

Changshan

Dichroae Radix

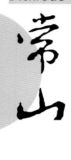

常山

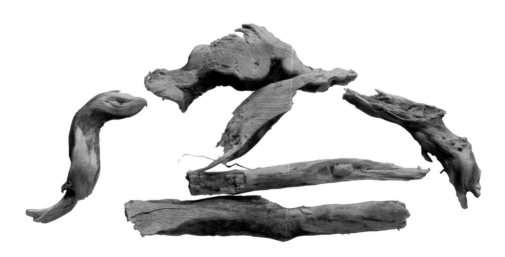

常山

【来源产地】虎耳草科植物常山 *Dichroa febrifuga* Lour. 的干燥根。主产于四川、贵州。

【采收加工】秋季采挖，除去须根，洗净，晒干。切薄片。

【经验鉴别】以切面色黄白、味苦者为佳。

【性味归经】苦、辛，寒。有毒。归肺、心、肝经。

【功效主治】涌吐痰饮，截疟。主治：①胸中痰饮。②疟疾。

【配伍应用】①常山配甘草：适用于痰饮停聚、胸膈壅塞、不欲饮食、欲吐而不能吐者。②常山配鳖甲：适用于疟久不愈，而成疟母。③常山配青蒿：适用于各种疟疾。

【药理作用】本品有抗疟、抗球虫病、催吐、抗肿瘤、消炎、促进伤口愈合等作用。

【用法用量】内服：煎汤，5~9g；或入丸散。涌吐宜生用，截疟宜酒炒用。

【使用注意】本品有毒而涌吐，易损伤正气，故用量不宜过大，孕妇及体虚者忌服。

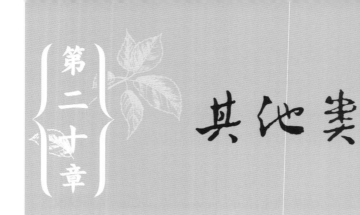

第二十章

其他类

Baifan

Alumen

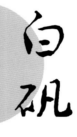

白矾

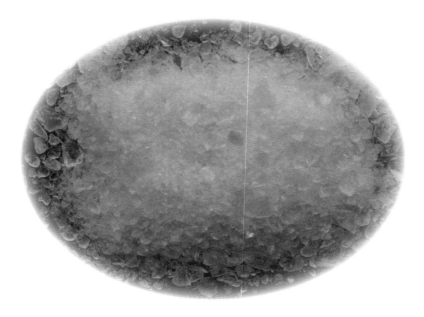

白矾

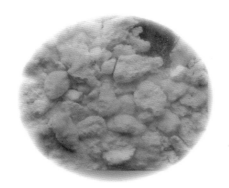

枯矾

【来源产地】硫酸盐类矿物明矾石经加工提炼制成。主含含水硫酸铝钾 [KAl(SO$_4$)$_2$ · 12H$_2$O]。主产于甘肃、山西、湖北、安徽、浙江。

【采收加工】用时捣碎。煅后名枯矾。

【经验鉴别】以块大、无色透明者为佳。

【性味归经】酸，寒。归肺、肝、脾、大肠经。

【功效主治】外用解毒杀虫，燥湿止痒；内服止血止泻，清热消痰。
主治：①疮疡、疥癣、湿疹瘙痒、阴痒带下。②吐衄下血、泻痢不止。③风痰痫病、痰热癫狂。④湿热黄疸。

【配伍应用】白矾配青黛：适用于湿热黄疸。

【药理作用】本品有抗病原微生物等作用。

【用法用量】内服：入丸散，0.6~1.5g。外用：适量，研末敷，或化水洗患处。

【使用注意】本品酸寒收敛性强，故体虚胃弱及无湿热痰火者忌服。

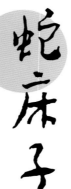

蛇床子

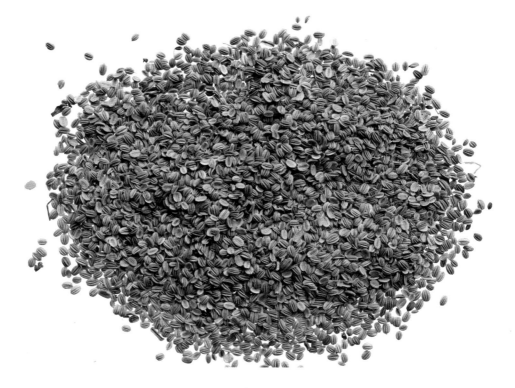

蛇床子

【来源产地】伞形科植物蛇床 *Cnidium monnieri* (L.) Cuss 的干燥成熟果实。全国大部分地区均产。

【采收加工】夏、秋二季果实成熟时采收，除去杂质，晒干。

【经验鉴别】以颗粒饱满、灰黄色、气味浓者为佳。

【性味归经】辛、苦，温。有小毒。归肾经。

【功效主治】燥湿祛风，杀虫止痒，温肾壮阳。主治：①阴部湿痒、湿疹、湿疮、疥癣。②寒湿带下、湿痹腰痛。③肾虚阳痿、宫冷不孕。

【配伍应用】①蛇床子配白矾：适用于湿疹湿疮、皮肤瘙痒等。②蛇床子配黄连：适用于湿热疮毒。③蛇床子配秦艽：适用于风湿痹痛。

【药理作用】本品有抗病原微生物、止痒、抗变态反应、抗炎、镇痛、抗肿瘤等作用。

【用法用量】内服：煎汤，3~10g；或入丸散。外用：15~30g，煎汤熏洗，或研末敷。

【使用注意】本品性温，故阴虚火旺及下焦湿热者忌服。

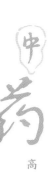

高清原大图谱

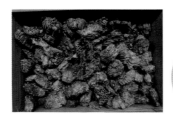

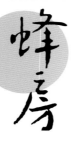

蜂房

【来源产地】 胡蜂科昆虫果马蜂 *Polistes olivaceous* (DeGeer)、日本长脚胡蜂 *Polistes jiaponicus* Saussure 或异腹胡蜂 *Parapolybia varia* Fabricius 的巢。全国大部分地区均产。

【采收加工】 秋、冬二季采收，晒干，或略蒸，除去死蜂死蛹，晒干。剪块。

【经验鉴别】 以色灰白、体轻、稍有弹性者为佳。

【性味归经】 甘，平。有毒。归肝、胃经。

【功效主治】 攻毒杀虫，祛风止痛。主治：①疮疡肿毒、乳痈、瘰疬。②顽癣、鹅掌风。③牙痛、风湿痹痛。

【配伍应用】 ①蜂房配蝉蜕：适用于皮肤瘙痒。②蜂房配细辛：适用于风邪所致的牙痛。③蜂房配独活：适用于风寒湿痹所致的乳痈、疖腮、乳蛾等。

【药理作用】 本品有抗肿瘤、免疫抑制等作用。

【用法用量】 内服：煎汤，3~5g；或入丸散。外用：适量，研末调敷，或煎水漱口，或洗患处。

【使用注意】 本品有毒而无补虚之功，故气血虚弱者忌服。

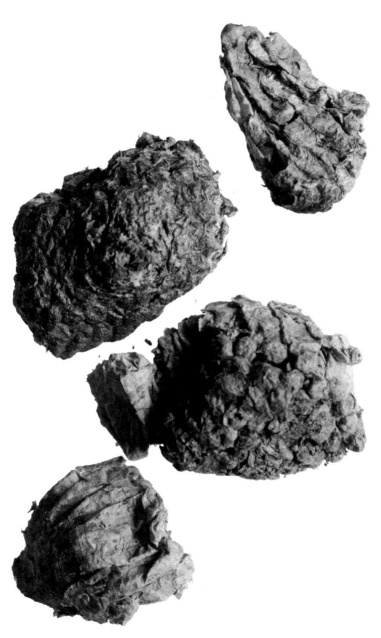

甘草泡蜂房

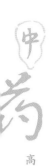

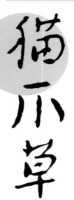

猫爪草

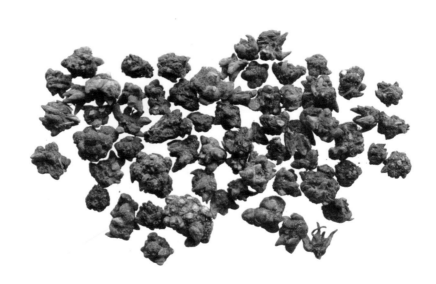

猫爪草

【来源产地】毛茛科植物小毛茛 *Ranunculus ternatus* Thunb. 的干燥块根。主产于河南。

【采收加工】春季采挖，除去须根及泥沙，晒干。

【经验鉴别】以色黄褐、质坚实者为佳。

【性味归经】甘、辛，温。归肝、肺经。

【功效主治】化痰散结，解毒消肿。主治：①瘰疬结核。②疔疮肿毒、蛇虫咬伤。

【配伍应用】①猫爪草配夏枯草：适用于痰火郁结之瘰疬痰核。②猫爪草配僵蚕：适用于痰火郁结之瘰疬痰核。

【药理作用】本品有抑菌、抗肿瘤、增强免疫等作用。

【用法用量】内服：煎汤，15~30g；或入丸散。外用：适量，研末调敷。

【使用注意】本品外用能刺激皮肤黏膜，引赤发疱，外敷时间不宜过长，皮肤过敏者慎用。

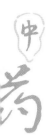

Bihu

Gekko

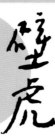

壁虎

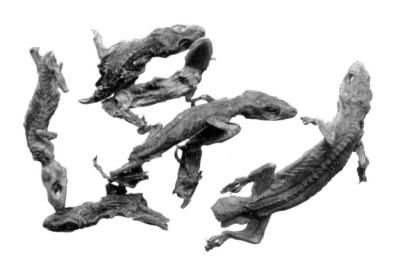

壁虎

【来源产地】壁虎科动物多疣壁虎 *Gekko japonicas* (Dumeril et Bibron) 或无蹼壁虎 *G. swinhonis* Güenther 的干燥体。主产于河北、山东、江苏。

【采收加工】夏、秋二季捕捉，低温干燥。

【经验鉴别】以体大、尾全者为佳。

【性味归经】咸，寒；有小毒。归肝经。

【功效主治】祛风定惊，解毒散结。主治：①中风肢体不遂。②惊痫抽搐。③瘰疬。④恶疮。⑤噎膈反胃。

【配伍应用】①壁虎配天南星：适用于风痰留滞经络、半身不遂、手足顽麻、口眼歪斜及惊痫抽搐、破伤风等。②壁虎配夏枯草：适用于肝郁化火、痰火凝聚之瘰疬、痰核、瘿瘤及疮疡肿毒等。③壁虎配钩藤：适用于肝风内动、惊痫抽搐，尤宜于热极生风之四肢抽搐及小儿高热惊风。

【药理作用】本品有抗肿瘤、平喘等作用。

【用法用量】内服：煎汤，3~6g；焙研入丸、散。外用：适量，研末调敷。

【使用注意】孕妇慎用。

附录1 药名笔画索引

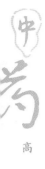

五画

附录一 药名笔画索引

八画

中药 高清原大图谱

中药高清原大图谱

【附录一 药名笔画索引】

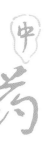

十三画及以上

附录 2 药名拼音索引

高清原大图谱

【附录 2 药名拼音索引】

中药 高清原大图谱

【附录2 药名拼音索引】

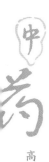